Smolka
Die Buteyko-Atmung

Liebe Leserin, lieber Leser,

wenn es um die eigene Gesundheit geht, darf man nichts dem Zufall überlassen. »Für eine bessere Medizin und mehr Gesundheit im Leben«: So lautet das Qualitätsversprechen der Marke Thieme. Ärztlich Tätige, Pflegekräfte, Physiotherapeuten oder Hebammen – sie alle verlassen sich darauf, dass sie von Thieme, dem führenden Anbieter von medizinischen Fachinformationen und Services, die entscheidenden Informationen zur richtigen Zeit am richtigen Ort bekommen. So können sie die Menschen, die sich ihnen anvertrauen, bestmöglich unterstützen. Auch Sie können sich auf die TRIAS Ratgeber mit dem Thieme Qualitätssiegel verlassen! Diese Informationsangebote helfen Ihnen dabei, die richtigen Entscheidungen zu treffen, wenn es um Ihre Gesundheit geht, selbst daran mitzuwirken, gesund zu werden, sich gesund zu erhalten oder das Fortschreiten einer Erkrankung zu vermeiden. Mit einem TRIAS Titel aus dem Hause Thieme überlassen Sie Ihre Gesundheit nicht dem Zufall!

Ihr TRIAS Team

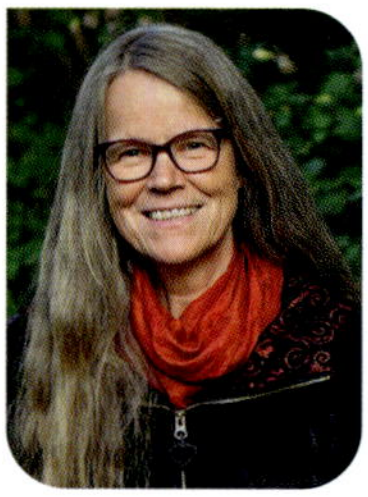

Dr. sc. agr. Silvia Smolka, langjährige Wissenschaftlerin in der Pflanzenmedizin an einem Bundesforschungsinstitut, ist Initiatorin der Einführung der Buteyko-Methode im deutschsprachigen Raum und ist heute als Heilpraktikerin für Psychotherapie tätig. Seit 1999 leitet sie regelmäßig Buteyko-Workshops, hält Fachvorträge und bildet Buteyko-Atemlehrer*innen aus. Sie ist Mitbegründerin und Mitglied diverser Fachgesellschaften im In- und Ausland und engagiert sich in der Forschung zur Buteyko-Methode. Silvia Smolka lebt in Braunschweig, wo sich auch ihre Atemschule »Atemweite« befindet.

Wichtige Hinweise

Die in diesem Buch beschriebene Normalisierung der Atmung nach Buteyko ist eine Selbsthilfemethode. Sie stellt weder eine medizinische Behandlung dar, noch ersetzt sie eine solche. Daraus folgt, dass Sie die Dosierung der Ihnen verschriebenen Medikamente nur nach ärztlicher Absprache reduzieren dürfen.
Überschätzen Sie sich niemals. Wenn Sie z. B. einen Asthmaanfall nicht sofort mit den Übungen stoppen können, nehmen Sie im Zweifelsfall immer Ihre Notfallmedikamente ein. Auch nach längeren Zeiten der Symptomfreiheit können Sie einen Rückfall erleiden. Die Notfallmedikamente sind deshalb unbedingt jederzeit bereitzuhalten.
Eine Atemumstimmung erfordert Selbstdisziplin. Asthmasymptome können wiederkehren, wenn Sie die Atemübungen einstellen.
Die Anwendung dieser Atemmethode erfordert auch eine genaue Selbstbeobachtung: Die Übungen können bei bestimmten Krankheiten oder wenn sie übertrieben werden, negative Auswirkungen haben. Ich empfehle ihre Anwendung daher nur nach Unterweisung durch dafür ausgebildete Buteyko-Atem-Lehrende.
Jede Anwendung der Atemübungen erfolgt auf eigene Gefahr. Für Schäden, die aus dem Gebrauch der Methode entstehen, übernehme ich keinerlei Verantwortung.

Dr. Silvia Smolka

Die Buteyko-Atmung

Die erstaunliche Wirkung der Atem-Reduktion:
- Soforthilfe bei Asthma, Sinusitis und COPD
- Linderung für Migräne, Bluthochdruck, Panikattacken und andere Beschwerden

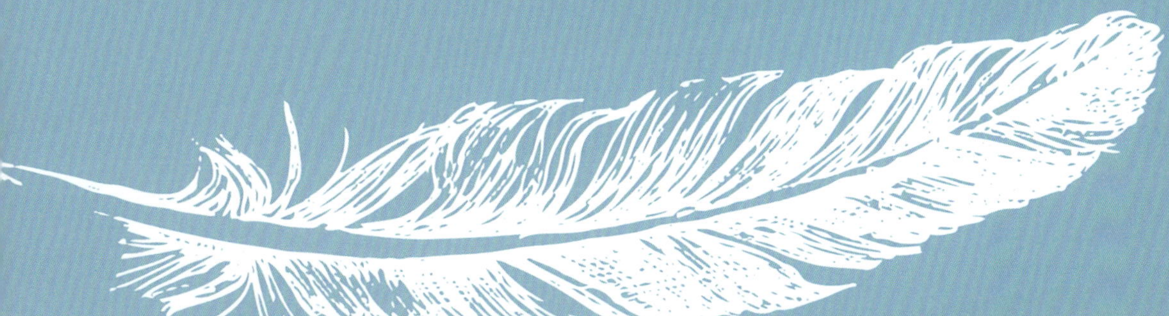

TRIAS

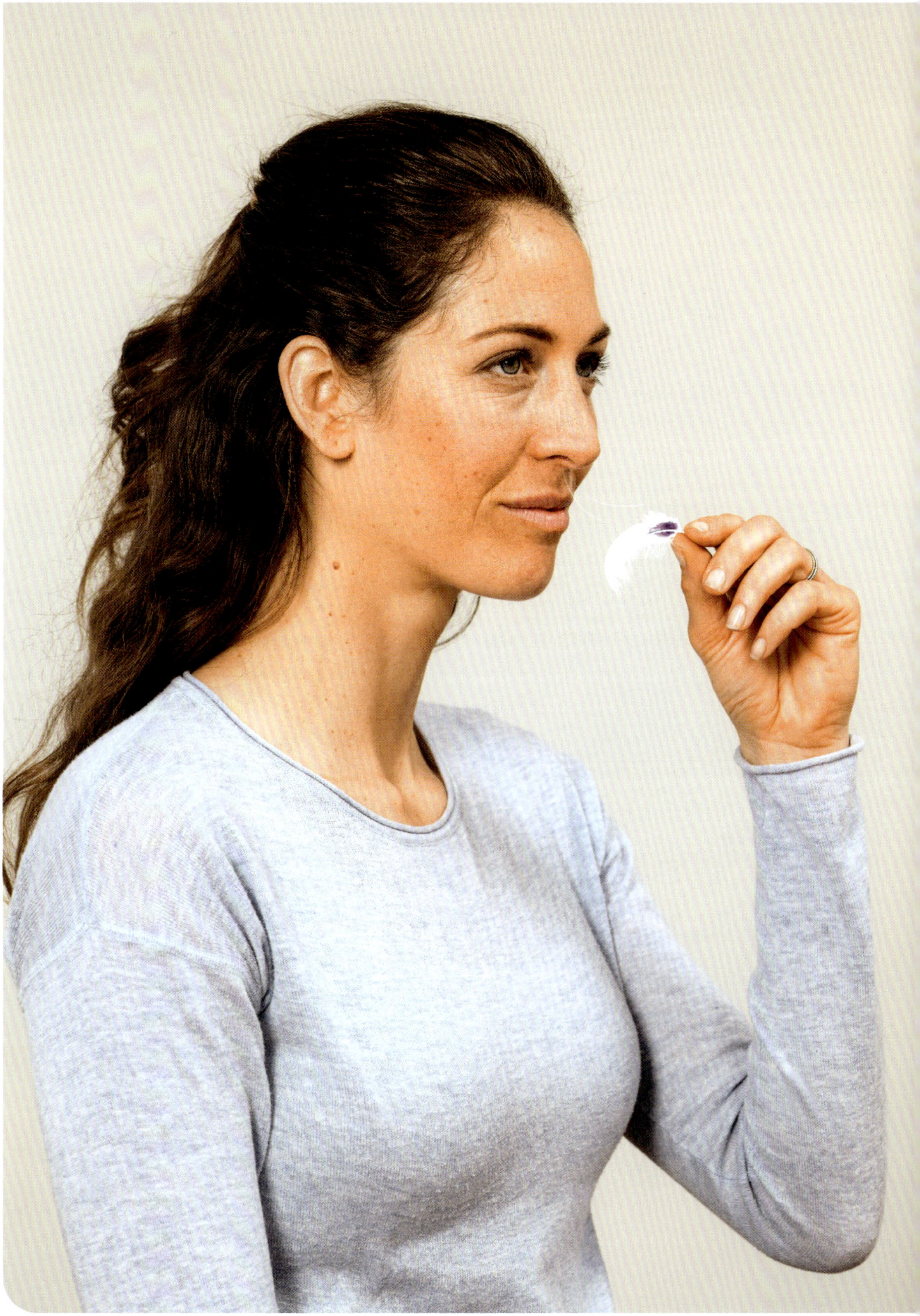

Inhalt

Geleitwort

Frei und unbeschwert atmen zu können ist ein großes Geschenk. Dagegen kann eine verstopfte Nase oder eine Verengung der unteren Atemwege zu Lebensqualitäts- und Leistungseinschränkungen führen, eine dysfunktionale Atmung zur Störung vielfältiger Organfunktionen. Die konventionelle Medizin hat u.a. bei Asthma in den letzten Jahrzehnten Grandioses geleistet. Viele Patient*innen sind dankbar für gut wirkende Medikamente. Ungeachtet dessen fragen Betroffene immer wieder nach ergänzenden Therapien, die ihnen im Alltag helfen können, freier zu atmen und Symptomen vorzubeugen. Genau eine solche Atemmethode stellt Dr. Silvia Smolka in diesem Buch vor. In der ausführlichen und gut verständlichen Darstellung der sogenannten Buteyko-Atmung spannt sich der Bogen von Beschreibungen physiologischer, aber auch krankhafter Atmungsprozesse, einem historischen Überblick über die Entdeckung und Etablierung der Methode durch den Arzt Konstantin Buteyko, über Präsentation von wissenschaftlichen Studienergebnissen bis hin zu umfangreichen konkreten Übungsanleitungen, mit denen die Leser*innen genau das erlernen können, wonach sie so oft fragen: Wie kann ich mir selbst zusätzlich helfen? Dr. Silvia Smolka spricht aus umfangreicher Erfahrung. Sie schreibt dieses Buch einmal aus der Perspektive einer Person, die als Erkrankte selbst betroffen war und sich mit der Buteyko-Methode helfen konnte, dann aus der Sicht einer Atemtrainerin, die über Jahre hinweg bereits vielen Menschen mit Atem- und anderen Beschwerden nachhaltig geholfen hat. Als Arzt sowie Leiter eines Forschungsinstituts konnte ich mich bei Patient*innen und eigenen wissenschaftlichen Studien von der Wirksamkeit dieses Atemtrainings eingehend überzeugen, auch bei Kindern und Jugendlichen. Ich wünsche diesem Buch eine große Leserschaft und weite Verbreitung.

Dr. med. Jan Vagedes M.A.
Chefarzt an der Filderklinik, Bereich Kinder- und Jugendmedizin
Wissenschaftlicher Mitarbeiter der Universität Tübingen
Leiter des ARCIM Institute

Tipps zum Umgang mit diesem Buch

Dieses Buch richtet sich an alle, die unter atembedingten Gesundheitsproblemen leiden oder ihr Wohlbefinden und ihre Leistungsfähigkeit steigern möchten, sowie an Menschen, die andere Betroffene in der Familie, im Freundeskreis oder aus beruflichen Gründen begleiten.

Wenn Sie von einer Krankheit geplagt sind und nun dieses Buch lesen, haben Sie sich vielleicht schon entschieden, die Verantwortung für Ihre Gesundheit selbst in die Hand zu nehmen. Möglicherweise haben Sie schon eine Odyssee von Arzt*in zu Ärzt*in hinter sich, ohne dass eine Ursache für Ihre Gesundheitsprobleme gefunden wurde. Oder Sie haben die eindeutige Diagnose »Asthma« erhalten, aber wollen nicht ein Leben lang von Medikamenten abhängig sein. Sie wollen nicht das Urteil akzeptieren: »Sie sind chronisch krank und müssen lernen, mit Ihrer Krankheit zu leben.« Schließlich waren die meisten von Ihnen doch auch einmal gesund. Warum sollten Sie diesen Zustand nicht wieder erreichen können? Sie haben vielleicht die genetische Veranlagung für »Ihre« Krankheit, aber nicht alle mit dieser Veranlagung werden auch krank. Und bei jeder chronischen Krankheit gibt es sogenannte »Spontanheilungen«, für die die konventionelle Medizin keine Erklärung weiß und die aller Erfahrung widersprechen. Trotzdem gibt es Ursachen für solche Heilungen, und vielleicht liegt es in unseren Möglichkeiten, mit der Methode dieses Buches die entsprechenden Heilungsprozesse zu fördern.

Die Erkenntnis »Ich kann auch selbst etwas für mich tun« wird Sie zum Erfolg führen. Nach einer Odyssee zu vielen Ärzt*innen und Therapeut*innen war diese Folgerung für mich der entscheidende Schritt zur Buteyko-Methode und meiner dauerhaften Befreiung von einer ständig verstopften Nase, Asthma, Migräne und weiteren wechselnden Gesundheitsbeschwerden.

Was Sie dann noch brauchen, ist Vertrauen in die Selbstheilungskräfte Ihres Körpers, etwas Durchhaltevermögen und die Bereitschaft zur Selbstbeobachtung und zum Üben. Erste Erfolge, wie eine freiere Nase, können sich innerhalb weniger Tage einstellen. Je nach Art und Dauer der Beschwerden, die Sie haben, kann aber auch mehr Geduld erforderlich sein. Lassen Sie sich dadurch nicht entmutigen, sondern machen Sie sich auch kleine Erfolge bewusst. Das wird Ihr Vertrauen in die Methode stärken und Sie motivieren weiterzumachen.

Die Grundlage für dieses Buch bildet die Buteyko-Methode. Sie wurde bereits in den 1950er-Jahren von dem russischen Arzt und Physiologen Dr. Konstantin Buteyko entwickelt. Offiziell anerkannt und empfohlen wurde sie in Russland jedoch erst Anfang der 1980er-Jahre. Es ist eine Selbsthilfemethode, die immense Kosten im Gesundheitssystem sparen und ärztlichen Praxen helfen würde, ihre Budgets zu schonen.

Die Buteyko-Methode ist bei vielen Gesundheitsproblemen sehr wirksam und kann gut komplementär zur Schulmedizin eingesetzt werden. Ein besonders schnelles Erfolgserlebnis haben meistens diejenigen, die unter Asthma und Dauerschnupfen leiden. Viele von ihnen können innerhalb kürzester Zeit ihre Medikamente reduzieren. Aber auch bei anderen Krankheiten und Problemen, für die mithilfe der konventionellen Medizin oft keine Ursachen gefunden werden, kann diese Methode helfen. Dazu zählen etwa Kopfschmerzen, Bluthochdruck, Schlafstörungen, ständige Müdigkeit, Angstzustände oder chronische Entzündungsprozesse.

Da es sehr hilfreich ist, die Theorie hinter der Methode zu verstehen, gebe ich zunächst einen kurzen Einblick in die Hintergründe. So haben Sie die Grundlage, um die Methode individuell an die eigenen Bedürfnisse anzupassen. Diese Informationen reichen als Hintergrundwissen für die Umsetzung der Übungen meist aus. Wer noch interessierter ist, erhält im dritten Teil des Buches einen vertieften Einblick in Buteykos Theorie und die wissenschaftlichen Hintergründe. Dort gehe ich auch auf neue Erkenntnisse ein, die die Forschung erst nach Buteykos aktiven Zeiten ergeben hat.

Ausführliche Anleitungen zu den Atemübungen, Vorschläge für Übungsfolgen und einen Übungsplan finden Sie im zweiten Teil des Buches.

Nicht alle hier beschriebenen Übungsvorschläge stammen von Buteyko selbst. Er hat nicht viel von seinen Forschungen und Erfahrungen in einer Weise veröffentlicht, dass sie uns zugänglich wären. Aber alle in diesem Buch beschriebenen Übungen haben sich in meinen Kursen, die ich seit vielen Jahren gebe, als Möglichkeiten bewährt, die Atmung zu verringern.

Bisher gibt es keine Instanz, die die Einheitlichkeit der Methode, wie sie in verschiedenen Ländern und von verschiedenen Lehrer*innen und Therapeut*innen vermittelt wird, kontrolliert. Auch die Bezeichnungen

»Buteyko-Lehrer*in«, »Buteyko-Trainer*in« oder »Buteyko-Atemtherapeut*in« sind nicht geschützt. Buteyko-Anbieter*innen kommen ursprünglich aus den unterschiedlichsten Berufs- und Erfahrungsbereichen. Viele haben vorher bereits in irgendeiner Weise therapeutisch gearbeitet und vermischen die Methoden. Die Vielfalt der Vorerfahrungen führt dazu, dass nicht immer klar zu erkennen ist, was in Bezug auf Details eigentlich im Sinne der Buteyko-Methode und was möglicherweise konträr wirkt. In Deutschland hat sich der gemeinnützige Verein Buteyko Deutschland – Arbeitsgemeinschaft von Buteyko-LehrerInnen und Förderern e.V. – unter anderem eine Qualitätssicherung für Buteyko-Atemtherapie bzw. -Unterricht zum Ziel gesetzt. Dieser Verein hat mit seinen »Ethischen Richtlinien für Buteyko-Atemlehrer*innen«, die auch die Verpflichtung zu regelmäßiger Fortbildung beinhalten, Standards gesetzt. Buteyko-Anbieter*innen, die vom Verein empfohlen werden wollen, müssen sich verpflichten, diese Richtlinien einzuhalten, indem sie sie unterschreiben. Am Ende des Buches finden Sie einen Link zu den entsprechenden Anbieter*innen (Seite 207).

Neben den direkten Anleitungen zur Atemnormalisierung enthält dieses Buch Hinweise für Verhaltensweisen in anderen Lebensbereichen, die einen Einfluss auf unsere Atmung haben: Auch unsere psychische Verfassung spielt eine wichtige Rolle und die Art und Weise, wie wir mit Stress umgehen, was wir essen, ob und wie wir uns bewegen, welche Körperhaltung wir einnehmen und wie wir schlafen. Indem wir in diesen Bereichen günstige Voraussetzungen für eine gesunde Atmung schaffen, machen wir uns auch die willentliche Verbesserung unserer Atmung mit der Buteyko-Methode leichter.

Dieses Buch liefert Ihnen eine umfassende Grundlage, mit der Buteyko-Methode Ihre Gesundheit zu verbessern. Möglicherweise werden Sie aber an die Grenzen einer solchen schriftlichen Anleitung stoßen, die nicht alle möglichen individuellen Gegebenheiten und gesundheitlichen Schwierigkeiten berücksichtigen kann. Ich empfehle Ihnen daher, auch eine*n Buteyko-Lehrende*n zurate zu ziehen und einen Kurs zu besuchen, in dem auf Ihre speziellen Bedürfnisse eingegangen werden kann. Dies gilt besonders dann, wenn Sie trotz konsequenter Übung keinen Erfolg erzielen oder sogar negative Wirkungen erleben. In diesem Falle können Sie dann später, wenn Sie wieder auf sich selbst gestellt sind, dieses Buch als Leitfaden, Erinnerungshilfe und zum Nachschlagen nutzen.

Ich wünsche Ihnen Vertrauen zu sich und Ihren Selbstheilungskräften und das nötige Durchhaltevermögen, um das große Potenzial, das in dieser Methode steckt, für sich auszuschöpfen.

Ihre Silvia Smolka

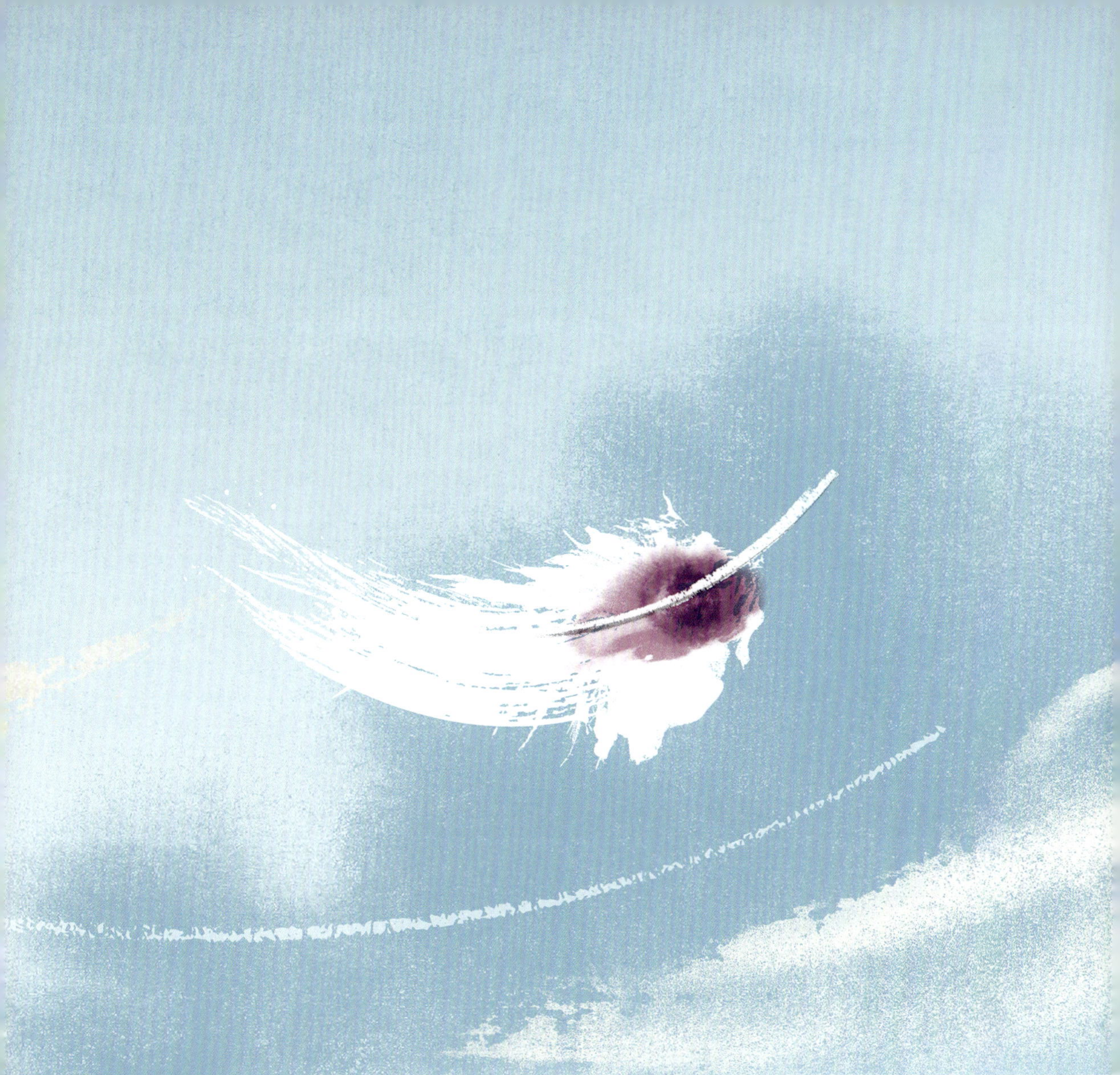

Hintergründe der Buteyko-Atmung

Was bedeutet die Atmung für unseren Körper? Wieso kann man falsch atmen und woran erkennt man das? Und die wichtigste Frage: Welche Krankheiten und Beschwerden entstehen dadurch?

Kann man die Atmung ändern?

»Atmung geschieht von selbst. Ich merke doch normalerweise gar nicht, wie ich atme. Wie sollte ich den Atem dann beeinflussen?«, »Mein Körper wird schon wissen, wie er richtig atmen muss. Wenn ich versuche, meine Atmung zu beeinflussen, bringe ich doch nur alles durcheinander, und nachher weiß ich gar nicht mehr, wie ich atmen soll.« Das sind einige gängige Einwände gegen eine Atemtherapie.

Es stimmt, dass die Atmung immer unseren allgemeinen körperlichen Zustand und unsere Gefühle widerspiegelt. Mit jeder Gefühlsänderung verändert sich auch die Atmung. Viele Begriffe oder Redewendungen in unserem Sprachgebrauch, die eigentlich die Atmung beschreiben, werden daher für die Darstellung bestimmter Gefühlssituationen verwendet: So sagen wir z. B., dass uns der Atem stockt, dass es uns den Atem verschlägt, etwas atemberaubend ist oder jemand einen langen Atem hat.

Tatsache ist auch, dass die Atmung im Normalfall unwillkürlich geschieht, sodass wir sie im Alltag kaum bewusst wahrnehmen. Im Unterschied zu allen übrigen unwillkürlich gesteuerten Prozessen in anderen Organsystemen können wir die Atmung jedoch auch willentlich steuern und verändern. Wir können bewusst den Atem anhalten, z. B. wenn wir tauchen. Wir können den Atem gleichmäßig machen oder wir können ihn vertiefen. Gleichzeitig wirkt sich die Atmung auf alle anderen Vorgänge im Körper aus, da sie den Sauerstoff für die Energiegewinnung aller Zellen zur Verfügung stellt und das Kohlendioxid (CO_2), das dabei entsteht, abführt und indem sich ihr Rhythmus auf die anderen Körperrhythmen wie z. B. Herzschlag und Darmperistaltik auswirkt.

Indem wir dauerhaft ein ungünstiges Atemmuster haben, was auch immer die Ursache hierfür ist (Seite 185), können wir uns krank machen. Ebenso können wir, solange nicht bereits schwerere Schäden an unseren Organen entstanden sind, durch die Normalisierung unserer Atmung auch wieder gesund werden.

In manchen Fällen kann man sehr schnell durch eine Verbesserung der Atmung Beschwerdefreiheit und Unabhängigkeit von Medikamenten erlangen, in anderen Fällen ist es ein längerer Weg. Aber auch wenn man weiter auf Medikamente angewiesen ist, kann man fast immer zumindest eine Verbesserung der Lebensqualität erreichen.

Schmerzen, Atemnot und andere Beschwerden halten uns leider oft in einem Teufelskreis, weil sie selbst wieder ungünstige Atemmuster fördern oder verursachen können.

Versuchen wir, über eine willentliche Änderung der Atmung diesen Teufelskreis

Sonderstellung der Atmung

Die Atmung nimmt unter unseren Körperfunktionen in zweifacher Hinsicht eine Sonderstellung ein: Weil sie einerseits mit dem einzigen mit unserem Willen steuerbaren inneren Organsystem geschieht und weil sie andererseits zentrale Bedeutung für die Funktion aller anderen Vorgänge in unserem Körper hat, ist sie ein Schlüssel zur Beeinflussung des gesamten Organismus und damit unserer Gesundheit.

zu durchbrechen und unsere Gesundheit auf diese Weise zu verbessern, so betreiben wir eine Form der Verhaltenstherapie. Die Atmung wird eben nicht nur durch die körperlichen und psychischen Gegebenheiten bestimmt, sondern andersherum können wir auch über eine bewusste Veränderung der Atmung unsere körperliche und psychische Verfassung beeinflussen. Ein Beispiel dafür ist die beruhigende Wirkung, die wir erreichen, wenn wir unseren Atem langsamer und tiefer machen (= mit dem Zwerchfell atmen). Die Wirkung geht also in beide Richtungen: Unsere Atmung ist abhängig von unserem körperlichen und psychischen Befinden, aber bestimmt es auch.

Trotzdem sind einer bewussten Änderung eines ungünstigen Atemmusters Grenzen gesetzt. Je nach dessen Ursache ist eine Umstellung leichter oder schwerer zu vollziehen. Beruht die Atemmusterstörung nur auf der Fehlannahme, dass z. B. Tiefatmung (im Sinne von viel atmen) gut ist, ist es leicht zu ändern. Relativ einfach ist eine Änderung auch, wenn es sich nur um noch nicht allzu eingefahrene Gewohnheiten handelt, die vielleicht in einer Stressphase oder während einer Krankheit entstanden sind. Schwerer kann es sein, wenn ungelöste psychische Probleme (z. B. Traumata) zugrunde liegen. Es ist jedoch wichtig zu wissen, dass sich umgekehrt eine eingefahrene falsche Atmung allein bereits stark auf die Psyche auswirken kann. Besonders häufig werden Angst- und Panikzustände durch falsche Atmung ausgelöst. Ändert man in diesem Fall seine Atemgewohnheiten nicht, so kann auch eine Psychotherapie scheitern. Im Falle von Angstkrankheiten kann daher die Kombination von Psychotherapie mit der Buteyko-Atemtherapie sehr hilfreich sein.

Die Erfolgsaussicht für eine Normalisierung der Atmung ist auch davon abhängig, wie weit der Körper bereits aus dem Gleichgewicht geraten ist und wie stark Organe dadurch geschädigt worden sind. Bei starkem Schaden ist der Weg zurück langwieriger, dennoch können auch in diesem Fall überraschende Erfolge erzielt werden, wenn die Atmung langsam und kontinuierlich verbessert wird. Häufig ist dies die einzige Chance für die Besserung einer Krankheit oder für den Schutz vor einer weiteren Verschlechterung, da wir damit bei den Ursachen und nicht nur bei den Symptomen ansetzen.

Die Essenz der Buteyko-Methode

Weniger ist mehr. Das ist die zentrale Aussage, die hinter der Buteyko-Methode steht. Wie bei so vielen Dingen gilt sie auch für das Atmen: Es gibt ein Optimum, und wenn wir darüber hinaus mehr Luft ein- und ausatmen, gerät unser gesamter Stoffwechsel ins Ungleichgewicht.

Buteyko hat beobachtet, dass sich viele der sogenannten Zivilisationskrankheiten mit einer verminderten Atmung bessern oder sogar heilen lassen. Er hat daraus den Umkehrschluss gezogen, dass eine Überatmung (Hyperventilation) für diese Gesundheitsprobleme zumindest mitverantwortlich ist.

Die meisten Menschen haben schon einmal von akuter Hyperventilation gehört. Manch einer hat damit als Kind gespielt, um Lehrer, Eltern oder andere Kinder zu schockieren, indem er sich durch sehr tiefe, schnelle Atmung in eine kurze Ohnmacht versetzt hat. Die typischen Symptome wie Verkrampfungen (Pfötchenstellung der Hände), Kribbeln um den Mund, Schwindel, Enge im Brustkorb können sehr dramatisch wirken, und Betroffene haben oft Angst, einen Herzinfarkt zu erleiden. Die Behandlung besteht darin, dass der oder die Betroffene in eine Tüte atmet und die eigene Atemluft daraus wieder zurückatmet. Die akute Hyperventilation kann, wenn sie spontan auftritt, in seltenen Fällen körperliche Ursachen haben, sie wird aber meistens durch die Psyche ausgelöst. Die Häufigkeit in der Gesamtbevölkerung in Deutschland wird auf 5–10 Prozent der Erwachsenen geschätzt.[1]

Im Gegensatz dazu leidet ein sehr großer Anteil der Menschen in unserer Gesellschaft an Atemmusterstörungen, die mit chronischer Hyperventilation einhergehen. Ursache dafür kann jede Form von Stress sein, ausgelöst durch Emotionen, Reizüberflutung oder Überforderung ebenso wie durch rein körperliche Belastungen, z. B. aufgrund von chemischen oder physikalischen Reizen. Unabhängig davon, was den Stress bewirkt, ist er immer mit einem beschleunigten Herzschlag und einer Intensivierung der Atmung verbunden. Tritt er über längere Zeit auf, kann das entsprechende Atemmuster, bei dem man im Durchschnitt der Zeit mehr als nötig atmet, zur Gewohnheit werden.

Die Buteyko-Methode richtet sich gegen diese Form der Überatmung. Der Körper kann zwar kurzfristig die negativen Wirkungen der Überatmung ausgleichen. Atmet man aber auf Dauer zu viel, dann schafft der Organismus diesen Ausgleich irgendwann nicht mehr. Er gerät aus dem Gleichgewicht, und es entwickeln sich schleichend Beschwerden.

Je nach genetischer Veranlagung eines Menschen macht sich das Atemungleichgewicht durch unterschiedliche Symptome bemerkbar. Sehr häufig sind es Beschwerden wie verstopfte Nase, Enge im Brustkorb, Husten,

Verschleimung und Atemnot, die sich alle zu Asthma ausweiten können. Da diese Symptome mit einer Verengung der Atemwege einhergehen und den Betroffenen in seiner freien Atmung einschränken, hat Buteyko sie als Schutzmechanismen gegen das zu viele Atmen betrachtet. Aber es können auch Beschwerden an allen anderen Organsystemen auftreten, von denen später noch die Rede sein wird. Weil die durch chronische Hyperventilation ausgelösten Beschwerden so vielseitig sein können, werden sie selten mit der Atmung in Verbindung gebracht, und die eigentliche Ursache – das gestörte Atemmuster – bleibt dadurch in den meisten Fällen unerkannt.

Entscheidend für die krank machende Wirkung von Hyperventilation ist der dadurch erzeugte Mangel an CO_2 (Kohlendioxid), von dem wir einen zu großen Anteil abatmen. Der Menge an Luft, die wir einatmen, steht immer eine entsprechende Menge an CO_2 gegenüber, die wir ausatmen. Daher ist bei Hyperventilation der CO_2-Partialdruck (pCO_2)[2] im Blut erniedrigt. Hierdurch ist Hyperventilation erkennbar.

Wenn wir nun weniger atmen, atmen wir zwar auch etwas weniger Sauerstoff ein, aber wir müssen keine Sorge haben, auf diese Weise einen Sauerstoffmangel zu erzeugen. Denn bei einem normalisierten CO_2-Gehalt nutzen wir den eingeatmeten Sauerstoff besser aus. Paradoxerweise können wir die Sauerstoffversorgung unserer Zellen so sogar verbessern. Denn nicht nur die Sauerstoffaufnahme in die Lunge ist für die Sauerstoffversorgung unserer Körperzellen entscheidend, sondern diese hängt viel mehr vom Verhältnis der Blutgase zueinander ab. Wenn wir weniger atmen, atmen wir weniger CO_2 aus. Damit steigt seine Konzentration im Blut an. Nun kommen drei Mechanismen ins Spiel, die uns helfen, die Ausnutzung des eingeatmeten Sauerstoffs zu verbessern:

- CO_2 erweitert die Bronchien und verbessert so die Sauerstoffaufnahme in den Lungenbläschen.
- CO_2 entspannt die glatte Muskulatur der Blutgefäße, sodass diese weiter werden und sich die Durchblutung und damit auch die Sauerstoff- und Nährstoffversorgung verbessern.
- Die Bindungsstärke des Sauerstoffs an Hämoglobin in den roten Blutkörperchen lockert sich, sodass der Sauerstoff besser an die Zellen abgegeben werden kann (sogenannter Bohr-Effekt; Seite 196).

Die umgekehrten Wirkungen erzeugen wir, wenn sich CO_2 durch Überatmung im Mangel befindet. In diesem Fall verschlechtert sich die Sauerstoffversorgung, weil sich die glatten Muskeln verkrampfen, Bronchien und Blutgefäße im großen Körperkreislauf verengen und der Sauerstoff fester im Blut gebunden und dementsprechend schlechter an die Gewebe abgegeben wird.

Aber CO_2 hat nicht nur diese unmittelbaren Wirkungen, die wir uns mit einer veränderten Atmung sofort zunutze machen können. Vielmehr spielt dieses Gas eine sehr wichtige Rolle im gesamten Stoffwechsel. Für ein optimales Funktionieren aller Stoffwechselvorgänge ist Voraussetzung, dass es in einer ganz bestimmten Konzentration im Körper verbleibt.

CO_2 ist neben Wasser das Endprodukt aus der Verbrennung von Glukose, durch die unsere Zellen überwiegend ihre Energie gewinnen. CO_2 wird also ständig in jeder aktiven Körperzelle gebildet, ist somit ein

Abfallprodukt des Stoffwechsels und muss ausgeatmet werden. Aber wie fast überall ist das Maß entscheidend.

Ein Mangel an CO_2 kann, wie oben beschrieben, zu einem Sauerstoffmangel in den Zellen führen. Nun bleibt diesen nichts anderes übrig, als ihre Energie vermehrt über die Gärung zu beziehen. Wenn es dazu kommt, befinden wir uns bereits in einem Teufelskreis: Bei Gärung entstehen Säuren (besonders Milchsäure). Dies erklärt, warum Hyperventilation schließlich auch eine Übersäuerung in den Zellen begünstigt. Um nun die überschüssigen Säuren wieder loszuwerden, müssen wir wiederum vermehrt atmen.

Und hier kommt eine weitere Funktion von CO_2 ins Spiel: Es ist die Hauptkomponente des wichtigsten Puffersystems in unserem Körper, welches die Säuren und Basen im Gleichgewicht hält. Ein langfristiger Mangel daran bewirkt, dass der Säure-Basen-Haushalt nicht mehr ausgeglichen werden kann. In diesem Fall gerät der gesamte Stoffwechsel aus dem Gleichgewicht (Seite 192).

Gesteuert wird das Gleichgewicht durch unser Atemzentrum im verlängerten Hirnstamm. Es sorgt dafür, dass wir so atmen, dass der CO_2-Spiegel auf einem Level gehalten wird. Es signalisiert uns Lufthunger und schließlich Atemnot, wenn der CO_2-Gehalt steigt, und bewirkt dann, dass wir die Atmung intensivieren. Das Atemzentrum orientiert sich bei der Atemsteuerung in erster Linie also nicht am Sauerstoff, wie die meisten Menschen glauben, sondern am CO_2. Erst wenn der Sauerstoffpartialdruck im Blut sehr deutlich abgesunken ist, unter normalen Bedingungen auf ein Niveau, das einer Sauerstoffsättigung von ca. 90 Prozent (normal sind 95–97 Prozent) entspricht, treibt das Atemzentrum die Atmung auch aufgrund des Sauerstoffmangels an. Für meine Klientel ist es oft sehr entlastend, dies zu erfahren, weil viele Lufthunger schon vom Verstand her als beängstigend empfinden, weil sie glauben, unter Sauerstoffmangel zu leiden.

Selbst wenn wir versuchen würden, die Luft so lange wie wir können, anzuhalten, es würde uns kaum gelingen, eine so niedrige Sauerstoffsättigung zu erreichen, denn der gleichzeitig ansteigende CO_2-Gehalt würde uns einen Strich durch die Rechnung machen und uns zwingen, wieder zu atmen.

Wenn nun ein Mensch über einen längeren Zeitraum hyperventiliert, kommt es nach Buteyko zu einer Veränderung in der Atemsteuerung: Der Organismus gewöhnt sich an den gesunkenen CO_2-Gehalt, das Atemzentrum verstellt sich und reguliert die Atmung fortan so, dass Lufthunger schon bei erniedrigten CO_2-Werten gefühlt wird. Man muss jetzt einen geringeren CO_2-Wert einhalten, das heißt mehr atmen, um keinen Lufthunger/keine Atemnot zu spüren. Da diese Entwicklung schleichend geschieht und die negativen Auswirkungen lange kompensiert werden können, ehe sie zu Gesundheitsbeschwerden führen, nimmt der Betroffene die Atmung nicht als mögliche Ursache für seine Gesundheitsstörungen wahr (siehe Abb. rechts).

Und hier setzt die Buteyko-Methode an. Sie hat die Rückgewöhnung an das normale Atemniveau zum Ziel. Der Weg zu dieser Umstellung bzw. Normalisierung der Atmung führt über die Akzeptanz eines gewissen Luftwunsch- oder Lufthungergefühls, des Wunsches nach etwas mehr Luft. Indem

man dieses Gefühl bei regelmäßig durchgeführten Übungen bewusst zulässt, gewöhnt man nach Buteykos Theorie sein Atemzentrum wieder an mehr CO_2 und damit an eine normale gesunde Atmung (siehe Abb. unten). Dies führt zu einer Umstimmung der Atmung, sodass man auch im Alltag wieder mit einem eher dem tatsächlichen Bedarf entsprechenden Atemminutenvolumen atmet. Man kann wieder weniger atmen oder die Luft länger anhalten, ohne dass sich so schnell Lufthunger einstellt.
(Fortsetzung auf S. 22)

So kann man sich die Verstellung des Atemzentrums durch Stressereignisse und die Normalisierung seiner Einstellung mit der Buteyko-Atmung vorstellen (siehe auch Seite 178).

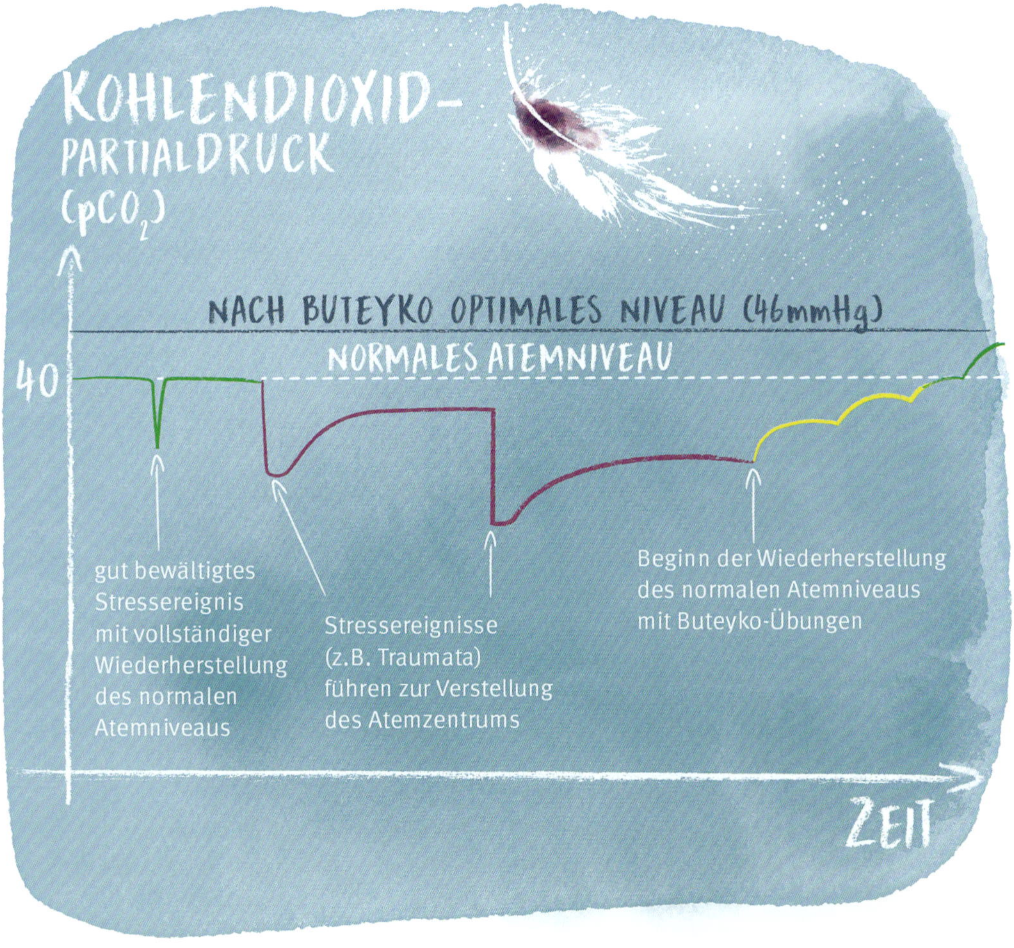

Wer war eigentlich Buteyko?

Die Geschichte des russischen Arztes und Wissenschaftlers Dr. Konstantin P. Buteyko und der gleichnamigen Methode ist spannend. Wie manche sehr innovative Verfahren nahm sie einen steinigen Weg.

Buteyko (1923–2003) gehört zu den außergewöhnlichen Wissenschaftlern, die zu Lebzeiten leider wenig Anerkennung bekamen. Seine Zeit scheint gerade erst zu kommen, denn immer mehr Menschen und Therapeuten beginnen sich für diese Atemmethode zu interessieren. Sie wird besonders in der Komplementärmedizin und im Training für Leistungssportler angewandt. Im Fokus der medizinischen Anwendung steht sie für Menschen mit Asthma und anderen Zivilisationskrankheiten. Doch darüber hinaus ist die Buteyko-Methode ein erfolgversprechender Ansatz für eine insgesamt gute Gesundheit und Lebensqualität: auf körperlicher, geistiger und emotionaler Ebene. Dabei gilt Buteykos Devise: »Weniger ist mehr!«

Buteyko selbst konnte seine Methode nach ihrer offiziellen Anerkennung durch die Regierung in den 1980er- bis Anfang der 2000er-Jahre in Russland und anderen Staaten der ehemaligen Sowjetunion zu einer etablierten Methode machen, doch im Rahmen der Öffnung zum Westen gewann auch dort die Pharmaindustrie an Einfluss. Mit dem erleichterten Zugang zu Medikamenten geriet die Buteyko-Methode wieder in den Hintergrund oder sogar in Vergessenheit.

Seine Geschichte und die der Entwicklung seiner Methode hat Buteyko 1982 in einem Interview beschrieben.[3] Nach seinem Medizinstudium am Ersten Moskauer Institut für Medizin wurde er dort 1952 als Assistenzarzt angestellt. Er erhielt vom Institut im Rahmen einer Forschungsarbeit die Aufgabe, die Atmung sterbender Patient*innen zu beobachten. Dabei stellte er fest, dass sie umso tiefer atmeten, je näher sie dem Tod waren. Bald konnte er anhand ihrer Atmung Voraussagen darüber treffen, wie viele Tage oder Stunden den Patient*innen noch bis zu ihrem Tod blieben. Diese und eine weitere Erfahrung mit einem Patienten, der nach einigen tiefen Atemzügen beim Abhorchen ohnmächtig geworden war, brachte ihn auf den Gedanken, dass möglicherweise einige Krankheiten durch Hyperventilation ausgelöst werden könnten, unter anderem auch Bluthochdruck, unter dem er selbst litt. Er begann mit einer Verringerung seiner Atmung zu experimentieren. Seine Kopfschmerzen und sein schneller Puls besserten sich, verschlechterten sich aber wieder, sobald er zur tieferen Atmung zurückkehrte. Es war naheliegend, das mit einer spastischen Verengung von Blutgefäßen in Verbindung zu bringen. Da Buteyko bei vielen Menschen eine tiefe Atmung beobachtet hatte, kam ihm eine weitere Idee: Möglicherweise hatten auch andere Krankheiten, wie z. B. Angina pectoris oder Herzinfarkt, etwas mit einer solchen Spastik von Blutgefäßen zu tun. Zu dieser Zeit war bereits bekannt, dass durch intensive Atmung viel CO_2 aus dem Körper entfernt wird und dass dies Spasmen von Blutgefäßen und damit paradoxerweise einen Sauerstoffmangel der Gewebe zur Folge haben kann. Buteyko übte nun mit Asthma- und Angina-pectoris-Erkrankten die Atemreduktion. Ihre Anfälle besserten sich sofort. Wenn sie jedoch wieder tiefer atmeten, kehrten auch diese Symptome zurück. In diesem Moment wurde ihm klar, dass er eine entscheidende Entdeckung gemacht hatte.

Buteyko widmete sich nun intensiven Literaturrecherchen, fand aber kaum etwas, was seine Hypothese stützte. Auch von seinen Lehrern erhielt er keine Bestätigung. 1958–1960 führte Buteyko in einem neu eingerichteten Labor für Funktionsdiagnostik klinische Studien mit 200 kranken und gesunden Teilnehmenden durch. Diese Untersuchungen untermauerten seine Hypothese, dass es eine Wechselwirkung zwischen Hyperventilation, dem CO_2-Gehalt im Körper, Spasmen von Blutgefäßen und den Beschwerden der Erkrankten gab.

Trotz großer Widerstände seiner Kollegschaft, jedoch mit der Unterstützung des Institutsleiters, der selbst von der Methode profitiert hatte, führte Buteyko seine Forschungen weiter und bildete 200 Ärzt*innen in der Methode aus. Nach einer offiziellen Statistik hatten im Januar 1967 mehr als 1000 Patient*innen mit Asthma, Bluthochdruck oder Angina pectoris die Methode erlernt und sich vollständig von ihren Beschwerden erholt.

Seine Forschungsarbeiten konnte Buteyko in einem mit modernsten Geräten ausgerüsteten Labor durchführen. Aber die Ablehnung bei der Kollegschaft gipfelte schließlich darin, dass das Institut, an dem Buteyko arbeitete, 1963 geschlossen wurde. Ihm selbst wurde verboten, seine Arbeiten zu publizieren und öffentlich darüber zu sprechen. Allerdings konnte er einen Teil seiner medizinischen Geräte behalten und in seinem Labor weiterarbeiten.

1968 wurde Buteyko nach dem Engagement der Lokalpresse und ausländischer Medien in Aussicht gestellt, dass seine Methode offiziell anerkannt werden würde, wenn es ihm gelänge, in einer Studie zur Überprüfung seiner Methode 80 Prozent der ihm überlassenen Patient*innen erfolgreich zu behandeln. Die Studie wurde sehr erfolgreich abgeschlossen: 44 von 46 Patient*innen wurden offiziell als geheilt bestätigt. Dann aber wurde mit der Begründung eines umgekehrten Ergebnisses – nur 2 von 46 Patient*innen wären geheilt – das Labor am 14. August 1968 geschlossen.

Den 200 bereits von Buteyko ausgebildeten Ärzt*innen, die die Methode inoffiziell anwendeten, ist es mitzuverdanken, dass sie nicht in Vergessenheit geriet. Im Laufe der Jahre mehrten sich die Erfolgsberichte von vielen Patient*innen und zwangen die Regierung zu einer erneuten Überprüfung. Die Ergebnisse dieser Untersuchung (Seite 174) bestätigten die der 1968 durchgeführten Studie, die sich in der Zwischenzeit durch Mund-zu-Mund-Propaganda und Presse weiterverbreitet hatten. Der fast hundertprozentige Erfolg der neuen Studie führte 1980 zur Anerkennung der

Buteyko-Methode in der Sowjetunion durch die Regierung.

In den folgenden Jahren wurde Buteyko in der Sowjetunion durch Presse, Fernsehen und Videos bekannt. Als Arzt und Dozent reiste er zwischen Novosibirsk und Moskau hin und her, behandelte Patient*innen, hielt Vorträge und bildete Ärzt*innen aus.

Entwicklung im englischen Sprachraum

1990 begann Alexander Stalmatski (Autor der Bücher »Freedom from Asthma«, 1997[4], und »Freedom from Insomnia«, 2002[5]), der 14 Jahre lang mit Buteyko in Russland zusammengearbeitet hatte und von ihm ausgebildet worden war, die Buteyko-Methode in Australien zu unterrichten. Die Medien berichteten bald zunehmend über die Erfolge vieler Menschen, die die Methode erlernt hatten. Zunehmender Druck der Medien und vieler Asthma-Erkrankter, die angaben, geheilt zu sein, auf die Asthma-Vereinigungen zwangen diese schließlich, sich mit der Methode zu beschäftigen. Nach anfänglicher völliger Ablehnung und Warnungen vor der angeblichen Gefährlichkeit kam es dann schließlich doch zu einer Wende: Mit Finanzierung durch die Australische Vereinigung der Asthma-Stiftungen (Australian Association of Asthma Foundations) wurde an der Queensland Universität eine Studie mit 40 Asthma-Erkrankten durchgeführt (Seite 174). Das Ergebnis war für die beteiligten Ärzt*innen völlig überraschend: Die bronchienerweiternden Medikamente konnten innerhalb von sechs Wochen um 90 Prozent reduziert werden, ohne dass eine Verschlechterung der Lungenfunktion eintrat. Obwohl eine solche Wirksamkeit kaum je mit einer schulmedizinischen Methode erreicht wird, gab es keinerlei Ansätze, die Untersuchungen fortzusetzen.

In Neuseeland begannen 1994 Jennifer und Russell Stark (Publizierende des Buches »The Carbon Dioxide Syndrome«, 2002[6]) die Buteyko-Methode zu unterrichten. Da es dort keine offenen Kontroversen zwischen den Asthmaorganisationen und den Vertreter*innen der Buteyko-Methode gab, weckte diese Methode auch weniger Aufmerksamkeit in den Medien als in Australien.

1994 wurden erste Kurse in Großbritannien angeboten. Den Durchbruch brachte 1998 ein Film der BBC mit dem Titel »Breathless«, in dem einige Menschen mit schwerem Asthma durch einen Kurs bei Sasha Stalmatski begleitet wurden. Dieser Film erregte sehr viel Aufsehen und löste eine Welle von Nachfragen nach Kursen für Betroffene und Buteyko-Lehrende aus.

Im Anschluss an unseren Ausbildungskurs in England gründeten Teilnehmende unserer Ausbildungsgruppe 1999 zunächst die European Buteyko Breathing Association (EBBA), später in Buteyko Breathing Association (BBA) umbenannt, als Zusammenschluss der Buteyko-Lehrenden, die auch medizinische Fachpersonen in der Buteyko-Methode fortbildet. Zwischenzeitlich war in Großbritannien parallel die 1997 in Australien gegründete Buteyko-Lehrende-Organisation Buteyko Institute for Breathing and Health (BIBH) aktiv.

Entwicklung im deutschen Sprachraum

Mir selbst begegnete die Buteyko-Methode zum ersten Mal Anfang 1999 im Internet, als ich Hilfe gegen mein eigenes Asthma und meine verstopfte Nase suchte. Ich stieß dort auf eine Übungsanleitung und hatte damit sofort einen unglaublichen Erfolg: Meine Nase öffnete sich nur dadurch, dass ich die Luft für einige Sekunden anhielt und dann so wenig wie möglich weiteratmete. Nun ließ mich diese Methode nicht mehr los. Ich durchsuchte das Internet nach weiteren Informationen, fand aber keinen einzigen Eintrag in deutscher Sprache. So bestellte ich Bücher und Videos aus Australien und Neuseeland. Mein eigener Erfolg mit der Methode, die vielen Erfahrungsberichte im Internet und die wenigen damals verfügbaren wissenschaftlichen Studien zur Wirksamkeit der Methode waren für mich so überzeugend, dass ich mich kurzerhand zur Ausbildung für Buteyko-Lehrende bei Rosalba Courtney und Leonid Motin in England anmeldete. Über Kurse, Vorträge, das Internet, Ärzt*innen, Selbsthilfegruppen und die Medien versuchte ich die Methode in Deutschland bekannt zu machen. Aber es ist ein langer Weg, bis einer Methode, von der niemand je etwas gehört hat und über die es keine deutschsprachige Literatur gibt, so viel Bedeutung beigemessen wird, dass man ihr Platz in den Medien einräumt. Auch gab es Gegenwind von der konventionellen Medizin: Ein ausführlicher Artikel über die Methode und unsere Kurse in der Braunschweiger Lokalpresse veranlasste Vertreter*innen der Deutschen Lungenstiftung und Medizinischen Hochschule Hannover zu einem gemeinsamen offenen Brief, in dem die Buteyko-Methode, ähnlich wie in Australien, als gefährlich dargestellt wurde. In den folgenden Jahren erschienen einige Artikel in Yoga-, Heilpraktiker- und Gesundheitszeitschriften, doch die Publikumszeitschriften und Fernsehsender interessierten sich nicht für die Buteyko-Methode. Als Argument dagegen hörte ich immer wieder, man hätte doch immer das tiefe Atmen propagiert und könne jetzt nicht das Gegenteil behaupten oder es gäbe ja keine Infrastruktur und keine deutschsprachige Literatur, um die zu erwartende Nachfrage zu befriedigen. Dies war der Anlass, schon damals dieses Buchprojekt zu beginnen.

Nachdem sich seit 2004 auch erste Ärzt*innen für die Buteyko-Methode interessiert hatten, wurde sie 2009 in die »Nationale VersorgungsLeitlinie Asthma« aufgenommen. Allerdings wurde sie in der Neuauflage 2018 wieder gestrichen. Begründung war, dass es darüber keine jüngere Metastudie gab, in der die Wirksamkeit bestätigt wurde – die Voraussetzung für eine Nennung in der Leitlinie.

Groß ist das Interesse an der Buteyko-Methode bei Therapeut*innen anderer Richtungen. In den Jahren 2003 und 2004 wurde ich zu Atemkongressen nach Österreich und in die Schweiz eingeladen, um die Methode dort vorzustellen.

Seit 2005 bilde ich Buteyko-Lehrende aus. 2011 gründeten wir den Verein Buteyko Deutschland – Arbeitsgemeinschaft von Atem-LehrerInnen und Förderern, der sich jährlich trifft und Fortbildungen durchführt.

Buteyko im Internet

Ein großer Beitrag zur Verbreitung der Buteyko-Methode wird über das Internet geleistet. An dieser Stelle möchte ich besonders den unermüdlichen Einsatz von Peter Kolb aus Australien hervorheben. Er unterhielt in den Anfangsjahren eine für die damalige Zeit umfangreiche Internetseite, auf der praktisch alle weltweit zur Verfügung stehenden Informationen zusammengeflossen sind. Diese historische Seite ist in reduziertem Umfang trotz seines Todes immer noch online.[7] Ein großes Anliegen war ihm die internationale Vernetzung aller Buteyko-Lehrenden.

Für die Atemumstimmung ist es in gewissem Umfang nötig, die Atmung gegen körperliche Widerstände, also gegen das Bedürfnis nach etwas mehr Luft, zu verändern. Hierdurch unterscheidet sich diese Methode von allen anderen Atem- und Entspannungsmethoden.

Aber auch bei dieser Methode spielt die Entspannung eine wichtige Rolle. Buteyko selbst hat die Essenz seiner Methode in einem Interview etwa so beschrieben (frei übersetzt): »Die Essenz meiner Methode ist, die Atemtiefe (Anmerkung der Autorin: bezogen auf das ausgetauschte Luftvolumen) zu vermindern. Sie werden fragen: Wie? Der beste Weg ist durch Entspannung der Muskeln, die die Atemarbeit machen. Wenn die Atmung auf diese Weise reduziert wird, entsteht der Wunsch nach etwas mehr Luft. Das ist alles – die ganze Methode.«

Mit der Buteyko-Methode lernt man, wieder weniger, dafür aber effektiver zu atmen. Die Sauerstoffaufnahme in die Lunge wird zwar geringer, aber die Sauerstoffversorgung der Zellen verbessert sich. Denn für diese ist das Gleichgewicht zwischen den Atem- bzw. Blutgasen mitentscheidend.

Für die tiefer gehend interessierten Leser*innen wird im dritten Teil dieses Buches im Einzelnen erklärt, auf welche Weise die Atmung den Stoffwechsel beeinflusst, wie es zur Entwicklung von krank machenden Atemmustern kommen kann und auf welchen Wegen diese zur Entstehung von Gesundheitsproblemen bzw. Krankheiten führen können. Dabei wird die Theorie Buteykos ausführlich dargestellt, aber auch auf ihre Grenzen und neuere wissenschaftliche Erkenntnisse der Atemphysiologie eingegangen.

Dysfunktionales Atmen selbst erkennen

Wie können wir eigentlich erkennen, ob wir chronisch hyperventilieren oder, allgemeiner ausgedrückt, dysfunktional atmen? Aus dem Atemmuster lassen sich Schlüsse darauf ziehen, ob wir dem Bedarf entsprechend oder zu viel atmen. Wer im Ruhezustand nicht überwiegend mit dem Zwerchfell atmet, sondern dabei den Brustkorb hebt und senkt (siehe Abb. unten), hyperventiliert in der Regel, wie eine im Ärzteblatt veröffentlichte Studie gezeigt hat.[8]

Typische Atemmusterstörungen von Menschen, die chronisch hyperventilieren:

- Mundatmung
- Atmen mit dem oberen Brustkorb bei verspanntem, oft eingezogenem Bauch
- Paradoxe Atmung: Der Bauch wird bei der Einatmung eingezogen.
- Starke Stressabhängigkeit der Atmung: Betroffene atmen in Ruhe unauffällig. Man sieht nur eine erstaunlich geringe Atembewegung, aber wenn sie angesprochen

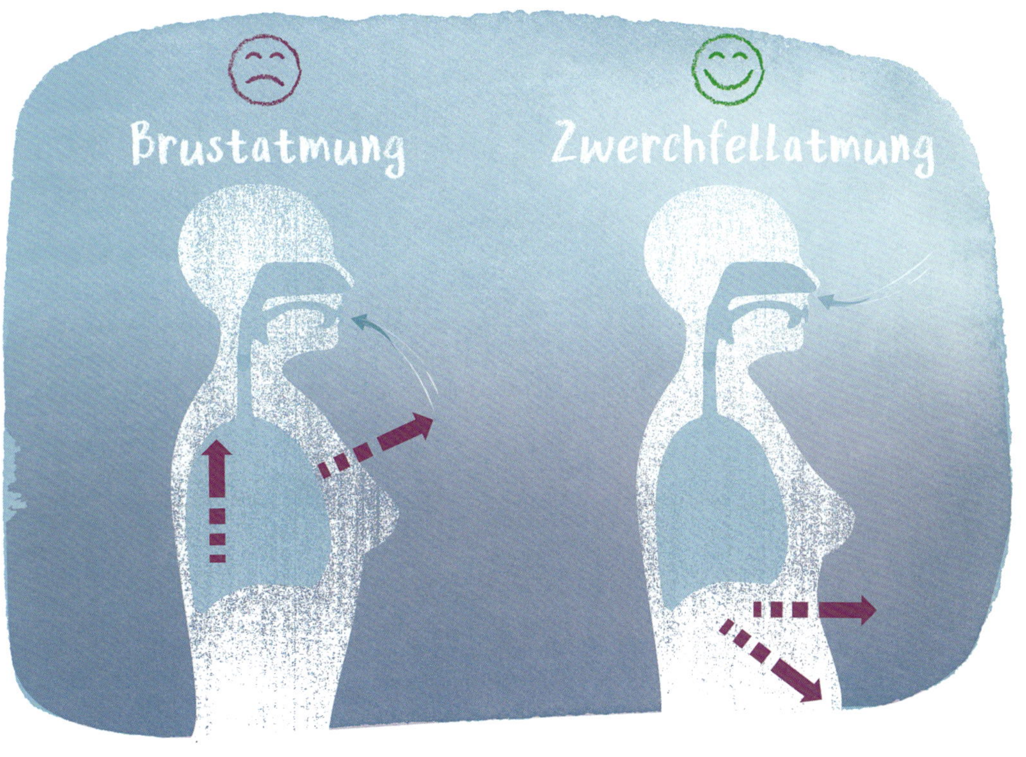

So erkennen Sie Brustatmung und Zwerchfellatmung.

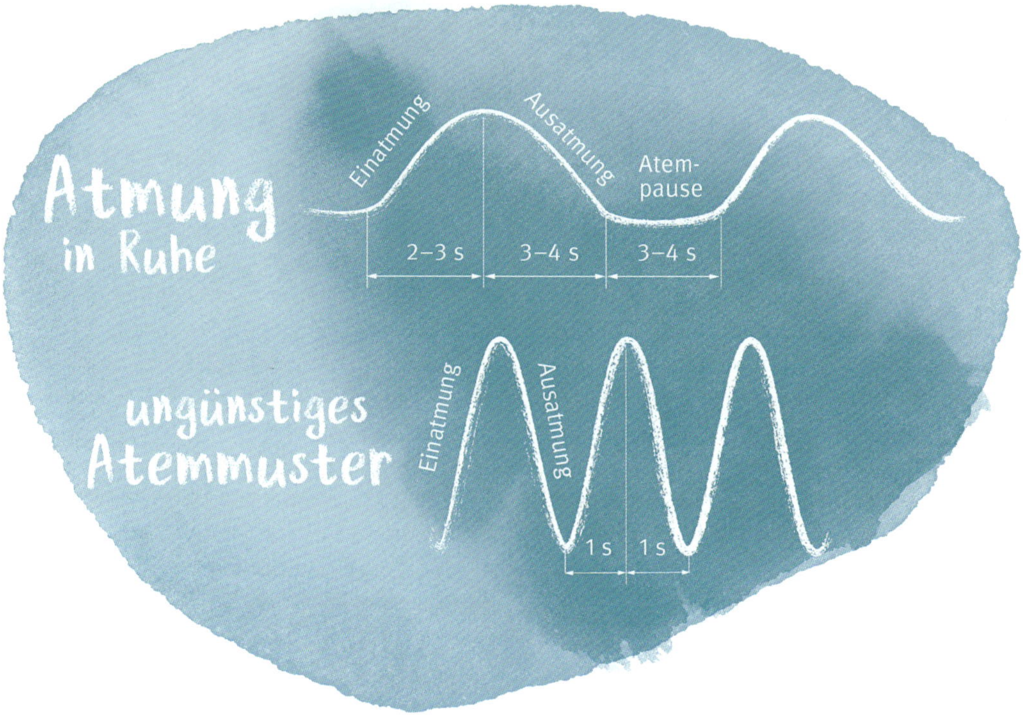

Atemmuster im Ruhezustand und Beispiel für ungünstiges Atemmuster

oder auf andere Weise gefordert werden, atmen sie schlagartig nur noch im oberen Brustkorb und dazu noch beschleunigt.

- Unregelmäßiges Atmen: Unbewusstes Luftanhalten (ein- oder ausgeatmet) wechselt sich ab mit extrem tiefen (voluminösen) Atemzügen und/oder schnellem Atmen.
- Seufzeratmung: Betroffene atmen lange und tief (voluminös) ein und stoßen die Luft als »Seufzer« aus.
- Sehr tiefe, voluminöse »Bauchatmung« auch in Ruhe. Aufgrund des Fehlglaubens, tiefes Atmen sei gesund, wurde sie häufig eingeübt.
- Besonders sportlich Aktive atmen zwar ruhig und langsam und mit dem Zwerchfell, aber nutzen oft auch in Ruhe einen viel größeren Teil ihres Lungenvolumens, als es nötig wäre.
- Pumpen: aktives Ausatmen auch in Ruhe. Hier wird die Ausatemmuskulatur benutzt, obwohl das Ausatmen eigentlich von selbst durch die Entspannung des Zwerchfells geschehen sollte.
- Atmen mit hoher Frequenz und ohne Pause: Hier werden mehr als zwölf Atemzüge pro Minute im Ruhezustand gemacht.
- geräuschvolles Atmen

Beobachten Sie Ihre Atmung auf diese Merkmale hin. Beachten Sie aber, dass sie sich dadurch verändern kann. Häufig reduziert man seine Atmung bei der Selbstbeobachtung unbewusst. Wenn Sie z. B. ermitteln wollen, wie viele Atemzüge Sie in der

Minute machen, bitten Sie jemand anderen, dies in einem unbeobachteten Moment für Sie zu tun.

Die Abbildung (Seite 24) zeigt den Atemzyklus eines gesunden erwachsenen Menschen nach Buteyko im Ruhezustand: Er atmet 2–3 Sekunden lang ein, 3–4 Sekunden lang aus und pausiert 2–3 Sekunden, ehe er wieder einatmet. Das entspricht 6–9 Atemzügen in der Minute. Abweichungen hiervon können auf dysfunktionales Atmen hinweisen und sind meistens, zumindest phasenweise, mit Hyperventilation verbunden.

Medizinisch lässt sich chronische Hyperventilation schwer erkennen, da die möglichen Messungen in der Regel Momentaufnahmen sind (Seite 183). Es hat sich jedoch bewährt, die Diagnose anhand eines Fragebogens zur Symptomatik zu stellen. Dieser sogenannte Nijmegen-Fragebogen, der auch in der medizinischen und psychologischen Forschung verwendet wird, umfasst neben der Frage nach schnellem und tiefem Atmen die folgenden Symptome:

- Schmerzen in der Brust
- Anspannungsgefühl
- verschwommenes Sehen
- Schwindelanfälle
- Benommenheitsgefühle
- Kurzatmigkeit
- Engegefühle in der Brust
- Blähungs- oder Druckgefühl im Magen
- Kribbeln in den Fingern
- Unfähigkeit, tief durchzuatmen
- steife Finger oder Arme
- Engegefühle um den Mund
- kalte Hände oder Füße
- Herzklopfen
- Angst

An diesen Beschwerden können Sie, wenn sie häufig auftreten, ebenfalls erkennen, dass Sie wahrscheinlich chronisch hyperventilieren, sofern es dafür nicht eine organische Ursache gibt.

Im Internet können Sie sich anhand eines entsprechenden Fragebogens selbst testen (siehe Empfehlungen, Seite 207).

Test: Stellen Sie sich vor einen Spiegel und atmen Sie ein. Wo sehen Sie zuerst eine Bewegung?

- Wölbt sich mit der Einatmung der Bauch oberhalb des Nabels ein wenig heraus?
- Oder sehen Sie auch im unteren Bauchbereich eine deutliche Atembewegung?
- Hebt sich die Brust?
- Ziehen Sie mit der Einatmung den Bauch ein?

Wenn Sie nur eine leichte Atembewegung im Bauch oberhalb des Nabels sehen und auch sonst in dieser Weise atmen, haben Sie wahrscheinlich ein optimales Atemmuster und chronische Hyperventilation ist kein Problem für Sie. Alle anderen Atemmuster können jedoch darauf hinweisen, dass Sie chronisch überatmen.

Mythen über Gesundheit durch tiefes Atmen

Aus den Medien erfahren wir fast täglich in allen möglichen Zusammenhängen, dass tiefes Atmen gut und flaches Atmen schlecht sei. Selbst Fachleuten ist dies meist so zur Gewissheit geworden, dass es kaum hinterfragt wird. Dabei wird »tief atmen« meistens mit »viel Luftaustausch« bzw. großen voluminösen Atemzügen gleichgesetzt.

Kaum bekannt ist, dass die fernöstlichen Wissenschaften, die sich viel mit der Atmung beschäftigt haben, das genaue Gegenteil propagieren: Ein langes Leben wird dort mit einer auf ein Minimum reduzierten Atmung verbunden. Auf den Punkt gebracht ist das in einem Spruch, der Laotse zugeschrieben wird: »Der weise Mann atmet, als wenn er gar nicht atmet.« Auch bei der Buteyko-Methode ist das Ziel, seine Gesundheit durch minimales Atmen zu verbessern.

Einigkeit besteht darüber, dass Zwerchfellatmung (im umgangssprachlichen Gebrauch auch oft Bauchatmung genannt) gesünder ist als Brustatmung. Hier stimmen alle zu, denn jeder kennt das entspannende Gefühl eines »tiefen« Atemzuges. Aber muss dieser Atemzug unbedingt besonders voluminös sein?

Entscheidend ist die Zwerchfelltätigkeit: Ein großer Atemzug mit dem oberen Brustkorb, angehobenen Schultern und eingezogenem Bauch wirkt nicht entspannend. Aber ein Atemzug mit dem Zwerchfell in den Bauch wirkt so. Dieser Effekt tritt auch ein, wenn der Atemzug kein vergrößertes Volumen hat.

Für diejenigen, die gewohnheitsmäßig mit dem oberen Brustkorb atmen, ist es allerdings oft schwierig, einen kleinen Atemzug nur mit dem Zwerchfell zu machen. Sie benötigen häufig einen großen Atemzug, um neben ihrer normalen Atmung auch Bewegung im Bauch zu erzeugen. Und dies geschieht dann oft mit Bauchmuskeln und nicht vorrangig mit dem Zwerchfell. Vielleicht ist das die Ursache für den verbreiteten Glauben, dass man nur mit großen Atemzügen entspannen kann.

Man kann es sich wie bei einer Fahrradpumpe vorstellen: Der Sog entsteht immer durch die Bewegung des Kolbens (analog zum Zwerchfell). Je nachdem, wie weit sich der Kolben der Pumpe bzw. das Zwerchfell des Menschen bei der Einatmung nach unten bewegt, kann eine kleinere oder größere Luftmenge angesaugt werden (siehe Abb. rechts).

Flache Atemzüge in den oberen Brustkorb sind also nicht zwangsläufig kleiner als in den Bauch. Sie sind auch normalerweise mit einer hohen Atemfrequenz verbunden. Die Gesamtluftmenge, die ein- und ausgeatmet wird, ist meistens größer als bei der Zwerchfellatmung. Die Atmung mit dem Zwerchfell in den Bauch lässt eine langsamere Atmung und kleine Atemzüge zu, weil sie effektiver ist. Da die Lunge dort am besten durchblutet ist, wo die Schwerkraft das Blut hintreibt, ist der Gasaustausch bei aufrechter Position im unteren Lungenbereich am besten. Die Sauerstoffaufnahme ist daher bei Zwerchfellatmung besser und der CO_2-Verlust geringer als bei Atmung vorwiegend im oberen Lungenbereich.

Es ist also richtig: »Tief atmen« ist gut, aber nur, wenn es räumlich verstanden wird, das heißt dann, wenn es langsam und entspannt mit dem Zwerchfell und im Volumen dem Bedarf angepasst geschieht, nicht aber, wenn damit der Austausch einer großen Menge Luft gemeint ist.

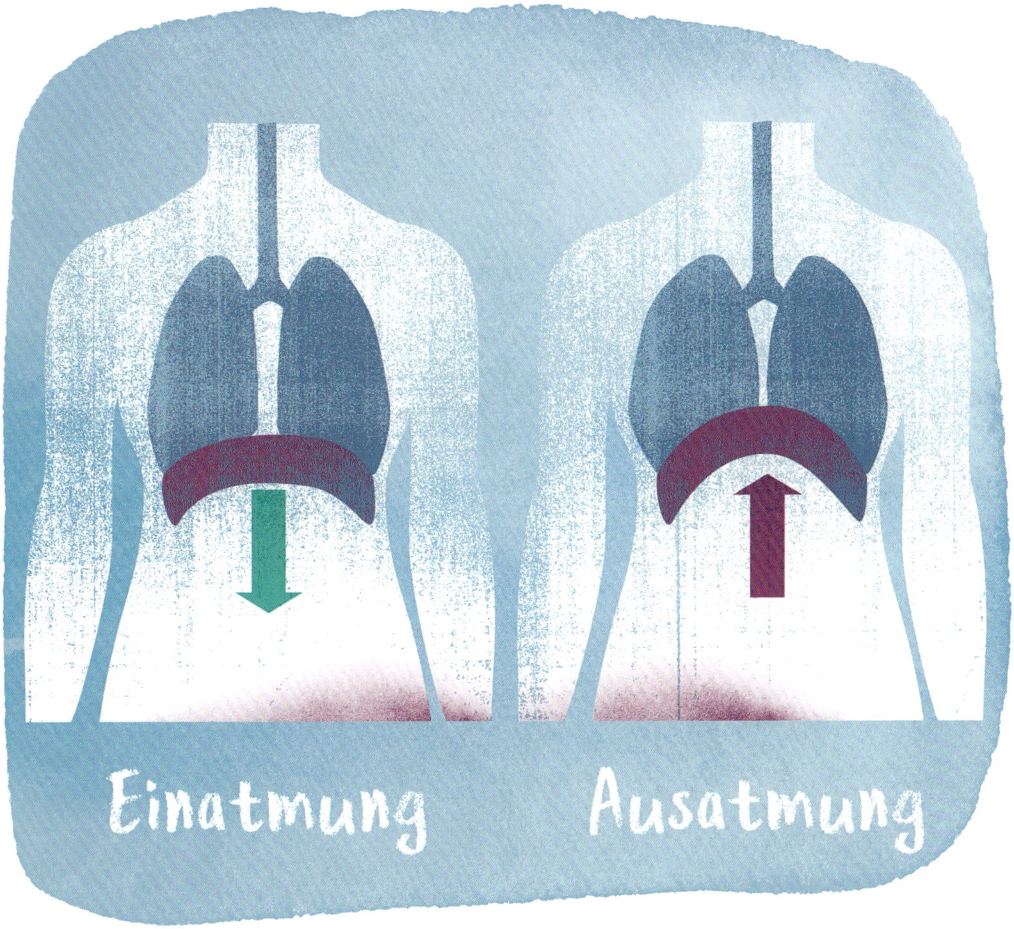

Bei reiner Zwerchfellatmung bewegt sich das Zwerchfell fast nur vertikal. Die Atembewegung ist daher praktisch nur im Oberbauch sichtbar. Für die Entspannung ist die Zwerchfellabsenkung in den Bauchraum entscheidend.

Probieren Sie aus, wie Sie entspannter atmen

- Halten Sie Ihren Bauch angespannt oder ziehen Sie ihn ein und atmen Sie einen großen Atemzug mit dem oberen Brustkorb.
- Entspannen Sie zum Vergleich nun Schultern, Brustkorb und Bauch. Atmen Sie in den Bauch, ohne dass sich Ihr Brustkorb oder ihre Schultern bewegen. Machen Sie diesen Versuch vor dem Spiegel oder legen Sie eine Hand auf ihren Bauch und die andere auf Ihre Brust, um zu kontrollieren, ob der Atemzug wirklich nur vom Zwerchfell ausgeht. Sie spüren die Zwerchfellbewegung am besten oberhalb des Bauchnabels, unterhalb der Rippen.

Auf welche Art fühlen Sie sich entspannter?

Ein Argument, das man immer wieder hört, ist, dass wir mit Tiefatmungsübungen die ganze Lunge nutzen und trainieren und mit »tiefer Atmung« die Bauchorgane massieren und anregen. Natürlich ist es gut, die Möglichkeiten unseres Körpers auszuschöpfen, damit sie nicht verkümmern, aber nur zu den Anlässen, bei denen sie auch gebraucht werden.

Unsere Lungen sind so ausgelegt, dass sie uns mit Sauerstoff für die Bewältigung großer Anstrengungen versorgen können. Nur unter solchen Bedingungen ist es sinnvoll, dieses Volumen auch zu nutzen. Wir sollten uns also bewegen und Sport treiben, dann wird das tiefe, voluminöse Atmen gebraucht. Nur dann ist es sinnvoll und gesund.

Um die Missverständnisse zu vermeiden, die mit den Begriffen »tief« und »flach atmen« verbunden sind, werden diese Begriffe in diesem Buch so weit wie möglich gemieden. Ich spreche dagegen von:

- »kleinen« und »großen« oder »voluminösen Atemzügen« (bezogen auf das Volumen eines Atemzuges),
- »langsamem« und »schnellem Atmen« (bezogen auf die Atemfrequenz pro Minute),
- viel und wenig atmen (bezogen auf die gesamte Luftmenge, die innerhalb einer Minute ein- und ausgeatmet wird, oder in der Fachsprache dem »Atemminutenvolumen«).

Chronische Überatmung als Krankheitsursache

Eine chronische Überatmung kann zur Entwicklung verschiedener Krankheitsbilder beitragen. In den folgenden Abschnitten wird erläutert, auf welche Art sie diese Gesundheitsstörungen begünstigen kann, welchen Behandlungsstrategien die Schulmedizin folgt und wie die Buteyko-Methode helfen kann, eine Besserung oder sogar dauerhafte Symptom- und Beschwerdefreiheit zu erreichen. Wenn Sie die Buteyko-Methode wegen einer speziellen Gesundheitsstörung anwenden möchten, können Sie hier gezielt Informationen dazu finden.

Atemwegsbeschwerden und -erkrankungen

Da mit der Buteyko-Methode die Atmung normalisiert wird, wirkt sie bei Krankheiten und Beschwerden der Atemwege auch am direktesten. Hier ist ihre Wirksamkeit am besten untersucht und Sie können die schnellsten Erfolge erreichen.

Asthma

Asthma und Allergien haben bis vor einigen Jahren in den Industrieländern in erschreckendem Ausmaß zugenommen und nehmen weltweit immer noch zu. In Deutschland sind nach aktuellen Schätzungen fünf Prozent der Erwachsenen und ca. zehn Prozent der Kinder von Asthma betroffen (Lungeninformationsdienst). Eine solche Diagnose wurde 30 Jahre zuvor nur bei etwa der Hälfte gestellt. Weltweit sind bis zu 358 Millionen Menschen betroffen. Das sind nach der Globalen Initiative für Asthma 1–22 Prozent in den Bevölkerungen verschiedener Länder.[9]

In der Medizin wird viel über die Ursachen dieser Zunahme geforscht und spekuliert, aber immer noch ist die Frage ungeklärt, warum diese Störungen derartig verbreitet sind.

Wenn Sie Ihre*n Ärzt*in fragen, was die Ursache Ihres Asthmas ist, werden Sie vielleicht die Antwort bekommen: »Eine Allergie«. Aber eine Erklärung, warum Sie eine Allergie haben, werden Sie voraussichtlich nicht bekommen. Vielleicht werden Sie gefragt, ob auch Ihre Eltern schon darunter gelitten haben, und es wird gefolgert, dass Sie eine genetische Veranlagung dafür haben. Aber auch diese genetische Veranlagung haben viele und trotzdem bleibt ein Teil von ihnen vom Ausbruch der Krankheit verschont. Vielleicht werden Sie hören, Sie haben eine Entzündung der Atemwege und möglicherweise wird Ihnen ihr*e Ärzt*in sogar genau die physiologischen Prozesse erklären können. Aber warum es in Ihrem konkreten Fall zu dieser Entzündung kommt – das wird sie*er Ihnen nicht erklären können.

Immer wieder gibt es Hinweise auf neue mögliche Ursachen für diese Zunahme: zu viel Hygiene, zu wenige Infekte oder fehlender Wurmbefall, Masern oder fehlende Masern in der Kindheit, Antibiotika, Impfungen, fehlende Impfungen (TBC), Übergewicht, westlicher Lebensstil, steigende Pollenbelastung durch zunehmend gestresste Bäume oder durch hochallergene Baumarten in unseren Städten, ultrafeiner Staub, bestimmte Fettsäuren in unseren Nahrungsmitteln, psychische Faktoren wie bestimmte Charakterprofile, z. B. mit überhöhtem Selbstanspruch, zu viel einengende Fürsorge bei Kindern und vieles mehr.

Und wenn wir erst einmal Asthma haben, gibt es viele Trigger (Auslöser), die einen Anfall auslösen können: Pollen, Hausstaubmilben, Anstrengung, Stress, bestimmte Wetterlagen, kalte feuchte Luft, warme feuchte Luft, Lachen, Husten, Infekte, Stäube, Chemikalien, Rauch, Gerüche und besonders auch Emotionen.

Asthma als Schutzmechanismus Eine entscheidende Frage wird selten gestellt, geschweige denn beantwortet: Gibt es bei allen diesen Faktoren etwas Gemeinsames, etwas, das dann zu dem einheitlichen Symptom Asthma führen könnte?

Genau hier hat Konstantin Buteyko angesetzt. Er hat Menschen mit Asthma beobachtet und ist dabei zu einer erstaunlichen Erkenntnis gelangt: Obwohl sie alle doch das Gefühl haben, nicht genug Luft zu bekommen, atmen sie mehr als Gesunde. Während ein gesunder Mensch in entspanntem Zustand ca. 4–6 Liter Luft pro Minute ein- und ausatmet, liegt der Durchschnitt bei Menschen mit Asthma deutlich darüber. Eine Studie in Australien hat ergeben, dass die daran Beteiligten 14 Liter in der Minute atmeten (Seite 174).[10]

Wenn Sie Ihre*n Lungenärzt*in danach fragen, wird sie*er Ihnen diese Aussage bestätigen, aber sie*er wird Ihnen wahrscheinlich erklären, dass es sich um eine Folge des Asthmas handelt und dass es eine natürliche Reaktion ist, mehr zu atmen, wenn man Atemnot hat. Das ist richtig, denn man kann tatsächlich in einen Teufelskreis aus Atemnot und vermehrtem Atmen geraten. Aber die oben erwähnte Untersuchung wurde an Menschen mit Asthma durchgeführt, die gut mit Medikamenten eingestellt waren und

Merke

Es stellt sich also die Frage, was am Anfang steht. Ist das Überatmen wirklich – wie vorrangig in der konventionellen Medizin angenommen – nur eine Folge des Asthmas oder entwickeln Menschen, die zu viel atmen, eher Asthma? Buteyko hatte hier eine sehr klare Antwort: Am Anfang steht die Überatmung, und unser Organismus schützt sich dagegen, indem er die Atemwege verengt, um den Luftaustausch zu bremsen. Auf diese Weise versucht der Körper, den mit dem vielen Atmen verbundenen Verlust an ausgeatmetem CO_2 möglichst gering zu halten. Die typischen Symptome des Asthmas wären demnach Abwehr- oder Schutzreaktionen des Körpers gegen das viele Atmen und den dadurch bedingten CO_2-Mangel.

nicht unter akuter Atemnot litten. Warum sollten sie dann also weiter hyperventilieren?

In einer anderen Untersuchung wurde nachgewiesen, dass ein großer Teil (ca. 30 Prozent) der erwachsenen Menschen mit Asthma zusätzlich an einem Spektrum weiterer Symptome leidet, das typischerweise durch Hyperventilation ausgelöst wird.[11] Die Publizierenden ziehen hier aus den Beschwerden der Betroffenen den Rückschluss, dass diese zu viel atmen und ihre Symptome durch falsches Atmen selbst erzeugen. Dass diese Untersuchung möglicherweise nur die Spitze des Eisbergs zeigt und bereits auch viele Patient*innen mit nur leichtem Asthma oder in symptomfreien Zeiten trotzdem auch hyperventilieren, darauf weisen weitere Studien hin.[12] Diese Untersuchungen haben gezeigt, dass bis zu 40 Prozent der entsprechenden Patient*innen einen signifikant niedrigeren CO_2-Gehalt im arteriellen Blut und in der ausgeatmeten Luft aufweisen als die Kontrollgruppe ohne Asthma – ein eindeutiges Indiz für ihre Überatmung.

Unabhängig davon, ob Asthma als Schutzmechanismus betrachtet werden kann: Die Erfolge, die mit der Buteyko-Methode erreicht werden und die durch wissenschaftliche Studien (Seite 174) und die Erfahrungen von Buteyko-Lehrenden und -Anwendenden belegt sind, sprechen dafür, dass Hyperventilation in einem großen Teil der Fälle eine Ursache oder Mitursache und nicht nur Wirkung von Asthma ist.

Die folgende Geschichte von Alexander B. zeigt, wie sich die Entwicklung von Asthma häufig in der Praxis darstellt.

Alexander B.

» *Nach einer längeren Stressphase (berufliche Belastung sowie Trennung von seiner Lebensgefährtin) geht Alexander in eine ärztliche Praxis, weil er des Öfteren das Gefühl hat, nicht genügend Luft zu bekommen. Er hat auch oft Reizhusten. Vermutet wird Asthma. Man macht eine Lungenfunktionsprüfung und stellt eine Verengung der Atemwege fest. Verschrieben wird ein Asthmamedikament, und zwar zunächst ein bronchienerweiterndes Dosieraerosol, welches Alexander immer dann anwenden soll, wenn er Symptome hat. Wenn er dieses Medikament häufig braucht, soll er wiederkommen, um sich dann ein Kombinationspräparat aus einer langwirkenden bronchienerweiternden Komponente plus Kortison zum Inhalieren verschreiben zu lassen. Alexander bekämpft seine Symptome nun mit dem bronchienerweiternden Mittel. Es entkrampft und erweitert die Atemwege. Er kann wieder freier atmen und sich nun auch entspannen, weil die Angst zu ersticken, gebannt ist. Das ist die erwünschte Wirkung des Medikaments.*

Was passiert aber im Hintergrund? Da Entspannung zu einer Normalisierung der Atmung führt, müsste nun eigentlich auch die stressbedingte Hyperventilation aufhören. Dies ist aber in der Regel nicht der Fall, da der ursprüngliche Stress ja fortbesteht und eine sehr zweischneidige Wirkung der bronchienerweiternden Medikamente hinzukommt: Ohne die Ursache zu beseitigen, imitieren sie die

Wirkung des Stresshormons Adrenalin, das heißt, sie wirken anregend auf den Sympathikus. Das ist keine Nebenwirkung, sondern erwünscht. Die glatte Muskulatur entspannt sich und die Atemwege weiten sich. Es kann also wieder mehr Luft ein- und ausgeatmet werden.

Die Logik dabei ist:
- *Der Patient hat Atemnot,*
- *demnach bekommt er nicht genug Luft,*
- *also schafft er es offensichtlich nicht, genug zu atmen,*
- *mehr Luftaustausch hilft,*
- *eine Weitung der Atemwege und eine Anregung des Sympathikus könnte ihn dabei unterstützen.*

In der Folge verringert sich zwar die Atemnot, welche Angst verursacht und darüber die Hyperventilation verstärkt, aber nun hyperventiliert Alexander möglicherweise aufgrund der Wirkung oder Nebenwirkung des Asthmamedikaments, wenn er nicht gleichzeitig sein Atemmuster diesem anpasst. Bei regelmäßiger Anwendung steht er ununterbrochen unter dieser hyperventilationsfördernden Wirkung. Also selbst wenn der Stress, der ursprünglich ganz zu Anfang die Hyperventilation ausgelöst hat, vorbei ist und sich Alexander jetzt eigentlich entspannen könnte, wird er nun durch das Medikament in einem stressähnlichen Zustand und damit in der Abhängigkeit gehalten. Er braucht es jetzt regelmäßig, und gegen die Entzündung sowie um die Anwendung zu vereinfachen und damit er nicht ständig an seine »Krankheit« erinnert wird, wird ein Kombinationsmedikament verschrieben. Dieses besteht aus einer langwirkenden bronchienerweiternden Komponente und einem inhalativen Kortikoid. Alexander hat jetzt keine Möglichkeit mehr festzustellen, ob er die Medikamente tatsächlich benötigt, weil er ununterbrochen unter ihrer Wirkung steht. Da das Kortikoid nur bei regelmäßiger Anwendung wirkt, darf er die Einnahme nicht unterbrechen. Die möglicherweise nicht mehr nötige bronchienerweiternde und atemanregende Komponente muss wohl oder übel mitgenommen werden.

Wer sich an diesem Punkt befindet, hat sich möglicherweise allein durch das bronchienerweiternde Medikament in dem Teufelskreis aus Hyperventilation – Atembeschwerden – Medikamenteneinnahme – Anregung des Atemzentrums – Hyperventilation verfangen. Nun ist er auf dem besten Weg, seine Beschwerden zu zementieren und zu einem chronischen Kranken zu werden, der zeitlebens von Medikamenten abhängig sein wird. Da er nichts an der Ursache seiner Atemprobleme ändert und weiterhin hyperventiliert, ist die Wahrscheinlichkeit groß, dass mit der Zeit zu seinem Asthma weitere Gesundheitsprobleme wie z. B. Bluthochdruck, Herzrhythmusstörungen, Schlafprobleme und/oder Panikattacken hinzukommen, die irgendwann auch in schwere Krankheiten münden können.

Aber noch geht es Alexander mit den Asthmamedikamenten scheinbar relativ gut. Er ist weitgehend frei von Symptomen und kann sogar wieder Sport treiben. Nur seine Pulsfrequenz ist erhöht, er hat Unruhezustände und kann sich schlecht entspannen. Er versucht sich daran zu gewöhnen, da das allemal leichter zu ertragen ist als Atemnot.

*Erklärtes Ziel der konventionellen Medizin ist es, den Betroffenen ein normales Leben ohne Einschränkungen zu ermöglichen. Im günstigen Fall, wenn die Betroffenen die Behandlung gut vertragen, erhalten die modernen Asthmamedikamente die Illusion, dass alles in Ordnung ist. Zwar hat manche*r ein mulmiges Gefühl, täglich Medikamente nehmen zu müssen. Aber die relativ geringen Nebenwirkungen erleichtern ein Verdrängen der möglichen langfristigen Nebenwirkungen. Die wenigsten kommen auf die Idee, dass Änderungen der Lebensführung, wie der Atmung, die Gesundheit auf natürlichem Weg wiederherstellen könnten.*

Die fiktive Geschichte in unserem Fallbeispiel (ab Seite 31) beschreibt die für unser Gesundheitssystem typische »Asthma-Karriere«. Diese schließt auch ein, dass bronchienerweiternde Asthmamedikamente bei Daueranwendung abhängig machen können, in der Folge im Notfall schlechter wirken und unter ihrer Verwendung zwar geringfügig, aber doch vermehrt Todesfälle auftreten. Dies hat eine große Metastudie gezeigt, in der die zugänglichen relevanten Einzelstudien ausgewertet wurden.[13] Hoffnungsvoll stimmt, dass die Empfehlungen zum Einsatz von langwirkenden bronchienerweiternden Mitteln mit der Asthma-Leitlinie 2020 geändert wurden (Seite 153). Solche Informationen kommen allerdings leider oft nur sehr verzögert in den ärztlichen Praxen an.

Mit der Buteyko-Methode kann der oben beschriebene Teufelskreis durchbrochen werden. Dafür muss unser Beispielpatient allerdings viel Eigenverantwortung und Vertrauen in seine Selbstheilungskräfte aufbringen, um mit den Entmutigungen, die die konventionelle Sicht auf Asthma als unheilbare Krankheit mit sich bringt, zurechtzukommen und trotzdem Eigeninitiative zu ergreifen. Er muss Durchhaltevermögen und Konsequenz zeigen, um die Übungen zu machen, die zu einer Umstimmung seiner Atmung im Alltag führen. Nicht zuletzt muss er Mut aufbringen, um ärztlichen Rat einzuholen und um Unterstützung zu bitten oder um die Praxis zu wechseln, wenn dort die Unterstützung verwehrt wird. Denn in der Praxis muss man ihm Medikamente verschreiben, die das Asthma in der Übergangszeit unter Kontrolle halten können, den Patienten für den Notfall absichern, aber gleichzeitig einer Umstimmung der Atmung nicht im Wege stehen.

Die Anfänge von Asthma Bei den meisten Betroffenen ist dem Asthma bereits eine längere Krankheitsgeschichte vorausgegangen. Viele hatten schon vorher Probleme mit ihrer Nase: Sie litten und leiden unter chronischem und/oder allergischem Schnupfen, zugeschwollener Nase, Verschleimung im Nasen-Rachen-Bereich oder Polypen. Das sind alles Symptome, die die Nasenatmung behindern oder sogar unmöglich machen. Entfernt man die Polypen operativ, entwickeln sie sich meist nach kurzer Zeit erneut. Benutzt man Nasenspray, benötigt man es schon bald in immer kürzeren Abständen und wird abhängig davon. Schnupft man sich häufig aus, bildet sich permanent neuer Schleim oder die Nase schwillt umso stärker zu.

Buteyko deutet auch diese Erscheinungen bereits als Abwehrreaktionen des Körpers gegen das zu viele Atmen, denn sie alle führen dazu, dass der Luftaustausch erschwert wird.

Die meisten Betroffenen mit verstopfter Nase gewöhnen sich nun an, durch den Mund zu atmen. Das ist der Beginn des Etagenwechsels hin zum Asthma. In der Regel wird mit Mundatmung schneller ein- und ausgeatmet, es wird ein größeres Luftvolumen ausgetauscht und es wird eher mit dem oberen Brustkorb geatmet als mit dem Zwerchfell, das heißt, sie leistet der Hyperventilation Vorschub.

Da mit einer solchen Atmung das Zwerchfell kaum mehr benutzt wird, degeneriert dieser größte und wichtigste Atemmuskel, so wie alle Muskeln, die nicht trainiert werden. Die Rückkehr zu einer gesunden Zwerchfellatmung wird dann immer schwerer. Eine solche Entwicklung wird oft durch die Einnahme von Asthmamedikamenten (Kortikoide) noch verschärft, da diese die Muskeln zusätzlich schwächen können.

Mit der Mundatmung wird aber nicht nur die Hyperventilation gefördert, sie belastet auch die Bronchien auf vielfältige andere Weise: Mundatmung trocknet die Bronchien aus und kühlt sie ab. Dies geschieht besonders stark bei kalter Witterung oder wenn wir Sport treiben. Mit der Nasenatmung hingegen befeuchten wir die Luft und wärmen sie an. Aber unsere Nase wirkt nicht nur wie eine Klimaanlage, sondern sie filtert auch die Luft, um unsere Bronchien zu schützen. Mundatmung hingegen lässt die Luft ungefiltert in die Bronchien, sodass Krankheitserreger wie Bakterien, Viren und Pilze sowie Allergene wie Pollen, Hausstaubmilben bzw. deren Exkremente und Pilzsporen ungehindert hineingelangen.

Eine weitere wichtige Schutzfunktion der Nasenatmung ist die Desinfektion. In unseren Nasennebenhöhlen wird ein Gas gebildet, Stickstoffmonoxid (NO), das Keime abtötet bzw. ihre Vermehrung hemmt. Seine Konzentration ist dort um ein Vielfaches höher als in der Lunge. Wenn wir durch die Nase atmen, gelangt dieses Gas mit der Einatmung hinunter in die Lunge und kann auch dort seine Schutzfunktion entfalten. Wenn wir hingegen durch den Mund atmen, lassen wir diesen Schutz ungenutzt und sind damit viel anfälliger für Infekte.

Wenn man also die Anlage für Asthma hat, wird sich unter diesen Belastungen mit hoher Wahrscheinlichkeit auch Asthma entwickeln.

Wie die Buteyko-Methode bei Asthma hilft

Neben einem chronischen Schnupfen ist Asthma das Symptom oder die Krankheit, bei der die Buteyko-Methode meistens den schnellsten und durchschlagendsten Erfolg hat. Eine reduzierte Atmung erzeugt in der Lunge veränderte Gasverhältnisse, die sofort eine Weitung der Bronchien bewirken. Diese Sofortwirkung führt dazu, dass der Bedarf an bronchienerweiternden Asthmamedikamenten in der Regel bereits mit Beginn der Atemübungen sinkt und diese je nach Ausgangsmedikation und Asthmaschweregrad häufig in kurzer Zeit ganz abgesetzt werden können. Sieht man es positiv, so sind deshalb diejenigen mit Asthma als Symptom ihrer Überatmung besonders gut dran, weil sie an ihrer Atemnot sofort erkennen können, wenn sie zu viel atmen. Das ermöglicht ihnen, bereits bei den ersten Anzeichen unmittelbar durch eine Verringerung ihrer Atmung gegenzusteuern.

Mit regelmäßiger Übung machen sich Menschen mit Asthma auch die Langzeitwirkung der Atemübungen zunutze. Unabhängig davon, wodurch das Asthma ausgelöst wird – ob durch Allergien, Stress, Wetter oder sonstiges –, entwickeln sich Symptome im Normalfall immer weniger und auch die Entzündung und Hyperreagibilität (Überempfindlichkeit) der Atemwege nimmt in der Regel mit der Zeit ab.

Chronischer Schnupfen

Chronischer Schnupfen (Rhinitis) ist nicht nur eine lästige Erkrankung, die die Lebensqualität der Betroffenen erheblich mindern kann, sondern oft auch eine Vorstufe zum Asthma. Mehr als ein Drittel der Menschen mit allergisch bedingtem Schnupfen wie Heuschnupfen entwickelt später Asthma. Die Erklärung hierfür liegt auf der Hand: Bei zugeschwollener Nase kann man nur noch durch den Mund atmen. Die Atemluft wird nicht mehr klimatisiert, sie trocknet die Bronchien aus und kühlt sie ab. Staub, Krankheitserreger, Pollen und andere Allergene werden nicht mehr durch die Flimmerhärchen in der Nase herausgefiltert und gelangen ungehindert in die unteren Atemwege. Dort führen sie zu einer Reizung und können hier schließlich zu einer chronischen Entzündung führen, woraus sich Asthma entwickeln kann.

Um diesen Etagenwechsel (von der Nase in die Bronchien) zu verhindern, ist es nötig, die Nase freizuhalten, damit die so wichtige Nasenatmung erhalten bleibt.

Mit der Buteyko-Methode lernt man sehr schnell, seine Nase freizumachen, wenn nicht anatomische Probleme (z. B. schwerere Nasenscheidewandverkrümmungen oder Polypen) die Ursache sind. Die Übungen führen zum Abschwellen der Nasenschleimhaut und dadurch zu einer Verkleinerung der Nasenmuscheln, und wenn man sie einige Zeit einsetzt und seine Atmung damit normalisiert, bewirken sie, dass die Nase gar nicht mehr zuschwillt. Dies gilt unabhängig davon, wodurch die Schwellung verursacht wird, ob durch eine Allergie, eine Erkältung oder durch sonstige Störungen. Trotz der, nach meiner Erfahrung, enorm hohen Wirksamkeit der Buteyko-Methode bei dieser Störung wurde bisher nur eine einzige Ministudie dazu durchgeführt.[14] Aber vielleicht kommt auch niemand auf die Idee, hierzu Untersuchungen anzustellen, weil die Wirkung derartig offensichtlich und für so gut wie jeden auch bei akutem Schnupfen spürbar ist.

Nasennebenhöhlenentzündung

Hat sich aus einem Schnupfen erst einmal eine Entzündung der Nasennebenhöhlen (Sinusitis) entwickelt, kann dies die Nasenatmung weitgehend unmöglich machen. Hinzu kommt, dass der Schleim aus den Nebenhöhlen häufig im Schlaf den Rachen hinunter in die Luftröhre und Bronchien fließt, wo er einen starken Hustenreiz verursachen kann. Wenn Sie unter einer chronischen

Sinusitis leiden, kennen Sie vielleicht das Hochschrecken aus dem Schlaf, bei dem Sie sich mit einem plötzlichen Hustenanfall im Bett sitzend wiederfinden. Solche Hustenanfälle sind sehr oft bei Menschen mit Asthma Auslöser für Asthmaanfälle.

Die konventionelle Medizin sieht in den meisten Fällen eine Behandlung mit Antibiotika und schleimlösenden Medikamenten vor und ganzheitlich ausgerichtete Ärzt*innen empfehlen, viel zu trinken. Letzteres ermöglicht eine Verflüssigung, sodass der Schleim leichter abfließen kann.

Mit den Atemübungen nach Buteyko kann man häufig, wie ich bei vielen meiner Patient*innen und an mir selbst beobachtet habe, den gleichen Effekt wie mit den Medikamenten erzielen: Die Schleimhäute in der Nase und in den Nasennebenhöhlen schwellen ab, Schleim löst sich und kann durch die geweiteten Nasenräume abfließen. Die Nebenhöhlen werden besser belüftet, sodass das Milieu für Bakterien ungünstiger wird und die Entzündung abheilen kann.

In den meisten Fällen erübrigt sich daher die Einnahme von Antibiotika und schleimlösenden Medikamenten, wenn man die Atemübungen einige Tage konsequent durchführt.

Nasenscheidewandverkrümmungen

Nasenscheidewandverkrümmungen können, wenn sie die Nasengänge tatsächlich stark verengen, dazu führen, dass die Betroffenen (zumindest bei Anstrengung) nur mit Mundatmung zurechtkommen. Hier kann ein operativer Eingriff nötig sein, um die Voraussetzung für eine normale Nasenatmung zu schaffen.

In vielen Fällen bessert sich die Situation aber für die Betroffenen nach so einem Eingriff nicht, weil sie sich bereits an die Mundatmung mit ungesundem Atemmuster gewöhnt haben. Bei ihnen war die Nasenscheidewandverkrümmung bereits kombiniert mit einem chronischen Schnupfen. Gelingt es ihnen nach dem Eingriff nicht, ihre Mund- auf Nasenatmung umzustellen, bleibt die Nase zugeschwollen oder schwillt nach kurzer Zeit wieder zu, und sie leiden auch weiterhin unter chronischem Schnupfen.

Stehen Sie vor der Entscheidung, ob Sie sich operieren lassen sollen, überlegen Sie, ob es Situationen gibt, wo Ihre Nase frei ist, z. B. wenn Sie in frischer Luft spazieren gehen, wenn Sie Fahrrad fahren oder Sport treiben oder wenn Sie ein Nasenspray benutzen. Gibt es solche Situationen, kann es auch mit den Buteyko-Übungen ohne Operation gelingen, die Nase freizumachen. Probieren Sie in diesem Fall zunächst, ob nicht bereits die Atemübungen in diesem Buch zu einer Besserung führen, die eine Operation überflüssig macht. Beachten Sie auch die Ausführungen zum Empty-Nose-Syndrom (Seite 37).

Polypen

Für Polypen in der Nase und den Nasennebenhöhlen gilt Ähnliches wie für Nasenscheidewandverkrümmungen. Es können sich bereits so starke Auswüchse und Wucherungen der Schleimhaut gebildet haben, dass eine Operation unumgänglich ist. Hier ist aber zu berücksichtigen, dass Polypen sich sehr häufig immer wieder neu bilden, nachdem sie operativ entfernt wurden. Buteyko hat bei seinen Patient*innen beobachtet, dass sie sich mit reduzierter Atmung zurückbilden können. Auch eine Neubildung ist unwahrscheinlich, wenn gleichzeitig die Atmung in der richtigen Weise umgestellt wird. Buteyko hat daher die Polypenbildung ebenso wie das Zuschwellen und die Verschleimung der Atemwege als Abwehrreaktion des Körpers gegen zu viel Atmen gedeutet. Mit einer Umstimmung der Atmung erübrigt sich diese.

Wenn eine Polypen-Behandlung unumgänglich ist, wird Ihr*e Ärzt*in Ihnen vielleicht auch ein Nasenspray auf Kortisonbasis vorschlagen, ehe sie*er Ihnen zu einer Operation rät. Ein solches Spray kann die Rückbildung von Polypen und den Erfolg mit den Atemübungen sehr unterstützen.

Empty-Nose-Syndrom

Oft höre ich von Patient*innen, dass sie bereits mehrere Nasenoperationen hinter sich haben, ohne eine nachhaltige Besserung ihrer Beschwerden erreicht zu haben. Bei manchen verschlimmern sich die Beschwerden sogar. Bei Nasen-Operationen, die eine Verbesserung der Durchgängigkeit und eine Erleichterung der Nasenatmung zum Ziel haben, werden meistens auch die Nasenmuscheln verkleinert. Diese haben aber, wie jedes Körperorgan, wichtige und zentrale Funktionen. Jeder Eingriff hat hier auch eine Wirkung auf die gesamte Regulation. Wird dabei zu viel Gewebe entfernt, kann es zum Empty-Nose-Syndrom (Leere-Nase-Syndrom) kommen. Während die Betroffenen vor der Operation manchmal nur eine behinderte Nasenatmung hatten, leiden sie danach unter Atemnot, Trockenheit und Schmerzen in der Nase, Schlafproblemen, chronischer Müdigkeit und Depression.[15]

Eine Behinderung der Nasenatmung ist primär fast immer Folge einer, in der konventionellen Medizin leider meistens übersehenen, dysfunktionalen Atmung. Die verstopfte Nase ist zwar unangenehm, macht uns aber auch auf das Problem aufmerksam, sodass wir die Chance haben, selbst etwas zu ändern. Wenn man eine Operation durchführen lässt, ohne auch sein Atemmuster der neuen Anatomie anzupassen, hyperventiliert man nach der Operation sehr oft mehr als vorher. Dann verschärft sich das bereits vorher vorhandene Hyperventilationsproblem. Die meisten vom Empty-Nose-Syndrom Betroffenen hyperventilieren[16], sodass sich ihre Beschwerden bessern können, wenn sie einen Weg finden, trotz der leeren Nase weniger zu atmen.

Wenn Sie vor der Entscheidung stehen, eine Operation vornehmen zu lassen, probieren Sie unbedingt vorher Buteyko-Atemübungen aus. Wenn Sie dann immer noch meinen, dass Sie eine Operation brauchen, lassen Sie diese nur von einem erfahrenen Operateur oder einer Operateurin durchführen, der*die sich gut mit dem Empty-Nose-Syndrom auskennt.

Chronisch obstruktive Lungenerkrankung und Emphysem

Symptome einer Chronisch obstruktiven Lungenerkrankung (COPD = Chronic obstructive pulmonary Disease), auch chronisch obstruktive Bronchitis genannt, sind Husten, Auswurf und Atemnot bei Belastung.

Meistens ist COPD eine Kombination aus chronischer Bronchitis und Lungenemphysem, einer aufgrund eines Umbaus des Gewebes nicht heilbaren Überblähung der Lunge.

Sie kann durch Rauchen (auch Passivrauchen) und andere chemische Belastungen, schwere Bronchitiden oder den Mangel an einem bestimmten Eiweißstoff in der Lunge (dem Alpha-1-Antitrypsin) ausgelöst werden. Eine COPD bzw. ein Emphysem kann sich aber auch in Verbindung mit Asthma entwickeln.

Obwohl COPD bzw. Emphysem als nicht heilbar und fortschreitend angesehen werden, können Betroffene mit der Buteyko-Methode eine Erleichterung ihrer Beschwerden erreichen, ihre Lebensqualität bessern und ein Fortschreiten der Krankheit bremsen oder verhindern.

Besonders die Verschleimung, die bei COPD häufig ein großes Problem darstellt, weil sie den Gasaustausch behindert, bessert sich in der Regel: Schleim löst sich unmittelbar bei den Übungen besser. Langfristig wird meist auch weniger Schleim gebildet. Dies ist ein Grund, warum die Buteyko-Methode auch bei deutlich erniedrigter Sauerstoffsättigung noch hilfreich sein kann, obwohl ja zunächst die Sauerstoffaufnahme noch etwas weiter vermindert wird.

Wenn die Sauerstoffsättigung stark erniedrigt ist, ist ein sehr vorsichtiges Vorgehen erforderlich. Die Übungen dürfen dann ausschließlich über Entspannung gemacht und es dürfen keine verlängerten Atempausen gemacht werden.

Sehr hilfreich ist es, bei den Übungen ein Pulsoxymeter zur Verfügung zu haben, mit dem die Sauerstoffsättigung im Blut kontrolliert werden kann (erhältlich ab ca. 20 Euro). Nur wenn sich diese mit den Übungen erhöht, ist die Anwendung der Buteyko-Methode erlaubt. Sonst ist sie in solchen Fällen kontraindiziert.

Da diese Zusammenhänge für eine fachfremde Person sehr schwer verständlich und beurteilbar sind, sollten Sie, wenn Sie von einer schweren COPD betroffen sind, in jedem Fall ärztlichen Rat einholen und die Buteyko-Methode nicht ohne einen erfahrenen Buteyko-Lehrenden anwenden. Schön wäre, wenn Ihr*e Ärzt*in bereit ist, Sie in ihren Selbsthilfebestrebungen zu unterstützen, z. B. indem sie*er hin und wieder die Blutgaswerte kontrolliert.

Durch ihre Atemprobleme haben sich Menschen mit COPD häufig ein Atemmuster angewöhnt, das zusätzlich ihre Atemlosigkeit verstärkt, besonders wenn sie sich körperlich anstrengen. Mit den Buteyko-Übungen erlernen sie wieder eine dem Bedarf angepasste Atmung, sodass sie auch bei Anstrengung nicht mehr so schnell aus der Puste geraten.

Viele Menschen mit COPD leiden gleichzeitig unter Asthma, bei dem neben der Verschleimung eine reversible Verkrampfung der Bronchien die Atmung behindert. In diesen Fällen können die Betroffenen auch die bronchienerweiternde Sofortwirkung der Buteyko-Atemübungen ausschöpfen.

Personen, die ausschließlich unter COPD ohne asthmatische Komponente leiden, müssen etwas mehr Geduld und Ausdauer aufbringen und brauchen in den meisten Fällen eine intensivere Betreuung durch einen Buteyko-Lehrenden. Lassen Sie sich nicht entmutigen, wenn sich der Erfolg nicht sofort einstellt. Ich war über ein Internetforum längere Zeit mit jemandem mit COPD im Kontakt, der rund um die Uhr Sauerstoff verwendet hatte und dem es gelungen ist, wieder davon loszukommen.

Andere Beschwerden und Zivilisationskrankheiten

Nicht nur Atembeschwerden, sondern auch viele andere Gesundheitsstörungen können Zeichen von Überatmung sein. Menschen mit entsprechenden Atemstörungen leiden unter allen möglichen Symptomen: Kopfschmerzen, geringer Ausdauer, dauernder Müdigkeit, Herzrasen, Bluthochdruck, Angst- und Panikzuständen, Verspannungen, Schwindel, Tinnitus, Kribbeln und Gefühllosigkeit in den Extremitäten, Magen-Darm-Problemen und vielen anderen Beschwerden (Seite 40).

Bei den meisten der oben genannten Störungen ist ein möglicher ursächlicher Zusammenhang mit der Atmung nicht oder kaum untersucht. Aber ihre Begünstigung durch Stress ist bekannt. Wenn Erkrankte lernen, sich besser zu entspannen, gehen auch ihre Beschwerden zurück.

Allerdings reicht Entspannung nun für eine Behebung der Beschwerden meistens nicht mehr aus, da mit ihr allein die eingefahrene Atemgewohnheit und Verstellung des Atemzentrums (Seite 177) nicht rückgängig gemacht werden können. Einfache Entspannung wirkt zwar in die gleiche Richtung wie die Buteyko-Methode, sie beruhigt das vegetative Nervensystem und geht mit einer langsameren, gleichmäßigeren, eher mit dem Zwerchfell getätigten Atmung einher. Entspannung verringert also ebenfalls den Luftaustausch, jedoch nicht so weitgehend wie die Buteyko-Übungen, bei denen noch Luftwunsch zugelassen wird. Es liegt daher nahe und wird durch die Erfahrung bestätigt, dass Beschwerden und Krankheiten, die sich durch Entspannung bessern lassen, deutlich schneller und besser auf die Buteyko-Übungen ansprechen, mit denen sich auch festgefahrene Atemgewohnheiten durchbrechen lassen.

Natürlich können fast alle durch Hyperventilation auslösbaren Symptome (Seite 40) auch andere Ursachen haben. Es ist daher wichtig, ärztlich abklären zu lassen, ob es eine organische Ursache für die Beschwerden gibt, die anders als mit Atemtherapie behandelt werden muss. Trotzdem kann auch bei organischen Ursachen eine verbesserte Atmung die Gesundung unterstützen.

Auch wenn die Wirksamkeit der Buteyko-Methode in westlichen Ländern bis vor Kurzem nur bei Asthma mit medizinischen Studien untersucht wurde, so weisen doch erste Studien zu anderen Krankheiten (Schlafapnoe, Vocal Cord Dysfunction, Dysfunktion der Eustachischen Röhre) und unzählige Erfahrungsberichte von Anwendenden darauf hin, dass viele andere Beschwerden sich mit einer Verminderung bzw. Normalisierung der Atmung bessern können. Viele Einzelhinweise in der medizinischen Literatur zur Hyperventilation stützen dies. Und auch die logische Folgerung aus den grundlegenden Veränderungen, die eine Normalisierung der Blutgase mit sich bringt, lassen eine Wirksamkeit bei vielen anderen Gesundheitsproblemen erwarten.

Mein eigener Fall ist typisch für das generelle Abklingen von Symptomen chronischer Hyperventilation mit den Atemübungen. Anlass für meinen Versuch mit der Buteyko-Methode war meine verstopfte Nase. Der vielfach beschriebenen Wirkung auf Asthma traute ich zunächst überhaupt noch nicht. Sie folgte aber unmittelbar, ebenso wie die Ausheilung der chronischen Nasennebenhöhlenentzündung.

Über einen Zeitraum von ca. drei Jahren verschwanden, sozusagen nebenbei, oder besserten sich alle möglichen weiteren Beschwerden:

- regelmäßig ca. einmal pro Monat auftretende zyklusabhängige Migräne verschwand vollständig
- Menstruationsschmerzen traten nie mehr auf
- nächtlicher Harndrang besserte sich
- durch die Ernährung nicht erklärbare Blähungen besserten sich mit Beginn der Übungen bzw. mit der Umstellung auf Nasenatmung
- Hämorrhoiden verursachten keine akuten Beschwerden mehr
- Ausdauer und nicht durch Schlafmangel erklärbare Müdigkeit besserten sich kontinuierlich
- erhöhte Infektanfälligkeit besserte sich langsam, aber kontinuierlich (Erkältungshäufigkeit früher alle drei Wochen, jetzt nur noch seltene, leichte Anflüge ca. zweimal pro Jahr), die meist innerhalb von 2–3 Tagen wieder verschwinden
- Heuschnupfen, allergische Bindehautentzündung und Druck in der Eustachischen Röhre besserten sich deutlich und kontinuierlich und verschwanden schließlich ganz
- Neurodermitis, Lebensmittelempfindlichkeiten und Kontaktallergien verschwanden innerhalb von drei Jahren vollständig
- Blutdrucknormalisierung fast mit Beginn der Übungen

Beschwerden, ausgelöst durch chronische Hyperventilation.

Beschwerdegruppen	Beschwerden
respiratorische Symptome (Symptome an den Atmungsorganen)	• nicht richtig durchatmen können • einengendes Gefühl im Brustkorb • Zwang, tief zu atmen • Atemnot • unmotiviertes Gähnen • Seufzeratmung • nervöses Hüsteln • trockener Reizhusten
neuromuskuläre Symptome (Symptome an Nervensystem und Muskeln)	• »Ameisenlaufen« • Gefühllosigkeit und Zittern in den Extremitäten • Kribbeln um den Mund • Verkrampfungen der Finger, Zehen, Hände, Füße, Nase, Kinn u.a. • Lähmungen • Muskelschmerzen
zerebrale Symptome (Symptome im Gehirn)	• Benommenheit (»Mattscheibe«, »auf Wolken gehen«) • Kopfschmerzen • Schwindel • Sehstörungen
kardiale Symptome (Symptome am Herzen)	• stechender Schmerz hinter dem Brustbein und links im Brustkorb • dumpfes Druckgefühl im gleichen Bereich • Herzklopfen
gastrointestinale Symptome (Symptome im Magen-Darm-Trakt)	• Oberbauchbeschwerden durch begleitendes Luftschlucken dadurch verursacht: • Aufstoßen • Blähungen • Abgang von Darmgasen • Schluckstörungen
vegetative und psychische Symptome	• Müdigkeit • Konzentrationsstörungen • Vergesslichkeit • Reizbarkeit • Wetterfühligkeit • Schwitzen • Harndrang • kalte Hände und Füße • Angst- und Panikzustände

Diese Beschwerden bessern sich oft durch » Buteyko-Übungen. Tabelle basiert auf Daten aus Hermann und Radvila (1999)[17].

Bei einem Teil dieser Störungen hat Buteyko die Wirkungsursache dem CO_2-Einfluss auf die glatten Muskeln zugeschrieben, die sich in den Wänden der Atemwege und Blutgefäße befinden. Ein CO_2-Mangel führt zur Verkrampfung dieser Muskeln und damit zu einer Verengung von Bronchien (Seite 196). Asthma mit einer spastischen Verengung der Bronchien, Angina pectoris mit einer Verkrampfung der Herzkranzgefäße, Migräne mit einer Gefäßverkrampfung im Kopf, Raynaud-Syndrom mit einer Gefäßverkrampfung in Fingern und Zehen und Hörsturz mit einer Gefäßverengung im Ohr sowie Bluthochdruck können daher durch eine CO_2-steigernde Atmung gebessert werden.

Bei weiteren Gesundheitsstörungen (Angst- und Panikzustände, Restless Leg Syndrom, ADHS) erklärt sich die Hauptwirkung der Atemübungen durch eine Beeinflussung des Nervensystems.

Des Weiteren sind alle Organsysteme betroffen, wenn ihnen durch eine Minderdurchblutung und den Bohr-Effekt (Seite 197) weniger Sauerstoff zur Verfügung steht, sodass der Energiehaushalt gestört ist und sich das Säure-Basen-Gleichgewicht verschiebt. Zu den Krankheiten, deren Entwicklung möglicherweise auf diesem Weg gefördert wird und bei denen dementsprechend bei einer normalisierten Atmung auch wieder eine Besserung oder völlige Beschwerdefreiheit nahe liegt, gehören nach Buteyko z. B. Allergien, Autoimmunkrankheiten, Morbus Crohn, Arthritis, rheumatische Beschwerden, Chronisches Müdigkeitssyndrom, erhöhte Infektanfälligkeit und sogar Diabetes oder Krebs.

Wer sich ausführlich mit den Wirkungsmechanismen beschäftigen möchte, findet im dritten Teil dieses Buches detailliertere Informationen zu den Grundlagen [18] und zum Forschungsstand.

Buteyko hat eine Liste von 200 Symptomen und Krankheiten zusammengestellt, die sich nach seinen Erfahrungen mit seiner Methode bessern lassen. Ich beschränke mich im Folgenden auf die Gesundheitsstörungen und Krankheiten, mit denen häufig Menschen zu mir in die Buteyko-Kurse kommen und bei denen sich positive Wirkungen der Buteyko-Übungen erwarten lassen.

Erhöhte Infektanfälligkeit

Die meisten Menschen mit Atemproblemen leiden auch unter einer erhöhten Infektanfälligkeit. Kaum haben sie sich einigermaßen von einer Erkältung erholt, kündigt sich schon die nächste an, und bei vielen verschlimmern sich dann auch jedes Mal ihre Atemprobleme. Solche Erfahrungen können in Corona-Zeiten besonders ängstigen.

Eine Umstimmung der Atmung, wie sie durch die Buteyko-Methode ermöglicht wird, kann hier auf zwei Wegen helfen: Zum einen bewirkt die konsequente Nasenatmung, die mit der Buteyko-Methode geübt wird, dass die Krankheitserreger bereits in der Nase »weggefangen« und unschädlich gemacht werden und so gar nicht in die unteren Atemwege gelangen. Dies geschieht mechanisch durch das Flimmerepithel und eine Schleimschicht und chemisch durch das in den Nebenhöhlen gebildete Stickstoffmonoxid (NO), das Krankheitserreger hemmt. Zum anderen wird durch eine bedarfsgerechte Atmung auch das Immunsystem gestärkt.

Besonders in Corona-Zeiten kann dies Mut machen: Das NO wird in hohen Konzentrationen besonders in den Nasennebenhöhlen gebildet und bei Nasenatmung durch den Hals in die Lunge hinuntergeatmet, während wir es bei Mundatmung nicht nutzen. Die Konzentration von NO kann durch Summen auf das 15-Fache gesteigert werden.[19] Auch durch Luftanhalten und langsames Atmen wird die NO-Bildung erhöht.[20] Sie kann dann Konzentrationen in Nebenhöhlen und Nase erreichen, die sich in Studien, als Medikament in Form eines Inhalats von außen zugeführt, als wirksam gegen eine Infektion durch SARS- und viele andere Viren erwiesen haben.[21] Neben der Wirkung gegen die Viren verbessert sich auch die Sauerstoffaufnahme in der Lunge erheblich, da NO die Lungengefäße erweitert und die Durchblutung verbessert.[22] In einigen Ländern, z.B. Kanada, wurden bereits Nasensprays gegen Corona-Infektionen auf NO-Basis zugelassen.[23] Weitere Forschungsarbeiten befassen sich mit der Entwicklung von Medikamenten, die NO freisetzen.[24]

Ein paar Vergleichszahlen aus Studien zur Konzentration von NO:

- Lokal in den Nasennebenhöhlen 5–30 ppm[25]
- 10–30 ppm NO in Inhalat beim ersten SARS-CoV-1-Ausbruch wirksam[26]
- in die Lunge hinuntergeatmete Konzentration bei Nasenatmung 0,1 ppm[27]; diese führt schon zu einer besseren Sauerstoffaufnahme

Die Konsequenz ist also klar: Achten Sie unbedingt auf Nasenatmung, um diese großartige Möglichkeit Ihrer Immunabwehr zu nutzen, wenn Sie einer Ansteckungsgefahr ausgesetzt sind oder sich bereits angesteckt haben, und sorgen Sie auch nachts für Nasenatmung (Seite 81).

Allergien und Hautprobleme

Allergien sind hier schon in den Kapiteln über Asthma und chronischen Schupfen als eine der Ursachen zur Sprache gekommen. Sie können sich aber auch in Haut- oder Magen-Darm-Problemen äußern.

Während die unmittelbare bronchienerweiternde und nasenschleimhautabschwellende Wirkung der Buteyko-Übungen bei Allergien in den Atemwegen wahrscheinlich primär mit der Veränderung der Gaszusammensetzung erklärbar ist, wirkt die Veränderung des Atemmusters im Alltag noch auf den folgenden beiden Wegen.

Bei folgenden Beschwerden können Sie davon ausgehen, dass die Buteyko-Methode Ihnen hilft

- bei den in der Tabelle (Seite 40) aufgeführten Beschwerden, wenn keine organische Ursache gefunden wird,
- bei den typischen Zivilisationskrankheiten,
- wenn ohne ersichtlichen Grund Angst- und Panikgefühle auftreten,
- bei ohne ersichtlichen Grund auftretender Atemlosigkeit, Kurzatmigkeit oder Enge im Brustkorb,
- wenn Sie dauerhaft gestresst sind,
- bei Atemmustern (Seite 23), die auf Hyperventilation hinweisen.

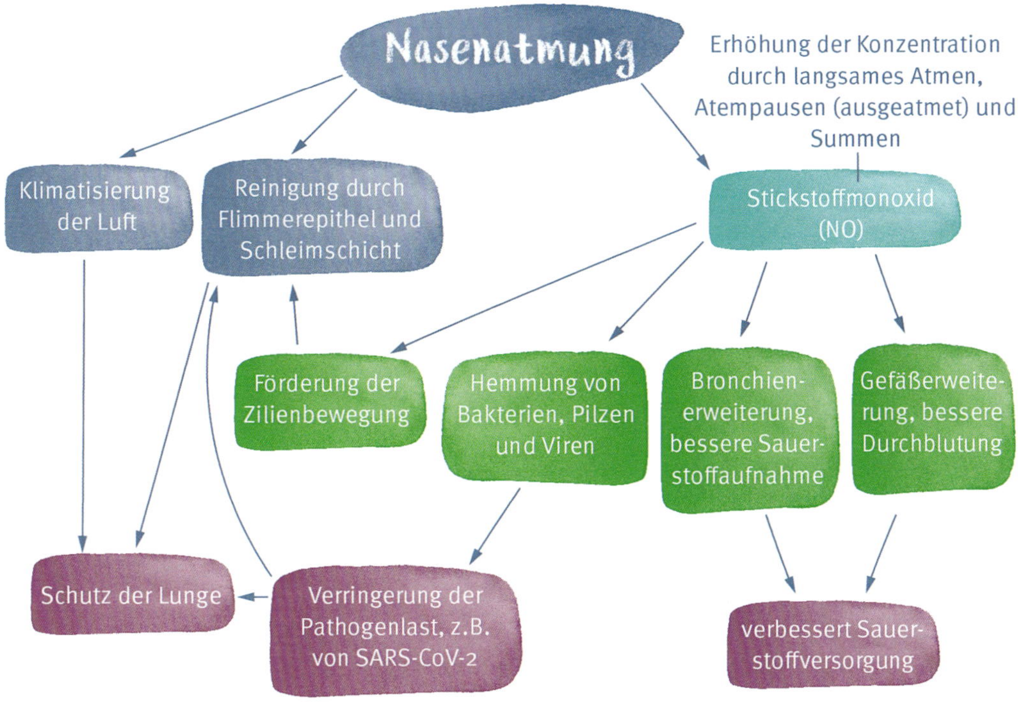

Wie Nasenatmung vor Infektionen (inklusive SARS-CoV-2) und deren Folgen schützt.

Bei Hyperventilation wird mehr Histamin ausgeschüttet[28], ein Stoff, der im Immunsystem bei der Abwehr körperfremder Stoffe eine wichtige Rolle spielt. Bei Menschen mit Allergie ist er für die Allergiesymptome, wie z. B. Nesselsucht (juckende Quaddeln) und Niesreiz, verantwortlich. Er fördert eine Verengung der Bronchien und lokale Entzündungen bei Asthma und reguliert im Magen-Darm-System die Magensäureproduktion und die Darmbewegung.

Wenn wir also über eine Normalisierung der Atmung auch die Histamin-Ausschüttung verringern, können wir darüber auch unsere Allergien bessern, unabhängig davon, ob diese Beschwerden in den Atemwegen, an der Haut oder in unserem Verdauungssystem verursachen.

Des Weiteren hilft eine gesunde Atmung unserem Organismus, das Gleichgewicht in der gesamten Körperphysiologie, die Homöostase, wiederzuerlangen. Damit können sich langfristig auch Allergien bessern oder sogar ganz verschwinden.

Erwähnenswert ist noch, dass man auch bei Hautproblemen wie Neurodermitis, die meistens, aber nicht immer, mit Allergien verbunden ist, von der Buteyko-Methode profitieren kann. Allerdings erfordert dies manchmal einige Geduld, denn die Besserung tritt in der Regel nicht so schnell ein wie bei Atemproblemen, und manchmal kann es vorübergehend in der Umstellungsphase auch zu einer Verschlechterung kommen. Dies liegt möglicherweise daran, dass es mit den Übungen wie bei vielen naturheilkundlichen Methoden zu einer Entgiftung kommen kann und die Haut auch ein Ausscheidungsorgan ist.

Bei der Wirkung der Atmung auf die Haut sind neben der Beeinflussung des Histamins zwei weitere Mechanismen denkbar:

Bei einem höheren CO_2-Gehalt wird die Haut besser durchblutet. Sie wird daher besser mit Sauerstoff und Nährstoffen versorgt und trocknet weniger aus.

Des Weiteren wird beim Atmen ständig relativ trockenere Luft aus der Umgebung aufgenommen und in den Atemwegen befeuchtet wieder ausgeatmet. Allein durch die Atmung wird schon eine beträchtliche Menge an Flüssigkeit verbraucht, im Normalfall in Ruhe bei Nasenatmung ca. 400 ml pro Tag. Wer durch den Mund statt durch die Nase atmet, verliert noch mehr Flüssigkeit. Allein bei Ausatmung durch den Mund wird fast doppelt so viel Wasser abgeatmet wie bei Nasenatmung.[29] Wenn man außerdem noch hyperventiliert, ist der Verlust noch größer. Dieser kann ein Mehrfaches des Normalen erreichen.[30] Wenn dies nicht durch eine erhöhte Flüssigkeitszufuhr ausgeglichen wird, dehydriert man. Auch die Haut leidet darunter. Das erklärt, dass sogar ein Symptom wie trockene Haut, bei dem ein Zusammenhang mit der Atmung zunächst weit hergeholt scheint, durch Hyperventilation verstärkt werden kann.

Bluthochdruck

Hyperventilation erhöht den Blutdruck. Dies ist eine normale Reaktion, die im Rahmen der Kampf- und Fluchtreaktion bei Stress auftritt und sinnvoll ist, nicht aber zur Bewältigung der Belastungen in unserem heutigen Lebensalltag. Die Gefahren liegen in einer Erhöhung des Herzinfarkt- und Schlaganfallrisikos.

In der medizinischen Literatur sind einige Studien zu finden, in denen sich eine Verlangsamung der Atmung zur Blutdrucksenkung bewährt hat. Buteyko selbst hatte einen gefährlich hohen Blutdruck, als er begann, sich mit der Atmung zu beschäftigen. Er erreichte mit seinen Übungen eine Normalisierung seines Blutdrucks und entwickelte die Methode zunächst für diese Anwendung.

Bluthochdruck wird aber auch stark von der Lebensführung beeinflusst und begünstigt durch:

- Stress
- ungünstige Ernährung
- Übergewicht
- mangelnde Bewegung
- Rauchen

Besonders bei dieser Gesundheitsstörung ist daher oft eine Änderung der Lebensführung hilfreich oder nötig, die dann auch eine Veränderung der Atemgewohnheiten erleichtert.

Wer unter Bluthochdruck leidet, muss bei der Auswahl der Atemübungen unbedingt die Kontraindikationen und speziellen Hinweise dazu beachten (Seite 69). Buteyko-Übungen mit Lufthunger können in manchen Fällen zu erhöhtem Stress führen, sodass die Betroffenen mit einer Blutdruckerhöhung statt Blutdrucksenkung reagieren können. In diesen Fällen ist ein sanftes Vorgehen angezeigt, bei dem Entspannung und Stressabbau im Vordergrund stehen müssen.

> **Merke**
>
> Bluthochdruck ist eines der Gesundheitsprobleme, bei denen die Anwendung der Buteyko-Übungen besonders aussichtsreich ist.

Schlafprobleme, Schnarchen und Schlafapnoe

Viele Anwendende der Buteyko-Methode berichten, dass sie bereits mit der Umstellung der Mund- auf Nasenatmung besser schlafen. Daher ist es sehr hilfreich für Menschen mit Schlafproblemen, auch mit Hilfsmitteln sicherzustellen, dass sie nur durch die Nase atmen können (Seite 83). Häufig bessern sich oder verschwinden bereits hierdurch Probleme wie Schlaflosigkeit, wiederholtes Aufwachen mit anschließendem Nicht-wieder-einschlafen-Können, ausgetrockneter Mund, nächtlicher Hustenreiz und Harndrang. Der Schlaf wird allgemein ruhiger, erholsamer und Schlafbedürfnis sowie Müdigkeit am Tag nehmen ab.

Schnarchen Auch wenn es möglich ist, durch die Nase zu schnarchen, atmen die meistens Schnarchenden im Schlaf (und zum Teil auch im Wachzustand) durch den Mund. Zumindest ist das Schnarchen bei Mundatmung in der Regel lauter und damit störender. Bei vielen Betroffenen erledigt sich das Problem oder mindert sich deutlich, wenn sie lernen, konsequent durch die Nase zu atmen. Voraussetzung hierfür ist, die Nase freizuhalten und dafür zu sorgen, dass der Mund auch im Schlaf zugehalten wird.

Schlafapnoe Aus dem anfänglich noch harmlosen Schnarchen entwickelt sich oft eine Schlafapnoe, die den Organismus sehr belasten kann. Sie ist gekennzeichnet durch Atemstillstände. Längere Atempausen während des Schlafs sind bis zu einem gewissen Grad normal. Wenn sie aber häufig in der Nacht vorkommen – pro Stunde durchschnittlich mindestens fünf Atemstillstände (Apnoen) oder Minderbelüftungen (Hypopnoen) über mindestens zehn Sekunden mit einem Abfall der Sauerstoffsättigung um mindestens drei Prozent oder mit einer Weckreaktion (Arousal) –, spricht man von Schlafapnoe.

Hauptprobleme dabei sind der Sauerstoffmangel, die Luftnot, die die Betroffenen ständig weckt, und die dadurch bedingte Tagesmüdigkeit. In der Folge vergrößert sich das Unfallrisiko, das Herz-Kreislauf-System wird stark belastet und das Risiko für Bluthochdruck, Herzrhythmusstörungen, Herzinfarkt und Schlaganfall steigt an. Das starke Schnarchen, mit dem die Schlafapnoe meist einhergeht, belastet zusätzlich die Partner*innen und damit oft auch die Partnerschaften der Betroffenen.

Schlafapnoe kann verschiedene Ursachen haben: Sie kann durch anatomische Ursachen im Nasen-Rachen-Bereich entstehen, die eine Atemwegsverengung im Schlaf bewirken. Das passiert z. B. durch Zufallen der Atemwege, wenn der Betroffene auf dem Rücken schläft und durch den offenen Mund atmet. Es gelingt ihm dann nur mit großer Anstrengung, gegen diesen Widerstand einzuatmen. Diese Form, die in der Regel mit lautem Schnarchen verbunden ist, wird obstruktive Schlafapnoe (OSA) genannt. Sie wird besonders durch eine Erschlaffung der Muskulatur im Nasen-Rachen-Bereich, durch Übergewicht, Alkohol und durch die Schlafposition (Rückenlage) begünstigt (siehe Abb. Seite 47).

Schlafapnoe kann aber auch durch einen über das normale Maß verringerten Atemantrieb im Schlaf bedingt sein und wird dann als zentrale Schlafapnoe (CSA = Central sleep apnea) bezeichnet. Diese Form kann durch organische Störungen, z. B. eine Schädigung des Atemzentrums, hervorgerufen werden, häufig ist eine Ursache aber nicht bekannt und man spricht dann von idiopathischer zentraler Schlafapnoe (ICSA = Idiopathic central sleep apnea). Menschen mit ICSA haben in der Regel eine erhöhte Empfindlichkeit gegenüber CO_2 und atmen auch am Tag mehr als normal.[31] Ein geringer CO_2-Anstieg (z. B. durch eine kleine Atempause) kann dann schon zu einer Instabilität im Atemmuster führen, weil der Betroffene überreagiert und die Atmung stärker intensiviert als jemand, der gegenüber CO_2 weniger empfindlich ist. Die Atmung pendelt zwischen zu viel und zu wenig, also Hyper- und Hypoventilation, hin und her.

Der typische Wechsel zwischen Hyperventilation (zu viel) und Hypoventilation durch Atemaussetzer (zu wenig) vollzieht sich folgendermaßen:[32] Wenn sich während einer Atempause CO_2 anreichert, reagieren die Betroffenen mit verstärktem Atemantrieb, um den CO_2-Pegel umgehend zu senken (Seite 177). Sie hyperventilieren. In einer solchen Phase der heftigen Atmung sinkt der CO_2-Partialdruck wieder ab, und zwar so weit, bis die Schwelle unterschritten wird, an der die Atmung zum Stillstand kommt. Unter dieser Schwelle braucht der Betroffene eine Weile nicht zu atmen, weil dem Atemzentrum der durch CO_2 gegebene Impuls zum Atmen fehlt. Der CO_2-Pegel muss erst wieder deutlich ansteigen, um den nächsten Atemzug auslösen zu können. Da die heftige Hyperventilation den CO_2-Pegel aber sehr stark gesenkt hat, hat der Betroffene lange Zeit, nicht zu atmen – zu lange für eine ausreichende Sauerstoffversorgung. Erst wenn der Sauerstoffmangel sehr groß ist und sich wieder so viel CO_2 angereichert hat, dass sein Pegel die kritische Schwelle überschritten hat, kommt es zum nächsten Atemzug und damit auch gleich wieder zur Hyperventilation (siehe Abb. Seite 48). Das heftige Einatmen geschieht oft mit einem lauten Schnarcher, und der Betroffene wird aus dem Schlaf gerissen.

Häufig liegt eine Mischform zwischen der obstruktiven und zentralen Schlafapnoe vor. Da die Aktivität der Muskeln im Rachen vom Atemantrieb abhängig ist, fördert eine instabile Atemsteuerung, wie sie bei CSA vorliegt, auch die Entwicklung der OSA.[33] Und umgekehrt kann OSA auch CSA fördern. Je nachdem, wie viele Atemaussetzer der einen oder anderen Form im Schlaflabor zugeordnet werden können, wird primär das eine oder andere diagnostiziert. In der konventionellen Medizin wird eine Schlafapnoe in der Regel mit einem CPAP-Gerät (Continous positive Airway Pressure) behandelt, das über eine Maske durch leichten Überdruck das Zusammenfallen der Atemwege und damit die Atemaussetzer verhindert.

Wo kann nun die Buteyko-Methode ansetzen, um Schlafapnoe zu bessern oder zu verhindern? Mit den Buteyko-Übungen lernt man, im Alltag wieder weniger zu atmen, das heißt weniger oder nicht mehr zu hyperventilieren. Man gewöhnt sich wieder an höhere CO_2-Gehalte. Die Überempfindlichkeit gegenüber CO_2, die neben dem Sauerstoffmangel Auslöser für die akuten Hyperventilationsphasen ist, schwindet dadurch, und die Atmung wird stabilisiert.[34]

Zum Einsatz der Buteyko-Methode gegen Schlafstörungen gibt es bereits mindestens

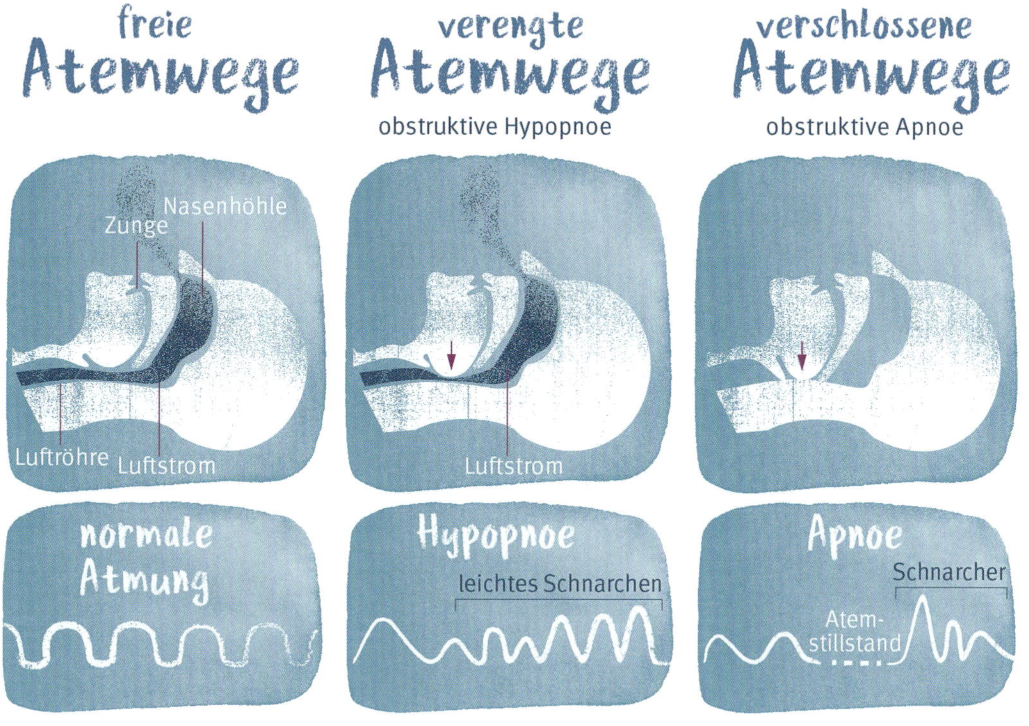

So wirken sich verengte und verschlossene Atemwege auf den Atemfluss aus.

vier englischsprachige Bücher.[35] Vonseiten der Wissenschaft allerdings wurde bisher leider noch sehr wenig publiziert: Zugänglich ist uns nur eine Einzelfallstudie[36] und eine Studie, in der Fragebögen von 15 Buteyko-Lehrenden zu ihren 11 000 Klient*innen ausgewertet wurden[37]. Diese Studie, die sehr positive Ergebnisse brachte, wird aber leider nur als anekdotisch angesehen, da sie erst im Rückblick und nicht nach einheitlichen wissenschaftlichen Kriterien durchgeführt wurde.

Es sind jedoch viele Belege in der medizinischen Literatur für die positive Wirkung von CO_2 bei Schlafapnoe zu finden: So wurde in einer wissenschaftlichen Untersuchung der CO_2-Partialdruck bei Erkrankten mit CSA künstlich auf zwei Wegen erhöht: In einer Gruppe ließ man sie Luft mit einem erhöhten CO_2-Gehalt atmen, in einer anderen vergrößerte man den sogenannten Totraum der Atemwege. In beiden Fällen sank mit dem Anstieg des CO_2-Partialdrucks die Anzahl der Atemaussetzer auf einen unauffälligen Wert. Die zentrale Schlafapnoe konnte also auf diese Weise erfolgreich behandelt werden.[38] Dieser Ansatz wurde seitdem in der medizinischen Forschung in vielen Studien weiterverfolgt[39] und auch für eine häufige Form der obstruktiven Schlafapnoe (OSA) bestätigt.

Zur obstruktiven Schlafapnoe trägt oft auch eine behinderte Nasenatmung bei. Das wurde kürzlich sehr eindrucksvoll in dem

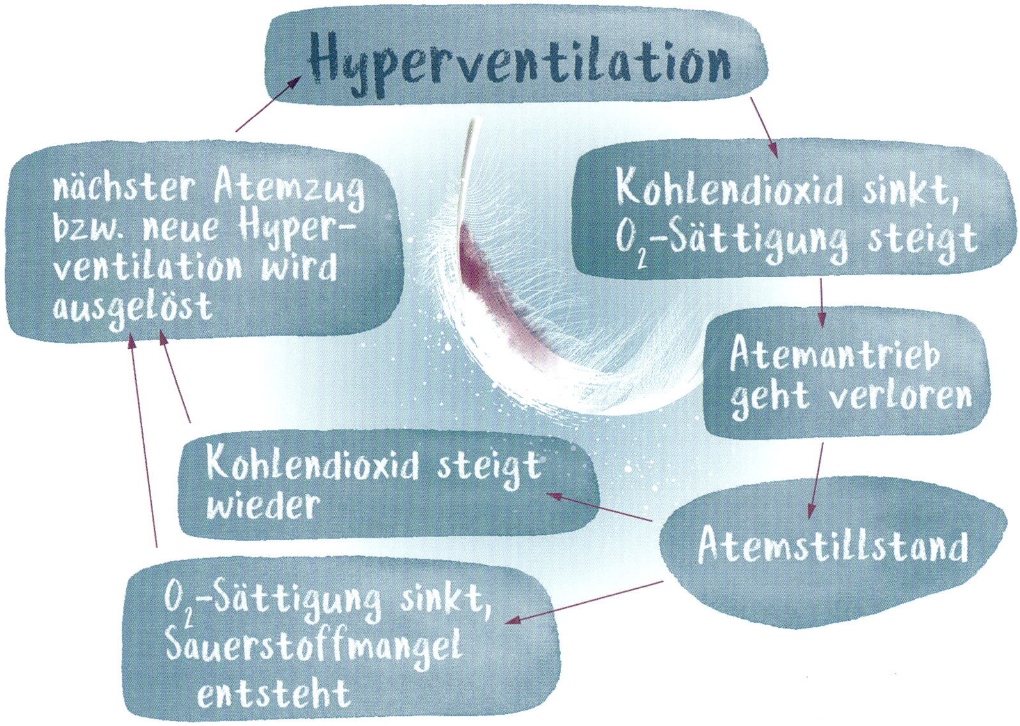

Für Schlafapnoe typischer Teufelskreis zwischen Hyper- und Hypoventilation

Buch »Breath – Atem« (2021) von James Nestor beschrieben, der sich unter medizinischer Begleitung und unzähligen Messungen zusammen mit einem Freund für zehn Tage die Nase hatte verstopfen lassen. Beide entwickelten innerhalb dieser kurzen Zeit Schlafapnoe und Bluthochdruck – Letzteres oft eine Folge der Schlafapnoe.

Buteyko-Übungen helfen, die oberen Atemwege freier zu machen, sodass die Betroffenen leichter durch die Nase atmen können. Maßnahmen wie die Vermeidung der Rückenlage und das Zukleben des Mundes (Seite 84) unterstützen dies und verhindern das Zufallen der Atemwege im Rachenbereich.

Funktionelle somatische Syndrome

In den letzten zwei Jahrzehnten sind zunehmend neue Krankheiten ins Gespräch gekommen, die unter dem Begriff »funktionelle somatische Syndrome« zusammengefasst werden können. Gemeinsam ist ihnen, dass ihre Ursachen unbekannt sind und dass es keine eindeutigen Labortests für ihre Diagnose gibt. Zudem überschneiden sich ihre Symptomspektren weitgehend, sodass sie sich schwer gegeneinander abgrenzen lassen. Zu diesen Syndromen gehören die Fibromyalgie und das Chronische Müdigkeitssyndrom, auch Chronisches Erschöpfungssyndrom (engl.: Chronic Fatigue Syndrome, CFS) genannt. Darunter fallen auch die Myalgische Enzephalomyelitis (ME) und das post-virale Erschöpfungssyndrom

(z. B. nach Epstein-Barr-Virus-Infektion). Die Krankheitsbilder ähneln denen von anderen ungeklärten Krankheiten wie der multiplen Chemikaliensensitivität oder dem posttraumatischen Belastungssyndrom. Es wird viel diskutiert, ob es sich um verschiedene Ausdrucksformen ein und derselben Störung handelt.[40]

Auffällig ist, dass es bei diesen Syndromen viele Entsprechungen zu den Symptomen des chronischen Hyperventilationssyndroms gibt. Obwohl die Ähnlichkeiten eigentlich nicht zu übersehen sind, wird ein Zusammenhang aber selten diskutiert. Dementsprechend wird die Möglichkeit, dass die Atmung als Ursache mitbeteiligt sein könnte, kaum in Erwägung gezogen und nur dann untersucht, wenn gleichzeitig direkte Atemprobleme vorliegen, und das auch nur, wenn Betroffene sich in lungenärztliche Behandlung begeben. Aber selbst dann fällt ein möglicher Zusammenhang mit der Atmung als Ursache kaum auf, da falsche Atemmuster heute so verbreitet sind, dass sie dem Spektrum des »Normalen« und damit »Unbedenklichen« zugeordnet werden. Immer wieder höre ich von Teilnehmenden meiner Kurse, dass ihre Ärzt*innen einen erniedrigten CO_2-Partialdruck um 32 mmHg (Normbereich 35–45 mmHg) als unauffällig bezeichnen, obwohl solche Werte eindeutig Hyperventilation anzeigen (Seite 181).

Es gibt aber eine neue Richtung in der medizinischen Forschung, die einen Zusammenhang der oben genannten Krankheiten untereinander und eine Beteiligung der Atmung erklären könnte. Sie besagt, dass diese Störungen eine Gemeinsamkeit haben. In allen Fällen ist die Konzentration von NO im Körper oder zumindest in bestimmten Körperbereichen erhöht (z. B. bei Asthma in der Lunge). Ursache kann die vermehrte Bildung von NO im Körper z. B. durch Stress oder als Reaktion auf Entzündungen und Infektionen (z. B. Borreliose) sein, aber auch eine vermehrte Aufnahme durch Medikamente oder eine Chemikalienbelastung.

Wie das CO_2 ist auch NO ein sehr wichtiges Gas, das im Organismus viele Funktionen erfüllt und in genau passender Konzentration am richtigen Ort vorhanden sein muss, weil sowohl ein Mangel als auch ein Überschuss schädigend wirken kann. Als positive Wirkung sei hier z. B. seine desinfizierende Wirkung in den Nasennebenhöhlen genannt. NO kann aber auch zu nitrosativem Stress führen, da es als freies Radikal an Entzündungsprozessen sowie einer Fehlfunktion der Mitochondrien (den Kraftwerken der Zellen) beteiligt sein kann. Detailliertere Informationen zu freien Radikalen und NO finden Sie in den Kapiteln »Weniger freie Radikale« (Seite 200) und »Stickstoffmonoxid« (Seite 201).

Vieles spricht dafür, dass die Buteyko-Atemübungen helfen können, neben CO_2 auch NO zu normalisieren. Es wurde z. B. nachgewiesen, dass sich die NO-Konzentration, die in den Atemwegen gebildet wird, mit einer Veränderung des Atemmusters ändert.[41] Möglicherweise normalisieren wir also mit einer Normalisierung der Atmung nicht nur den CO_2-, sondern auch den NO-Haushalt und darüber alle Folgereaktionen.

Da viele vom Chronischen Müdigkeitssyndrom Betroffene Hoffnung in die Buteyko-Methode setzen, soll darauf eingegangen werden. Klinisch klar definiert wurde diese Krankheit erstmals 2003. Seitdem hat es viele Versuche gegeben, Kriterienlisten zur Abgrenzung von den ähnlichen Krankheiten aufzustellen. Das vielleicht wichtigste Kriterium ist neben der chronischen Erschöpfung eine Zustandsverschlechterung nach Belastung mit einer verzögerten Erholungsphase, die mehr als 24 Stunden dauert. Hinzu kommen Schlafstörungen, Schmerzen, neurologische, autonome, neuroendokrine und immunologische Störungen.

In der Buteyko-Praxis hat sich gezeigt, dass Atemübungen mit stärkerem Lufthunger (z. B. verlängerte Atempausen) beim Chronischen Müdigkeitssyndrom oft nicht zum Erfolg führen. Ähnlich wie andere Anstrengungen führen sie gegebenenfalls schnell zur Erschöpfung. Wenn die normalen Übungen als zu anstrengend empfunden werden, wird daher empfohlen, die Buteyko-Übungen in einer sanften Form und ohne verlängerte Pausen durchzuführen und wenn Kontrollpausen schwerfallen, sogar diese wegzulassen (Seite 91).

Beim echten Chronischen Müdigkeitssyndrom sind keine so schnellen Erfolge mit der Buteyko-Methode zu erwarten wie bei Atemproblemen. Man muss Geduld und Ausdauer für die Übungen aufbringen und sollte möglichst auch einen erfahrenen Buteyko-Lehrenden zurate ziehen. Dann kann die Durchführung der Atemübungen aber, wie Erfahrungsberichte zeigen, sehr wohl entscheidend zur Besserung oder Gesundung beitragen, wenn auch je nach den Ursachen manchmal noch andere Maßnahmen (z. B. Entgiftung, Ernährungsumstellung, Stressbewältigung) nötig sind.

Zu meinen Kursen kommen oft Menschen, die davon überzeugt sind, unter Chronischem Müdigkeitssyndrom zu leiden, ohne dass die Diagnose entsprechend den oben genannten Kriterien von einem Spezialisten bestätigt wurde. Nichtsdestotrotz fühlen sie sich ständig müde und abgeschlagen und den Anforderungen ihres täglichen Lebens nur unter größten Anstrengungen gewachsen. In dieser Gruppe berichten viele, dass sie mit der Umstimmung ihrer Atmung deutliche Verbesserungen erreicht haben, dass ihre Ausdauer und Leistungsfähigkeit zugenommen haben und ihr Schlafbedürfnis abgenommen hat.

Unabhängig davon, ob es sich also um eine einfache chronische Müdigkeit oder das echte Chronische Müdigkeitssyndrom handelt, lohnt sich demnach ein Versuch mit der Buteyko-Methode.

Long-Covid- oder Post-Covid-Syndrom

Obwohl Long Covid bisher in seinem Symptomenspektrum nicht von den oben beschriebenen funktionellen Syndromen abzugrenzen, sondern bei den postviralen Müdigkeitssyndromen einzuordnen ist, soll es hier wegen seiner hohen Aktualität gesondert behandelt werden.

Bisher konnte man sich noch nicht auf eine einheitliche Definition und Abgrenzung zwischen auslaufenden Krankheitssymptomen und dauerhafteren Folgeerscheinungen einigen. Trotz intensiver medizinischer Forschungstätigkeit – die medizinische Literaturdatenbank Pubmed zählt bereits Ende 2021 weit über 800 Veröffentlichungen zu Long Covid – gibt es keine eindeutigen Erklärungen über die Entstehung. Es ist naheliegend, dass Menschen, die auf der Intensivstation beatmet wurden, langandauernde oder auch Dauerbeschwerden haben. Bei diesen zeigen sich auch organmedizinische Ursachen, die die Beschwerden mindestens zum Teil erklären können.

Anders ist das jedoch bei Menschen oft auch jüngeren Alters, die nur einen leichten bis mittelschweren Krankheitsverlauf hatten. Bei manchen von ihnen sind zwar auch leichte körperliche Veränderungen messbar, diese können die Beschwerden aber sehr häufig nicht erklären, zumal sie sich im Laufe der Zeit bessern und schließlich ausheilen.[42]

Die häufigsten Symptome, die nach einer Covid-Infektion länger andauern können, sind Atemnot und Erschöpfung, besonders nach Anstrengung. Des Weiteren werden Schmerzen im Brustkorb, Aufmerksamkeitsstörungen, Hirnnebel, Kopfschmerzen, Muskelschwäche, Muskel- und Gelenkschmerzen, Husten, Schwindel bis hin zu Ohnmacht bei Anstrengung, Herzklopfen und gelegentlich Schlafstörungen genannt.

Interessant ist in diesem Zusammenhang, dass ebenfalls andere respiratorische Infekte zu entsprechenden Beschwerden führen können. So hat eine vergleichende Untersuchung von Kinderkohorten mit entsprechenden Anfangssymptomen und mit positivem Testergebnis (1734 Kinder) und ohne positives Testergebnis (15 597 Kinder) gezeigt, dass länger andauernde Beschwerden in beiden Fällen auftreten können. Sie sind aber selten (4,4 Prozent bei SARS-CoV-2-positiven Kindern gegenüber 0,9 Prozent in der Gruppe mit anderen Ursachen). In der testnegativen Gruppe litten die Kinder jedoch sowohl am Anfang des Infektes als auch noch nach 28 Tagen unter einer größeren Symptomlast als die Kinder mit positivem SARS-CoV-2-Testergebnis. Letztere hatten zu einem Anteil von 1,8 Prozent länger (auch nach zwei Monaten) aber leichtere Beschwerden.[43]

Auffallend ist, dass alle häufigen Symptome von Long Covid auch beim chronischen Hyperventilationssyndrom auftreten. Daher wurden einige Studien durchgeführt, in denen Long-Covid-Erkrankte auf Hyperventilation untersucht wurden. Ergebnis dieser Studien war, dass tatsächlich ein großer Anteil, nämlich 34 Prozent, von den untersuchten Personen eindeutig überatmete[44] – zumindest im Zusammenhang mit körperlicher Anstrengung[45]. Eine Rehabilitation mit Sport und Krafttraining sowie Atemübungen führten zur Besserung.[46]

Hyperventilation wird häufig in der psychologischen Literatur als Symptom einer Angststörung betrachtet oder sogar damit gleichgesetzt. Angst führt zu einem großen Anteil zu Hyperventilation. Angststörungen haben in der Zeit der Corona-Pandemie in immensem Ausmaß zugenommen. Und diese wahrgenommenen Fälle sind nur die Spitze des Eisbergs.

Sehr viele Menschen haben Angst vor einer Ansteckung. Fast alle befinden sich mehr oder weniger in einem Dauerzustand von Angst, auch wenn viele Menschen sich mit der Impfung zeitweise beruhigen konnten. Andere haben Angst vor der Impfung und Existenzverlust, wenn sie sich nicht impfen lassen, und wieder andere davor, ihre Freiheiten zu verlieren. Und manche ängstigen sich aus allen drei Gründen. So gut wie alle befinden sich in einem Zustand der Daueranspannung. Gleichzeitig gibt es kaum Möglichkeiten, durch Sport, Tanzen, Singen und kulturelle Veranstaltungen diese Spannung abzubauen. Depression und Burn-out haben extrem zugenommen bei fehlenden Möglichkeiten für Therapien. Wir befinden uns somit in einem extremen Stresszustand, der sich immer auch auf die Atmung auswirkt und zu chronischer Hyperventilation führen kann, mit allen Konsequenzen, die in diesem

Buch beschrieben werden. Auch das Maskentragen kann Hyperventilation begünstigen (Seite 131). Allein diese Grundbedingungen können bereits ohne eine Corona-Infektion zu Symptomen führen, die denen von Long Covid ähneln und zum Teil sogar gleichen. Für dieses Problem haben sich die Begriffe »Long-Lockdown-Syndrom« oder »Post-Lockdown-Syndrom« etabliert und erste Studien werden dazu durchgeführt.

Wer in einer solchen Ausgangssituation ein positives Testergebnis erhält, kann der verdrängten zugrunde liegenden Todesangst eventuell nicht mehr ausweichen. Für viele kommt die Diagnose einer massiven tödlichen Bedrohung gleich. Zudem werden die Betroffenen noch von den nahen und vertrauten Menschen isoliert, die wiederum hin- und hergerissen sind zwischen den Ängsten um die Infizierten und dem Gefühl, kaum eine Stütze sein können. Dies ist psychologisch gesehen die Ausgangssituation, wenn sich jemand infiziert, und kann nicht ohne Folgen für den Krankheitsverlauf bleiben.

In der symptomatischen Zeit leiden die meisten Betroffenen unter den üblichen Symptomen eines Atemwegsinfektes, manche mit Atemnot. Wenn diese körperlichen Symptome und die Überatmung aufgrund der eventuell schon vorbestehenden Angstsituation zusammenkommen, kann die entsprechende Atmung leicht auch nach Abklingen der akuten Symptome bestehen bleiben und auf diesem Weg Long Covid begünstigen.

Was können wir nun tun, um uns bei einer Infektion vor einem schweren Verlauf und Long Covid zu schützen? Wenn Hyperventilation den Verlauf einer Infektion verschlimmern und die Entwicklung von Long Covid fördern kann, ist es naheliegend, dieser mit einer bewussten Atmung und Atemübungen mindestens ab einem positiven Corona-Testergebnis vorzubeugen und dies auch während der gesamten Krankheitszeit beizubehalten (siehe Kasten rechts).

Angst- und Panikzustände sowie Depression

Die Psyche und speziell Emotionen drücken sich unter anderem unmittelbar über das Atemmuster aus. Psychische Erregungszustände oder eine Dauererregung, z. B. verursacht durch Traumata, können zu anfallsartig auftretender akuter oder chronischer Hyperventilation führen. Ist dies der Fall, kann die Buteyko-Methode allein manchmal nur begrenzt helfen. Vielmehr ist in solchen Fällen primär oder parallel eine psychotherapeutische Behandlung angezeigt. Andererseits können, auch wenn die Psychotherapie erfolgreich ist, die Atemprobleme weiterhin bestehen bleiben, weil sich ein Stressatemmuster eingeschlichen hat. Oft ist es daher unumgänglich, auch gezielt an der Atmung zu arbeiten. Mit der Buteyko-Methode, ergänzend zur Psychotherapie eingesetzt, kann dann der Gewöhnungseffekt durchbrochen werden.

Manchmal verhilft jedoch auch der primäre Einsatz der Buteyko-Methode dazu, dass man sich leichter seinen Problemen stellen kann und über die Beschäftigung mit der Atmung Zugang zu seinem Inneren und einer Lösung findet.

Angst und Panikzustände können sowohl Ursache oder Auslöser als auch Folge von Hyperventilation sein und sind damit häufig Teil eines Teufelskreises: Angst löst Hyperventilation aus, diese erzeugt beängstigende

Wie können Sie Long Covid vorbeugen oder die Ausheilung unterstützen?[47]

Alle folgenden Empfehlungen werden im zweiten Teil dieses Buches vertieft erklärt:

- Sorgen Sie für Entspannung, setzen Sie sich, soweit es in Ihren Möglichkeiten steht, nur Einflüssen aus, die Ihnen guttun (Medienkarenz, Ruhe, Entspannungsmusik usw.).
- Achten Sie konsequent auf die Nasenatmung.
- Kleben Sie sich zum Schlafen den Mund zu.
- Atmen Sie mit dem Zwerchfell.
- Atmen Sie langsam und lassen Sie die Ausatmung passiv geschehen, sodass danach eine kleine Atemruhe entsteht. Entspannen Sie sich in diese Pause hinein.
- Atmen Sie sanft und immer nur gerade so viel wie nötig.
- Wenn es Ihr Zustand erlaubt, konzentrieren Sie sich z. B. einmal pro Stunde einige Minuten lang auf Ihre Atmung und machen diese so sanft wie möglich, lassen Sie dabei etwas »Luftappetit« (eine milde Form von Lufthunger) entstehen.
- Summen Sie, jedoch ohne Druck, indem Sie die Luft mit einem Ton entweichen lassen. Wählen Sie dabei eine Tonlage, die Ihre Nasennebenhöhlen zum Vibrieren bringt.
- Vermeiden Sie Husten, und wenn es unvermeidbar ist, husten Sie gegen die geschlossenen Lippen.
- Trinken Sie ausreichend Wasser oder Tee und versorgen Sie sich gut mit Vitamin C und D, Zink und Selen (Seite 144).

Symptome, die die Angst noch steigern und wiederum die Hyperventilation verstärken. Da aber Angst- und Panikzustände sowie Hyperventilation nicht bei allen Betroffenen gemeinsam, sondern jeweils auch allein vorkommen können, ist ein Zusammenhang in der Schulmedizin bzw. Psychiatrie umstritten. So erzeugt ein Hyperventilationstest, bei dem die Betroffenen versuchsweise tief und schnell atmen, um zu überprüfen, ob die Symptome dadurch reproduziert werden können, zwar bei vielen Angst, aber nicht bei allen. Und umgekehrt erlebt ein Teil der Betroffenen Angst- und Panikzustände ohne offensichtliche Hyperventilation.

Hier stellt sich aber die Frage, wo die Grenze zur Hyperventilation zu ziehen ist. Forschungsergebnisse[48] haben gezeigt, dass diese Grenze bei verschiedenen Menschen sehr unterschiedlich sein kann. Der gleiche Grad an Hyperventilation, der durch einen bestimmten CO_2-Partialdruck gekennzeichnet ist, bewirkt bei manchen angstanfälligen Menschen eine erhebliche Gefäßverengung und starke Panik, während er bei anderen kaum diese Symptome erzeugt. Auch können Menschen, die scheinbar einen normalen CO_2-Partialdruck im Blut haben und demnach nicht hyperventilieren, ihren Zustand häufig bessern, wenn sie weniger atmen und ihren CO_2-Partialdruck dadurch erhöhen.

In den medizinischen Untersuchungen geht es meistens um die offensichtliche akute

Hyperventilation. Diese ist aber nur die sichtbare Spitze des Eisbergs. Und wenn man nur hin und wieder akut hyperventiliert und sich die Atmung nach einem solchen Hyperventilationsanfall wieder normalisiert, wird der Organismus leicht damit fertig und der Anfall bleibt ohne Folgen.

Problematisch ist die versteckte chronische Form, bei der ständig etwas zu viel geatmet wird. Der CO_2-Wert ist zwar niedrig, aber vielleicht gerade eben noch an der Grenze zum Normbereich, der heute sehr breit angesetzt wird. Dieser und der pH-Wert, der vollkommen normal ist, täuschen vor, dass alles in Ordnung ist, weil unser Organismus die negativen Auswirkungen wie ein Ungleichgewicht im Säure-Basen-Haushalt noch ausgleichen kann. Es wird davon ausgegangen, dass die Transport- und Speicherform von CO_2 im Blut, das Bicarbonat, hierfür entscheidend ist(Seite 191 und 193). Der Ausgleich gelingt aber nur gerade eben und es bedarf dann nur noch sehr geringfügiger Auslöser, bis eine Schwelle überschritten wird, wo das System zusammenbricht. Ein solcher labiler Zustand ist weniger am absoluten CO_2-Partialdruck erkennbar als an der Dauer, bis sich dieser nach einer Erniedrigung durch eine kurze Hyperventilation wieder auf das Ausgangsniveau erhöht.[49] Leider werden in der medizinischen Diagnostik und Forschung, wenn überhaupt, dann nur Momentaufnahmen des CO_2-Partialdrucks gemacht und nicht die Entwicklung beobachtet, ohne die chronische Hyperventilation leider kaum erkennbar ist.

Menschen, die chronisch hyperventilieren, erleben ihre erste Panikattacke oft nach einem besonderen Stressereignis, z. B. einer Krankheit, einer Operation oder einem Unfall, später jedoch scheinbar ohne Grund. Panikattacken können dann wie aus heiterem Himmel aufgrund geringster Auslöser auftreten. Oft ist den Betroffenen weder der Auslöser noch die Beteiligung ihrer Atmung bewusst. Häufig machen sich auch erst Symptome wie Enge im Brustkorb mit Atemnot, Schwindel und/oder Herzrasen bemerkbar, erscheinen den Betroffenen lebensbedrohlich und steigern eine anfängliche vielleicht noch nur leichte oder sogar völlig unbewusste Angst in eine regelrechte Panikattacke. Wenn man einmal durch Hyperventilation über die kritische Schwelle geraten ist und sich die Überatmung etabliert, bedarf es nicht viel an Mehratmung. Es reicht dann eine Überatmung von nur 10 Prozent oder ein gelegentlicher Seufzer, um das Problem chronisch werden zu lassen.[50] Damit lässt sich auch erklären, warum die Symptome so plötzlich und scheinbar ohne Grund auftreten.

Psychische Auslöser für Hyperventilation sowie Angst- und Panikanfälle sind bekannt. Aber solche Anfälle können durch jede Form von Stress auch rein körperlicher Art verursacht werden: z. B. durch körperliche Überanstrengung, schweres oder unverträgliches Essen, Hitze, Mundatmung im Schlaf oder sonstige Belastungen (Seite 185).

Der Weg aus dem Teufelskreis kann hier über eine bewusste Veränderung der Atmung führen. Der Gewöhnungseffekt muss überwunden werden. Eine Reduktion des Luftaustausches im Alltag auf den tatsächlichen Bedarf ist nötig. Wenn man sich einen größeren Sicherheitsabstand oder eine größere Pufferzone zu der Schwelle verschafft, ab der Beschwerden auftreten, kann man sich eher kurzfristige Extrembelastungen erlauben.

Bei vielen von Angst und Panikzuständen betroffenen Menschen bessern sich oder verschwinden die Beschwerden mit den Erkenntnissen um deren Ursachen und mit den Buteyko-Atemübungen ohne besondere Probleme. Eine Verbesserung der Selbstwahrnehmung mit den Übungen führt auch dazu, dass in kritischen Situationen frühzeitig gegengesteuert werden kann, bevor die Atmung außer Kontrolle zu geraten beginnt.

Leider erfolgt die Besserung aber nicht bei allen Betroffenen so problemlos, denn manchmal können die Atemübungen in der Anfangszeit der Atemumstellung genau die Symptome auslösen, die man damit loszuwerden hofft: Auf die bewusste Beobachtung der eigenen Atmung oder sogar einfach auf Entspannung reagieren die Betroffenen gegebenenfalls zunächst mit verstärkter Angst. So wurde in mehreren medizinischen Untersuchungen festgestellt, dass Menschen mit Angst und Panikzuständen oft besonders empfindlich gegenüber sich erhöhenden CO_2-Werten sind.[51] Wenn sie die Luft anhalten und das CO_2 steigt, reagieren sie stärker als normal mit Angst oder Panik. Das, was also bei den Buteyko-Übungen gewollt ist und wozu man sie anwendet, nämlich die Erhöhung des CO_2-Partialdrucks, kann in einer Übergangszeit zu einer Verschlimmerung der Beschwerden führen. Trotzdem ist die Anwendung der Buteyko-Methode der richtige Weg, denn sie behebt das zugrunde liegende Problem, indem sie die Empfindlichkeit gegenüber CO_2 verringert. Aber in einem solchen Fall ist der Einstieg in die Übungen schwierig, und es stellt sich die Frage, wie man unter solchen Bedingungen die atemvermindernden Übungen überhaupt machen kann. Vier Dinge sind dabei besonders zu beachten, um einen Erfolg zu ermöglichen:

- Zum Ersten ist das Wissen um die Zusammenhänge wichtig. Wer sicher weiß, dass seine Beschwerden nicht auf einer schlimmen Krankheit beruhen und dass eine Atemreduktion die Sauerstoffversorgung eher verbessert als verschlechtert, bei dem entfällt dieser psychologische Angstverstärker, der im Normalfall immer mit dabei ist.
- Das Atemzentrum zeigt während einer Anstrengung eine erhöhte Toleranz gegenüber CO_2. Körperliche Bewegung lenkt zudem ab. Menschen, die von Angst- und Panikzuständen betroffen sind, können die Atemübungen daher meistens ohne Probleme in Verbindung mit Sport machen.
- Bei Atemübungen in Ruhe hilft ein sehr sanftes Üben über reine Entspannung, bei der höchstens »Luftappetit« statt »Luftwunsch« zugelassen wird. Auch das allein führt schon zu einer Erhöhung des CO_2-Levels.
- Wenn diejenigen, bei denen die Beobachtung der eigenen Atmung bereits Angst auslöst, nun noch Übungen wählen, bei denen die Atmung nicht direkt beobachtet, kontrolliert und vermindert wird, sondern indirekt durch Orientierung an den Auswirkungen (Seite 118), bestehen gute Aussichten, aus dem Teufelskreis aus Stress, Angst und Hyperventilation auszubrechen.

Eine Depression tritt häufig in Kombination mit Ängsten auf und wird, wie diese, als Ursache und Folge von Hyperventilation genannt.[52] Die Asthmatikerin Gemma Gracewood schreibt z. B. im Buch von Bradley[53], nachdem sie in einer Atemtherapie gelernt hat, nicht mehr zu hyperventilieren: »Ich bemerke weitere Verbesserungen in meinem Leben: Ich schlafe gut, treibe regelmäßig

Sport, habe keine Depression mehr, ein gesteigertes Selbstvertrauen und rundum ein Gefühl von Glück und Wohlbefinden – alles die direkte Folge einer verbesserten Atmung.«

Es ist unklar, inwieweit die physiologischen Vorgänge bei Hyperventilation zur Entwicklung von Depression beitragen. Aber es ist unmittelbar einleuchtend, dass die desolate Lage von Menschen mit chronischem Hyperventilations-Syndrom mit all ihren ungeklärten Gesundheitsproblemen, dem ihnen entgegengebrachten Unverständnis, den Zukunftsängsten und der mangelnden Perspektive Depression erzeugen oder zumindest verstärken kann.

Ich rate allen, die unter Angst- und Panikzuständen und/oder Depression leiden, neben einer Psychotherapie auch die Buteyko-Methode auszuprobieren, aber sich dabei von einem erfahrenen Buteyko-Lehrenden begleiten zu lassen.

Migräne, Kopfschmerzen, Konzentrationsstörungen, Schwindel

Wer die Buteyko-Übungen anwendet, bemerkt oft schon zu Beginn, dass sich kalte Hände und Füße angenehm erwärmen, weil sich dort die Durchblutung verbessert. Ähnlich ist es mit dem Kopf. Bekannt ist, dass die Durchblutung des Gehirns durch Hyperventilation um bis zu 40 oder sogar 50 Prozent gedrosselt werden kann. Gewinnbringend ist dies z. B. bei Operationen am Gehirn, da sein Volumen dann schrumpft. Dies wird in der Neurochirurgie gezielt eingesetzt.[54]

Im Normalfall kann dies aber heftigste Symptome auslösen. Ursache hierfür ist wieder der Mangel an CO_2, der zu einer Verspannung der glatten, die Weite von Blutgefäßen bestimmenden Muskeln führt. Wird mit der Überatmung also zu viel CO_2 abgeatmet, verengen sich die Gefäße und es kommt zu Druckveränderungen im Kopf, die den Kopfschmerz auslösen können. Die Gefäßverengung erklärt auch Symptome wie Schwindel, Konzentrationsstörungen, Mattscheibe, Müdigkeit und Vergesslichkeit, da sie zu einer verminderten Durchblutung und damit zu einem Sauerstoffmangel im Gehirn führt.

Die Buteyko-Übungen können hier Abhilfe schaffen, indem sie für eine Entkrampfung der glatten Muskeln sorgen und so die Durchblutung des Gehirns normalisieren.

Allerdings ist zu beachten, dass durch die ersten Buteyko-Übungen auch manchmal Kopfschmerzen ausgelöst werden. Dies ist aber ein Anfangsproblem, das in der Regel schnell wieder verschwindet. Um sich nicht entmutigen zu lassen und entsprechend gegensteuern zu können, ist es wichtig zu wissen, wodurch sie zustande kommen können. Meistens handelt es sich um Spannungskopfschmerzen. Da die Atemübungen noch ungewohnt sind, versucht man alles richtig zu machen und verspannt sich dabei. Wer z. B. versucht, seine Mund- auf Nasenatmung umzustellen und den Mund immer geschlossen zu halten, verkrampft gegebenenfalls seine Kiefer. Nackenverspannungen treten oft auf, wenn man nicht die richtige Sitzposition findet. Das passiert auch, wenn man die Atmung zu stark und mit Zwang reduziert anstatt über eine Entspannung der Atemmuskeln. Dabei können Verspannungen auftreten, die mit Kopfschmerzen einhergehen.

Migräne ist charakterisiert durch starke pulsierende Kopfschmerzanfälle, die mit Übelkeit, Erbrechen, Licht- und Geräuschempfindlichkeit einhergehen. Über die Ursachen wird immer noch gerätselt, da es viele unterschiedliche Auslöser gibt. Wie auch bei Asthma wird z. B. vermutet, dass NO eine Rolle spielt[55], da es in beiden Fällen erhöht ist und ebenso wie CO_2 gefäßerweiternd wirkt. Auch eine Beteiligung von Entzündungsprozessen wird vermutet. Oft tritt Migräne mit der Entspannung nach einer Stressphase auf, und zwar dann, wenn sich die Gefäße erweitern und der Druck im Schädel zunimmt. Es kann aber auch umgekehrt sein. Eine mögliche Erklärung ist, dass die Druckänderungen sowohl in der einen als auch in der anderen Richtung die Schmerzen verursachen: wenn in der Stressphase hyperventiliert wird, verengen sich die Gefäße, in der anschließenden Entspannungsphase kommt es zu einer Gefäßerweiterung.[56]

Wenn man seine Atmung im Alltag umstellt, kommt es nicht mehr zu diesen starken Schwankungen. Damit können, wie ich häufig bei Teilnehmenden meiner Kurse ebenso wie bei mir selbst erlebt habe, auch die Kopfschmerzattacken verschwinden. Hierzu mag auch beitragen, dass man mit den Buteyko-Übungen eher wahrnimmt, wenn man in Stress und Überatmung verfällt. So kann man frühzeitig gegensteuern.

Hörsturz und Tinnitus

Ein Hörsturz äußert sich durch einen plötzlichen Hörverlust. Nach der aktuellen Leitlinie der medizinischen Fachgesellschaften (2014–2019)[57] ist die Ursache immer noch nicht bekannt, sodass es keine kausale Behandlung gibt. Es liegt aber nahe, dass eine akute Durchblutungsstörung im Innenohr beteiligt ist, die dazu führt, dass die Sauerstoffzufuhr zu den feinen Haarzellen vermindert oder gestoppt wird. Häufig wird Stress als Auslöser dafür verantwortlich gemacht. Aber auch Virusinfekte, Funktionsstörungen der Nervenbahnen des Innenohres oder Störungen im Immunsystem können dazu führen.

Tinnitus kann eine Begleiterscheinung des Hörsturzes oder durch Stress ausgelöst sein und in diesem Fall auch auf einer Durchblutungsstörung beruhen. Er kann aber auch sehr viele andere Ursachen haben und erfordert daher eine sehr genaue Diagnostik.

Hörsturz wird, wenn er nicht innerhalb kurzer Zeit von allein verschwindet, in der Regel mit Kortison zur Entzündungshemmung behandelt. Das wird auch bei Tinnitus gemacht, wenn eine Entzündung als Ursache vermutet wird. Je nach vermuteter Ursache werden aber zusätzlich andere Behandlungsmaßnahmen eingesetzt.

Da die Buteyko-Übungen Entspannung in die Atmung bringen und über ihre Wirkung auf die glatte Muskulatur die Eng- bzw. Weitstellung der Gefäße beeinflussen, liegt es nahe, dass sie auch eine Wirkung auf die Durchblutung im Innenohr haben. So können sie Hörsturz und Tinnitus günstig beeinflussen. Allerdings verselbstständigt sich ein Tinnitus oft in der Weise, dass er nach einer gewissen Gewöhnungszeit bestehen

Merke

Die Erfolgsaussichten, mit der Buteyko-Methode einen Tinnitus wieder loszuwerden, sind umso günstiger, je früher man mit den Übungen beginnt.

bleibt, auch wenn die ursprüngliche Ursache behoben ist.

Raynaud-Syndrom

Beim Raynaud-Syndrom (Morbus Raynaud) kommt es durch Verkrampfungen in den Muskeln der Gefäßwände anfallsweise zu einer Verengung der Arterien und dadurch zu Durchblutungsstörungen in Fingern und Zehen. Manchmal sind auch Nase und Ohren betroffen. Meist treten drei Phasen auf: Zuerst sind die Finger oder Zehen blass, dann aufgrund des Sauerstoffmangels bläulich und schließlich durch Einschießen von Blut rot. Da die Ursache ungeklärt ist, steht in der konventionellen Medizin nur eine symptomatische Behandlung mit durchblutungsfördernden und gefäßerweiternden Mitteln zur Verfügung. Oft wird auch Stressabbau empfohlen.

Wie auch andere Durchblutungsstörungen mit einer spastischen Verengung von Blutgefäßen wird das Raynaud-Syndrom mit chronischer Hyperventilation in Verbindung gebracht.[58] Es ist auch auf Buteykos Liste der Krankheiten aufgeführt, bei denen die Buteyko-Methode helfen kann. Obwohl es hierzu bisher keine Studien gibt, lohnt es sich nach meiner Erfahrung, hier die Buteyko-Methode auszuprobieren.

Herzkrankheiten

Viele Herzkrankheiten führen zu einer Herzinsuffizienz. Das bedeutet, dass das Herz es nicht schafft, das für die Versorgung des Körpers erforderliche Blutvolumen zu fördern. Besonders bei Anstrengung, wenn der Sauerstoffbedarf erhöht ist, wird dies für die Betroffenen spürbar. Wird Atemnot durch eine chronische Herzinsuffizienz hervorgerufen, sind die Möglichkeiten, mit der Buteyko-Methode Verbesserungen zu erreichen, begrenzt. Menschen mit Herzinsuffizienz befinden sich jedoch häufig, ebenso wie Menschen mit Asthma, in einem Teufelskreis: Einerseits hat in vielen Fällen chronische Hyperventilation mit zu der Entwicklung dieses Symptoms beigetragen und andererseits kann auch die Herzinsuffizienz wieder eine ungünstige Atmung fördern, die die Atemnot verstärkt. Darum profitieren auch Menschen mit Herzproblemen trotzdem häufig von der Methode. Für sie ist aber ein sanftes Vorgehen über Entspannung wichtig. Verlängerte Atempausen, besonders Maximalpausen sind absolut kontraindiziert.

Unter den Beschwerden, bei denen die Buteyko-Methode besonders gute und schnelle Erfolge zeigt, steht Angina pectoris, auch Stenokardie (Brustenge, Herzschmerz) genannt, neben Asthma und Bluthochdruck an herausragender Stelle und scheint von Buteyko besonders untersucht worden zu sein.[59] Angina pectoris beruht auf einer Durchblutungsstörung des Herzens, meist ausgelöst durch die Verengung eines Herzkranzgefäßes. Diese Verengung kann durch eine Arteriosklerose (Verkalkung) zustande kommen, sie kann aber auch durch einen Krampf der Koronararterien (arterielle Blutgefäße des Herzens) verursacht werden. Auslöser können körperliche, seelische oder psychische Belastungen sein.

Eine spastische Verengung von Herzkranzgefäßen durch Hyperventilation ist bekannt. So berichtete Bertschat[60] über eine erhöhte Neigung zu Koronarspasmen bei Erkrankten, die so beatmet wurden, dass der CO_2-Partialdruck um 10–15 Prozent sank. Bei einigen führte das zu längerfristigem Verschluss der

Gefäße und zu Kammerflimmern. Ein Fazit dieser Untersuchung war, dass Todesfälle durchaus durch Hyperventilation begünstigt werden. Dafür sprechen auch Fallbeschreibungen in der medizinischen Literatur über Herzinfarkte (auch mit Todesfolge) nach akuter Hyperventilation.[61]

Es liegt daher nahe, dass Buteyko-Übungen sehr wirksam sein können, um entsprechende Herzprobleme zu bessern oder ihnen vorzubeugen. Wichtig ist bei schon bestehenden Einschränkungen, dass der Entspannung besonderes Gewicht gegeben wird.

Magen-Darm-Probleme, Reizdarmsyndrom

Auch das Reizdarmsyndrom gehört zu den chronischen Gesundheitsstörungen, die in den letzten Jahren zugenommen haben und deren Ursache ungeklärt ist. Es gibt eine ganze Reihe medizinischer Untersuchungen, die diese Erscheinung mit chronischer Hyperventilation in Verbindung bringen. Einige belegen ein häufig paralleles Auftreten und sehen eine psychosomatische Störung als gemeinsame Ursache an. Obwohl bisher nicht bewiesen wurde, dass chronische Hyperventilation die Ursache für das Reizdarmsyndrom ist, wurde doch beobachtet, dass sie und der aus ihr folgende CO_2-Mangel (Hypokapnie) die Symptome verstärken können, indem der Darmtonus und die Darmbewegung (Kontraktilität) erhöht werden.[62] Offen bleibt in diesen Untersuchungen bisher, wodurch dieser Effekt zu erklären ist: Die Studienautoren halten eine Wirkung auf die Darmnerven oder die direkte Beeinflussung der glatten Muskulatur in der Darmwand oder beides für möglich. Da auch die Ausschüttung von Histamin durch Hyperventilation gefördert wird und dieser die Magensäureproduktion und Darmperistaltik reguliert, liegt auch eine Wirkung auf diesem Weg nahe (Seite 43).

Der Atemrhythmus steht in Beziehung zu allen anderen Körperrhythmen. Wer seinen Puls fühlt, kann wahrnehmen, dass dieser sich verlangsamt, wenn er langsamer atmet. Ebenso kann das Atemmuster auch die Darmbewegung beeinflussen. Menschen, die unter dem Reizdarmsyndrom leiden, können mit langsamem Atmen (sechs Atemzüge pro Minute) die Darmbewegung normalisieren und so ihre Beschwerden beseitigen oder bessern. Dies hat eine Untersuchung an Kindern und Jugendlichen gezeigt.[63]

Oft berichten mir auch Klient*innen von Druckgefühl und Luft im Oberbauch. Dies kann auf begleitendes Luftschlucken bei Mundatmung beruhen und mit der Umstellung auf Nasenatmung verschwinden.

Übergewicht

Menschen, die unter Übergewicht leiden, erleben häufig, dass sie mit den Buteyko-Übungen abnehmen. Es gab in den USA sogar eine Buteyko-Schule, deren Arbeitsschwerpunkt ausschließlich bei der Unterrichtung von Menschen lag, die abnehmen wollten. Auch wenn hierzu keinerlei wissenschaftliche Untersuchungen durchgeführt wurden, so ist es doch naheliegend, dass eine Stoffwechselnormalisierung, wie sie durch ein gesundes Atemmuster erreicht wird, auch das Körpergewicht beeinflussen kann.

Eine Erklärung ist auch der Stressabbau durch Atemübungen. Viele Menschen reagieren auf Stress, die Hauptursache für chronische Hyperventilation, mit Heißhunger auf ungesundes Junkfood. Da sie unter

Dauerstress stehen, hat sich diese Beruhigungsstrategie eingespielt und zu Übergewicht geführt. Atemübungen hingegen führen zur Entspannung, sodass dieser Auslöser für unkontrolliertes Essen sich reduzieren oder schwinden kann.

Möglicherweise geschieht die Gewichtsabnahme aber auch indirekt, indem die Schulung der Eigenwahrnehmung, der Wahrnehmung dafür, was einem guttut und was nicht, zu einer gesünderen Ernährung führt. Wer sich regelmäßig mit seiner Atmung beschäftigt, nimmt unmittelbar wahr, was diese erschwert. Wenn einem z. B. der direkte Einfluss einer schweren Mahlzeit am Abend bewusst wird, weil man danach kaum Luft bekommt, wird es einem in Zukunft leichtfallen, solche Belastung zu vermeiden, ohne dass man das Gefühl hat, sich etwas verkneifen zu müssen.

Diabetes mellitus

Diabetes ist durch einen erhöhten Blutzuckerspiegel gekennzeichnet, der entweder durch einen Mangel an Insulin (Typ 1) oder eine verminderte Wirkung des Insulins (Typ 2) verursacht wird. Insulin, das in den Betazellen der Bauchspeicheldrüse produziert wird, ist nötig, damit der Blutzucker in die Körperzellen aufgenommen werden kann. Fehlt es an Insulin, erhöht sich der Blutzuckerspiegel.

95 Prozent der Diabetes-Fälle sind dem Typ 2 zuzuordnen. Diese früher auch als Alters-Diabetes bezeichnete Form hat in den letzten Jahrzehnten stark zugenommen und betrifft nach Schätzungen, inklusive den unerkannten Fällen, fast 10 Prozent der Bevölkerung. Sie tritt in einem immer früheren Lebensalter, heute manchmal schon bei Kindern, auf und ist eng mit der Lebensführung verknüpft. Bekannt ist, dass eine angepasste Ernährung, Stressbewältigung, Sport und Entspannungsübungen helfen können, die Entwicklung dieses Typs zu hemmen bzw. den Blutzuckerspiegel zu stabilisieren.

Beim Diabetes Typ 1 handelt es sich um eine Autoimmunerkrankung, bei der das körpereigene Immunsystem die insulinproduzierenden Beta-Zellen in der Bauchspeicheldrüse zerstört. Diese Diabetes-Form tritt meist schon in Kindesalter auf und nimmt ebenfalls stark zu.

Auch eine Kombination aus beiden Diabetes-Formen kommt vor und hat in den letzten Jahren zugenommen (Doppeldiabetes).

Was hat ein Diabetes aber nun mit der Atmung zu tun? Wenn ein Diabetes nicht gut kontrolliert ist, kann er eine Störung im Säure-Basen-Haushalt verursachen: Er führt dann zu einer Verschiebung des pH-Wertes des Blutes in den sauren Bereich. Man nennt diesen Zustand metabolische Acidose. Und hier kommt die Atmung ins Spiel: Um die Säure abzuführen, muss der Betroffene hyperventilieren. Er setzt der metabolischen Acidose auf diese Weise eine respiratorische Alkalose entgegen, der pH-Wert wird wieder in die basische Richtung verschoben. Der Betroffene erreicht damit aber in der Regel keinen kompletten Ausgleich, sondern der pH-Wert bleibt leicht erniedrigt. Das kann einen dauerhaft verstärkten Atemantrieb mit versteckter Hyperventilation erzeugen (Seite 192).

Nach Buteyko kann die Entwicklung aber auch entgegengesetzt sein: Am Anfang kann demnach Dauerstress mit Hyperventilation und einer dadurch erzeugten respiratorischen Alkalose stehen. Diese könnte den Organismus zu einer Gegenregulation veranlassen, bei der er die respiratorische Alkalose mit einer metabolischen Acidose ausgleicht.

Stress erzeugt nicht nur Hyperventilation, sondern auch eine vermehrte Glukosefreisetzung aus der Leber. Dies geschieht, damit ausreichend Energie zum Kämpfen oder Fliehen zur Verfügung steht. Der Blutzuckerspiegel steigt, und für die Aufnahme des Zuckers in die Zellen wird mehr Insulin benötigt. Wenn die Nachlieferung nicht ausreicht, bleibt der Blutzuckerspiegel hoch, in den Körperzellen mangelt es an Glukose, sodass diese sich die nötige Energie ersatzweise aus dem Fettabbau holen. Dabei entstehen saure Ketone, die zum Ausgleich wieder eine Säureabfuhr durch Hyperventilation erforderlich machen. Und so schließt sich der Teufelskreis.

Unabhängig davon, was Ursache und was Folge ist, kann möglicherweise eine gesündere Lebensführung zusammen mit sanften Buteyko-Übungen den Betroffenen aus diesem Teufelskreis heraushelfen oder zumindest diabetesbedingte Komplikationen abmildern. Besonders gefährlich an Diabetes sind nämlich die Begleit- und Folgeerkrankungen wie koronare Herzkrankheit, Nierenversagen, Erkrankungen der Nerven und diabetischer Fuß, der nicht selten Amputationen nötig macht. Nach herkömmlicher Auffassung sind Gefäßveränderungen dafür verantwortlich, die zu Arteriosklerose führen und die Durchblutung behindern.

Wie ich schon bezüglich diverser anderer Krankheiten ausgeführt habe, erzeugt auch Hyperventilation eine Gefäßverengung mit Minderdurchblutung und kann so ebenfalls zu solchen Folgeschäden führen oder zumindest zu ihnen beitragen.

Hyperventilation wird in der konventionellen Medizin nur als Folge, nicht als Ursache betrachtet. Ich gehe jedoch davon aus, dass ihr Beitrag zu den Schäden unterschätzt wird.

Dafür sprechen auch einige Studien aus den letzten Jahren, die bei beiden Diabetes-Typen gezeigt haben, dass Folgeprobleme des Diabetes durch Übungen mit langsamem Atmen gemildert oder verhindert werden können.[64]

Wenn man als an Diabetes erkrankte Person Buteyko-Atemübungen macht, ist es sehr wichtig, zu berücksichtigen, dass diese den Bedarf an Insulin senken können. Wenn ein Diabetes mit Insulin behandelt wird, muss der Insulinbedarf genau verfolgt werden. Dies gilt auch schon bei Anwendung von einfachen Entspannungstechniken. Ein sanftes Vorgehen bei den Buteyko-Übungen und die regelmäßige Messung des Blutzuckerspiegels und Anpassung der Insulinzufuhr sind unbedingt notwendig.

Krebs

Obwohl es sogar ein Buch über die Anwendung der Buteyko-Methode gegen Krebs gibt[65], ist mir nur eine Studie aus der Ukraine bekannt, die sich mit der Wirkung der Buteyko-Atmung auf die Entwicklung und Therapie von Krebs befasst. Diese Studie zu Brustkrebs ergab eine Verbesserung der 3-Jahre-Überlebensrate von 75,5 Prozent auf 95,5 Prozent mit entsprechenden Atemübungen, die die konventionellen Therapien ergänzt haben. Diese Studie wurde jedoch leider nur in einer Short Communication veröffentlicht.[66] In Russland war die Krebsbehandlung spezialisierten Kliniken vorbehalten, sodass es darüber hinaus nur anekdotische Berichte über Erfolge bei Anwendenden gibt, die mit der Buteyko-Methode ihr gleichzeitig bestehendes Asthma bessern wollten.

Empfehlungen, die Methode gegen Krebs einzusetzen, beruhen auf der Erkenntnis, dass die Atemübungen die Sauerstoffversorgung der Zellen verbessern, während Krebs besonders gut bei Sauerstoffmangel gedeiht. Normale Zellen benötigen für ihre Energiegewinnung Sauerstoff, Krebszellen hingegen können ihre Energie durch Gärung gewinnen. Wenn ein Gewebe schlecht mit Sauerstoff versorgt ist, haben Krebszellen dort einen Wachstums- und Entwicklungsvorteil. Ein Tumor kann besser hineinwachsen und es können leichter Metastasen entstehen, weil Krebszellen von unserem Immunsystem im Sauerstoffmangelzustand nicht eliminiert werden können.

Nun könnte man daraus schließen, dass die vielfach zur Krebsbehandlung angepriesenen Sauerstofftherapien die Krebsentwicklung hemmen müssten. Sie geben jedoch keine Sicherheit, dass der zusätzlich zugeführte Sauerstoff auch tatsächlich in die Zellen gelangt (Seite 170). Aber selbst wenn er dort ankommt, können aggressive Krebszellen, wenn sie sich erst einmal dazu entwickelt haben, auch in Gegenwart von Sauerstoff weitergären (Warburg-Effekt). In diesem Fall bleibt die Therapie gegebenenfalls wirkungslos. Eine Gefahr aber liegt darin, dass Sauerstofftherapien zu einer vermehrten Bildung freier Radikale führen können, von denen bekannt ist, dass sie die Entwicklung von Krebs fördern. In der medizinischen Literatur wurden neben Fällen mit positiver oder fehlender Wirkung auch immer wieder Fälle dokumentiert, wo Tumore nach einer solchen Behandlung besonders aggressiv weiterwuchsen. Viel scheint von den individuellen Gegebenheiten abzuhängen, deren Einflüsse und Zusammenwirken man mit dem bisherigen Kenntnisstand aber nicht voraussehen kann.

Mit der künstlichen Zufuhr von Sauerstoff ändern wir isoliert einen Faktor. Wir bringen aber nicht das Gesamtsystem ins Gleichgewicht. Wenn wir die Sauerstoffversorgung unserer Zellen dagegen durch eine gesündere Atmung, eingebunden in ein ganzheitliches Therapie- und Lebensführungskonzept, verbessern, aktivieren wir unsere Selbstheilungskräfte. Und das ist die wichtigste Voraussetzung für eine Besserung, die auch Bestand hat.

Merke

Wer die Buteyko-Methode bei Krebs anwenden möchte, sollte dies nicht während einer Chemotherapie tun. Mit der Umstellung der Atmung werden aus den Körpergeweben gegebenenfalls Giftstoffe freigesetzt, die den Organismus zusätzlich zu den Chemotherapeutika belasten würden. Es wird daher empfohlen, für intensive Atemübungen das Ende einer solchen Behandlung abzuwarten, dann den Körper auf allen möglichen Wegen zu entgiften (Bäder, Einläufe, Colon-Hydro-Therapie, gegebenenfalls Sauna, Ölsaugen, 3-E-Konzept von Lothar Hirneise[67]) und erst anschließend mit den Atemübungen zu beginnen. Entspannungsübungen, sanfte Atemübungen zur Umgewöhnung auf Nasen- und Zwerchfellatmung und eine Ernährungsumstellung, die auch eine gesunde Atmung fördert, sind jedoch von Anfang an angezeigt.

Steigerung von Wohlbefinden und Leistungsfähigkeit

Viele Menschen sind in ihrem Wohlbefinden und ihrer Leistungsfähigkeit eingeschränkt, ohne konkret benennen zu können, was genau sie beeinträchtigt. Die Symptome sind wechselnd oder zu unspezifisch, um deswegen eine ärztliche Praxis aufzusuchen, aber die Betroffenen fühlen sich nicht wohl und haben keine gute Ausdauer. Auch hier kann die Buteyko-Methode deutliche Verbesserungen bringen.

Körpertherapeut*innen, die aus beruflichen Gründen in meine Kurse kommen, sind oft erstaunt, dass sie bei Anwendung der Atemübungen mehr Ausdauer entwickeln und weniger Schlafbedürfnis haben.

Zunehmend wird die Buteyko-Methode von den sogenannten Biohackern entdeckt, die die angenommenen Begrenzungen (z. B. durch die Alterung) anzweifeln und eine Hyper-Gesundheit anstreben.

Auch Hochleistungssporttreibende wenden die Buteyko-Methode erfolgreich zur Leistungssteigerung an. Allein das Training mit Nasenatmung verbessert die Leistungsfähigkeit entscheidend, wie der Ultramarathonläufer Scott Jurek[68] zeigt, der möglichst alle gemäßigteren Strecken seiner Marathons mit Nasenatmung läuft.

Heilung oder Hilfe gegen Symptome?

Was Sie mit der Buteyko-Methode erreichen können, hängt sehr von Ihrem Durchhaltevermögen und Ihrer Körperwahrnehmung ab. Ich selbst bin felsenfest davon überzeugt, dass sie das Potenzial birgt, chronische Krankheiten in vielen Fällen zu heilen, wenn man darunter eine dauerhafte Symptom- und Beschwerdefreiheit ohne Medikamente versteht. Davon zeugen zahlreiche Erfahrungsberichte.

Natürlich kann man keine vorhandene genetische Disposition beseitigen. Jemand mit der Veranlagung für Asthma wird Asthma bekommen, wenn auch die sonstigen Voraussetzungen dafür gegeben sind. Aber genauso wie es Menschen mit den typischen »Asthma-Genen« gibt, die nie Asthma bekommen, gibt es auch Menschen, die bei einer entsprechenden Lebensführung und Atmung ihr Asthma wieder loswerden. Gehen diese dann zu einem*r neuen Ärzt*in, der ihre Vorgeschichte nicht kennt, würde bei ihnen auch kein Asthma festgestellt, wie mein Beispiel zeigt (Seite 65).

Wer unter chronischem Schnupfen oder Asthma leidet, kann die Atemübungen ausschließlich wie Bedarfsmedikamente verwenden. Immer wenn Probleme auftreten, macht man die Übungen für einige Minuten. In diesem Fall nutzt man lediglich die Sofortwirkung dieser Atemtechnik. Die Wirkung ist ähnlich wie die eines Nasensprays oder eines bronchienerweiternden Asthmamittels: Auf diese Weise angewendet führen die Übungen unmittelbar zur Abschwellung der Nasenschleimhaut und Erweiterung der Bronchien. Diesen Effekt können die meisten Anwendenden sehr schnell und auch ohne eine konsequente regelmäßige Übung erleben. Auch bei Angstzuständen oder Bluthochdruck kann man mit der Buteyko-Atmung unmittelbar gegensteuern.

Aber die Buteyko-Methode bietet sehr viel mehr als nur Symptomkontrolle. Sie bietet einem die Möglichkeit, seinen Gesundheitszustand so zu verbessern, dass Symptome sich gar nicht mehr entwickeln.

Wenn Ihr Ziel in diese Richtung geht, wenn Sie also möchten, dass Sie z. B. bei Sinusitis oder Asthma durchgehend frei durch die Nase atmen können und Asthmaanfälle gar nicht mehr auftreten, auch nicht wenn Sie lachen, Sport treiben, einen Infekt durchmachen, Allergenen ausgesetzt sind oder ein verrauchtes Zimmer betreten, dann müssen Sie sich intensiver und regelmäßiger mit dieser Methode beschäftigen. Wenn es Ihnen gelingt, Ihre Atmung dauerhaft zu normalisieren, dann haben Sie auch Aussicht auf ein beschwerdefreies Leben.

Meine eigene Geschichte

» *Bevor ich die Buteyko-Methode kennengelernt hatte, sollte ich regelmäßig Kortison und ein langwirkendes bronchienerweiterndes Mittel nehmen. Mit Anwendung der Buteyko-Methode erschien mir beides überflüssig, weil ich keinerlei Beschwerden mehr hatte. Trotzdem wurde ich in einer Asthmaschulung, an der ich über zwei Jahre teilnahm, immer wieder gedrängt, Kortison weiterzunehmen, weil die Entzündung noch vorhanden sei, ohne dass ich das merken würde. Einige Jahre später ließ ich noch einmal von einem Lungenarzt meine Lungenfunktion testen. Das Ergebnis war: Alles in Ordnung. Punkt! Auf meine Frage, ob es Anzeichen für Asthma gäbe, erhielt ich die Antwort, meine Lungenfunktion sei im Bereich des Normalen, aber jemand mit leichtem Asthma könnte vielleicht auch noch eine entsprechend gute Lungenfunktion aufweisen. In jedem Fall bestünde kein Behandlungsbedarf, wenn ich keine Beschwerden hätte.*

Voraussetzungen für einen Erfolg

Die wichtigste Voraussetzung ist Ihre Motivation, um die am Anfang notwendige Zeit und Energie für die Übungen erübrigen zu können. Motiviert zu sein setzt aber voraus, dass Sie Ihre Krankheit wirklich loswerden wollen oder zumindest, dass Sie unzufrieden sind mit Ihrer Abhängigkeit von Medikamenten.

In diesem Fall wird es Ihnen auch gelingen, die übrigen Voraussetzungen zu erfüllen, nämlich:

- Verantwortung zu übernehmen für Ihre eigene Gesundheit
- sich selbst zu beobachten und Ihre Wahrnehmung für Ihre Atmung zu schärfen
- Stress abzubauen, wenn Sie merken, dass Ihre Atmung außer Kontrolle gerät
- am Anfang konzentriert Übungen zu machen, um ein gesünderes Atemmuster einzuüben
- anschließend für einen längeren Zeitraum mindestens informelle, das heißt mit normalen Tätigkeiten kombinierte Übungen durchzuführen.

Wahrscheinlich werden Sie schon sehr bald einen Erfolg spüren, der Ihre Zweifel an dieser Methode beseitigt und Ihr Vertrauen in sie und Ihre Motivation stärkt.

Sehr hilfreich ist es, ein Protokoll (Seite 108) oder Tagebuch zu führen, in dem Sie auch Ihr Befinden notieren. So können Sie genau verfolgen, wie sich Ihre Beschwerden entwickeln, und Sie nehmen besser wahr, welche positiven Veränderungen die Übungen mit sich bringen. Hierzu gehören sowohl das Verschwinden von Krankheitssymptomen als auch Dinge wie eine bessere Vitalität, Freude am Leben, Leistungsfähigkeit und das Gefühl, sein Schicksal selbst mitsteuern zu können. Sich diese Veränderungen klarzumachen kann sehr zur Motivation beitragen.

Die Praxis der Buteyko-Methode

Wie sieht die Ausführung der Methode in der Praxis aus? Welche Elemente sind wichtig und wie hoch ist der Zeitaufwand dafür? Was für Übungen, Hilfsmittel, Messmethoden und Tests gibt es?

Kontraindikationen und Vorsichtsmaßnahmen

Die Buteyko-Methode umfasst die Komponenten Nasenatmung, Entspannung, Luftwunschatmung und Atempausen. Sie kann mit unterschiedlicher Intensität angewendet werden. Luftwunschatmung und Atempausen können im Extrem zu starkem Lufthunger führen. Während es keine Kontraindikationen (Gegenanzeigen) für Nasenatmung und Entspannung gibt, verbieten einige Krankheiten aber die Anwendung von verlängerten Atempausen und von Buteyko-Übungen, bei denen willentlich mit Lufthunger geatmet wird.

Kontraindikationen für Lufthunger

Absolute Kontraindikationen Sie gelten für jede Form von Atemübungen, durch die Lufthunger erzeugt oder verstärkt wird, und für verlängerte Atempausen. Reine Entspannungsübungen dürfen durchgeführt und Nasenatmung sowie Zwerchfellatmung geübt werden bei:

- Sichelzellenanämie
- Aneurysmen
- Schlaganfall
- Hirntumor
- COPD, Stadium 3 und 4 mit dauerhafter Zyanose (Sauerstoffmangel/Blaufärbung)
- schwerem unkontrollierten Bluthochdruck
- schwerem Nierenversagen bzw. bei Durchführung von Dialyse
- lebensbedrohlichen Arrhythmien, außer wenn sie mit einem Herzschrittmacher behandelt werden
- Herzinfarkt in den letzten drei Monaten
- unbehandelter Schilddrüsenüberfunktion
- akuter Schizophrenie
- allen Krankheiten, die mit dauerhafter CO_2-Erhöhung verbunden sind.

Eingeschränkte Kontraindikationen Bei folgenden Erkrankungen gilt, dass die Buteyko-Übungen in gemäßigter Form mit Atemreduktion über Entspannung, mit großer Vorsicht, möglichst unter Anleitung durch einen erfahrenen Buteyko-Lehrenden durchgeführt werden können:

- schwerstes Asthma, das medikamentös nicht beeinflussbar ist
- Herzkrankheiten, z. B. länger zurückliegender Herzinfarkt, Angina pectoris
- Bluthochdruck (Seite 69)
- Epilepsie
- Diabetes (bei Insulinanwendung muss die Dosis gegebenenfalls angepasst werden, da Buteyko-Übungen den Insulinbedarf verringern können)
- Nierenkrankheiten
- COPD/Emphysem ohne dauerhafte Zyanose

Dabei sind nicht erlaubt:

- verlängerte Pausen, insbesondere Maximalpausen
- verlängerte Pausen, bei denen man sich mit Bewegung ablenkt
- Atmen mit Lufthunger durch Selbstzwang

Anmerkung zum Blutdruck

Nicht alle von Bluthochdruck Betroffenen wissen, dass ihr Blutdruck erhöht ist. Daher empfehle ich generell, dies vor Übungsbeginn abzuklären. Allerdings ist die Messung nicht leicht zu deuten, da der Blutdruck in Abhängigkeit von körperlicher Aktivität, Emotionen, Körperposition usw. ständig schwankt. Der Blutdruck muss daher unter einheitlichen Bedingungen sitzend im Ruhezustand gemessen werden.

Wenn Sie eine Vorliebe für Übungen mit langen Pausen oder stärkerem Lufthunger entwickeln, sollten Sie auch bei vorher normalem Blutdruck überprüfen, ob dieser normal bleibt. Der Blutdruck soll sich so wie bei und nach dem Sport verhalten: Er darf sich vorübergehend erhöhen, soll dann aber schnell (innerhalb von 5–15 Min.) wieder sinken. Bleibt er längerfristig erhöht, sollten Sie sanfter vorgehen und Ihre Priorität auf Entspannung legen.

Warnung:

Zu beachten ist, dass manche Menschen auf langes Atemanhalten oder Lufthunger mit einer dramatischen Blutdruckerhöhung reagieren können. Aus diesem Grund ist ein hoher Blutdruck eine Kontraindikation für verlängerte Atempausen und Maximalpausen. Im Zweifelsfall sollte man einen Buteyko-Lehrenden zurate ziehen und sich ein Blutdruckmessgerät anschaffen, um sicherzugehen, dass man die Übungen richtig macht und der Blutdruck tatsächlich sinkt.

Regeln

- Sanfte Buteyko-Übungen dürfen bei Bluthochdruck durchgeführt werden.
- Menschen, die Medikamente zur Blutdrucksenkung nehmen und/oder die bei mehreren Messungen einen Blutdruck oberhalb ihres ihrem Alter entsprechenden Referenzbereiches (siehe folgende Tabellen) haben, dürfen in keinem Fall Maximalpausen und sollten auch keine verlängerten Pausen machen.
- Menschen über 60 Jahre können sanft verlängerte Pausen machen, wenn der Blutdruck unter 140 (systolischer Wert) liegt.
- Alle anderen mit einem Blutdruck im normalen Bereich dürfen verlängerte Pausen machen, sofern keine anderen Kontraindikationen vorliegen.
- Auch hier sollte man wie beim Asthma keinesfalls ohne ärztliche Absprache seine Medikation ändern.

Blutdruckgrenzen für Kinder und Jugendliche; 95. Perzentile. Tabelle basiert auf Daten der Deutschen Hochdruckliga e.V.[69].

Alter	systolisch (mmHg), (Jungen/ Mädchen)	diastolisch (mmHg) (Jungen/ Mädchen)
4 Jahre	110	70/71
6 Jahre	111/112	71/72
8 Jahre	114/115	73
10 Jahre	118/119	75
12 Jahre	124	77/76
14 Jahre	132/127	80/76
› 16 Jahre (entspricht Erwachsenen)	140	90

Klassifikation des Blutdrucks und Definition der Hypertoniegrade für Erwachsene. Tabelle basiert auf Daten der Deutschen Gesellschaft für Kardiologie[70].

	systolisch (mmHg)	diastolisch (mmHg)
optimaler Blutdruck	‹ 120	‹ 80
normaler Blutdruck	120–129	80–84
hoch-normaler Blutdruck	130–139	85–89
milde Hypertonie (Stufe 1)	140–159	90–99
mittlere Hypertonie (Stufe 2)	160–179	100–109
schwere Hypertonie (Stufe 3)	≥ 180	≥ 110

Das ärztliche Gespräch

Wenn Sie die Buteyko-Methode anwenden möchten, um eine Krankheit oder Gesundheitsbeschwerden zu bessern, müssen Sie sichergehen, dass nicht eine Erkrankung vorliegt, die einer anderen medizinischen Behandlung bedarf. Bestehen Zweifel hierüber, müssen Sie Ihre*n Ärzt*in konsultieren. Auch wenn Sie wegen einer schwereren Krankheit in Behandlung sind, sollten Sie mit Ihr*m über Ihr Vorhaben sprechen.

Es gibt inzwischen immer mehr Ärzt*innen, die schon von der Buteyko-Methode gehört haben, ihr aufgeschlossen begegnen und Sie daher auch auf Ihrem Weg unterstützen können.

Wenn Ihr*e Ärzt*in die Buteyko-Methode kennt oder bereit ist, sich unvoreingenommen mit ihr zu beschäftigen, nutzen Sie seine*ihre Kompetenz. Besprechen Sie mit ihm*ihr Ihren Medikamentenplan auf der Grundlage der später beschriebenen Prinzipien (ab Seite 150, insbesondere Seite 159). Halten Sie ihn*sie über Ihr Vorgehen und Ihre Fortschritte mit Ihren Atemübungen auf dem Laufenden. Nur so kann er*sie Sie sinnvoll begleiten, Ihnen die richtigen Medikamente verschreiben, den Wert der Methode erkennen und schließlich auch anderen Patient*innen zugutekommen lassen.

Allerdings berichten mir auch immer wieder Teilnehmende meiner Kurse, dass ihnen ihre Ärzt*innen mit pauschalen Aburteilungen wie »Das ist verschwendetes Geld« oder »So was kann gar nicht helfen« massiv von der Anwendung der Methode abgeraten haben.

In diesem Fall fragen Sie Ihre*n Ärzt*in, ob sie*er Erfahrung mit dieser Methode oder wenigstens mit anderen Atemtherapien hat und ob Ihr Gesundheitsproblem durch Stress verstärkt wird und sich mit einer besseren Stressbewältigung bessern könnte. In diesem Fall wird Ihnen auch die Buteyko-Methode helfen. Falls Ihr*e Ärzt*in meint, es könnte Ihnen schaden, die Methode anzuwenden, lassen Sie sich dies genau erklären. Holen Sie gegebenenfalls eine zweite Meinung ein und bilden Sie sich dann Ihr eigenes Urteil.

Die Atempraxis: Elemente und Aufwand

Die Buteyko-Methode besteht aus verschiedenen Elementen, die direkt in den Alltag integriert oder im Rahmen gezielter Übungseinheiten eingesetzt werden. Alle Elemente tragen dazu bei, über die Normalisierung der Atemgewohnheiten wieder mehr Gesundheit zu erreichen.

Elemente der Methode

Das erste zentrale Element ist die ausschließliche Nasenatmung nicht nur bei den Übungen, sondern auch im Alltag. Hier spielt die Gewohnheit eine große Rolle. Mundatmer müssen zunächst lernen, wahrzunehmen, wenn sie durch den Mund atmen. Hierzu finden Sie viele Anregungen und Hilfen in den folgenden Kapiteln.

Das Herzstück der Buteyko-Methode ist die Luftwunschatmung, auch Lufthunger- oder Minder-Volumen-Atmung, vermindertes Atmen oder im Englischen »shallow breathing« (flaches Atmen) genannt. Sie dient der Umstimmung der Atmung im Alltag.

Es gibt zwei Möglichkeiten, diese Luftwunschatmung anzuwenden und einzuüben: das formelle und das informelle Training.

Das formelle Training beinhaltet eine Folge von Übungen (Seite 109), die im Prinzip immer gleich ist: Sie besteht im Wesentlichen aus Perioden der Atmung mit dem leichten Wunsch nach etwas mehr Luft. Diese Perioden wechseln sich mit Messungen der sogenannten Kontrollpause ab, mit der man seinen Fortschritt kontrolliert. Eine Übungsfolge beginnt und endet mit einer Pulsmessung. Sie brauchen hierzu eine Stoppuhr, z. B. auf Ihrem Smartphone, oder eine Uhr mit Sekundenzeiger, einen ruhigen Platz, an dem Sie sich entspannen können sowie Stift und Protokollzettel (Seite 108).

In den folgenden Kapiteln werden die einzelnen Schritte solcher Übungsfolgen und verschiedene Möglichkeiten zur Verminderung der Atmung im Detail erklärt.

Das informelle Training geschieht hingegen nebenbei, wann immer es Ihnen einfällt. Es handelt sich einfach um eine Verringerung Ihrer Atmung. Ob Sie spazieren gehen, Auto fahren, Ihren Kindern etwas vorlesen, fernsehen, lesen, kochen, Sport treiben oder zum Bus rennen. Sie können es praktisch mit allen Tätigkeiten kombinieren. Sie brauchen keine Messungen zwischendurch zu machen und keine Extrazeit dafür aufzuwenden.

Weitere wichtige Elemente sind die therapeutischen Atempausen: verlängerte Pausen und Maximalpausen, die in Verbindung mit anschließender kontrollierter Atmung eingesetzt werden. Sie dienen der schnellen CO_2-Anreicherung, der Symptombekämpfung und helfen besonders im Notfall.

Zum Zeitaufwand

Die meisten Menschen haben sich über eine lange Zeit hinweg an ein ungesundes Atemmuster gewöhnt, ehe sie dadurch gesundheitliche Probleme bekommen haben. Sie haben also schon einen langen Weg hinter sich, der sie in die Probleme hineingeführt hat. Den Weg wieder hinauszufinden und sich wieder an ein normales gesunderes Atemmuster zu gewöhnen, das man auch über Stressphasen hinüberretten kann, erfordert Übung.

In der ersten Zeit sollten Sie den Schwerpunkt daher auf die formellen Übungen legen. Optimal ist es, wenn Sie sich anfangs dafür 2- bis 3-mal täglich etwa eine halbe Stunde Zeit nehmen können. Dann werden Sie sehr schnell einen Erfolg spüren, der sich in der Regel darin niederschlägt, dass die Symptome abnehmen und insbesondere bei Asthma der Bedarf an Medikamenten sinkt. Je mehr Sie in der ersten Zeit formell üben, ein desto sichereres Gefühl werden Sie für die Übungen entwickeln und Ihre Sinne für Ihre Atmung schärfen. Umso leichter werden Sie auch erkennen, wenn Sie in ungünstige Atemmuster zurückfallen. Dies ermöglicht Ihnen, die Übungen dann in der Folge auch zunehmend »nebenbei« bei anderen Tätigkeiten zu machen. Mit diesem formellen Training wird die Grundlage gelegt für eine Verringerung der Atmung im Alltag. Man sollte dafür etwa vier Wochen veranschlagen, wobei diese Zeit aber individuell sehr unterschiedlich sein kann.

Ergänzend zu den formellen Übungsfolgen sollten Sie in der Anfangszeit auch bereits informell üben. Dies unterstützt die Wirkungen des formellen Trainings und hilft, die Änderung des Atemmusters in Ihrem Alltag zu verankern. Wenn Sie symptomfrei sind und keine Medikamente mehr benötigen, ist das informelle Training in der Regel ausreichend und kann die formellen Übungsfolgen komplett ersetzen.

Die meisten unter uns werden nachlässig, sobald der Leidensdruck nachlässt. Wenn man keine Beschwerden mehr hat, warum sollte man dann noch üben, auch wenn es nur nebenbei ist? Wenn es Ihnen so geht, werden auch die Beschwerden möglicherweise irgendwann, wenn auch in abgeschwächter Form, zurückkehren – vielleicht im Zusammenhang mit einem Infekt oder einer emotionalen Stresssituation.

In diesem Fall rufen Sie sich in Erinnerung, wie Ihnen die Methode geholfen hat. Beginnen Sie einfach von vorne. Es wird nicht den gleichen Aufwand kosten wie zu Beginn. Auch wenn Sie sich eine Zeit lang nicht mit Ihrer Atmung beschäftigt haben, sind Ihre Sinne doch für die negativen Wirkungen ungünstiger Atemmuster geschärft, sodass Sie vermutlich nicht abwarten werden, bis Sie wieder so tief wie beim ersten Mal in Ihren Beschwerden stecken.

Die Atmung ist kein isolierter Mechanismus, sondern auch wesentlich abhängig von der Lebensführung. Wenn Sie Ihr Leben so einrichten, dass die Voraussetzungen für eine gesunde Atmung gut sind, wird sich der Erfolg schnell einstellen. Wenn Sie hingegen in anderen Bereichen ungesund, z. B. mit viel Stress und ungesunder Ernährung, leben, werden Sie mehr Energie aufwenden müssen, Ihre Atmung unter Kontrolle zu bringen und zu behalten. Der Erfolg wird also unterstützt, indem Sie auch andere Voraussetzungen für eine Normalisierung Ihrer Atmung schaffen.

Die Buteyko-Methode im Einzelnen

Im Folgenden werden die Elemente der Buteyko-Methode im Einzelnen beschrieben. Sie finden hier Erklärungen zu Sinn und Hintergründen, konkrete Anleitungen und Tipps zu unterstützenden Maßnahmen.

Nasenatmung statt Mundatmung

Die wichtigste Voraussetzung für eine gesunde Atmung ist die konsequente Nasenatmung. Egal, was Sie tun, ob Sie spazieren gehen, Treppen steigen, Sport treiben, sprechen, Staub saugen, vorlesen, singen oder essen, Sie sollten zu jeder Zeit, am Tag ebenso wie in der Nacht, durch die Nase atmen.

Warum ist es so wichtig, durch die Nase zu atmen? Die Nase mit ihren Nebenhöhlen ist ein kompliziertes Gebilde, das viele wichtige Funktionen erfüllt. Sie ist Bestandteil unserer Atemwege, Ort unseres Geruchssinns, aber sie spielt auch eine sehr wichtige Rolle für unsere allgemeine Gesundheit. Der Mund kann keine ihrer Aufgaben in zufriedenstellender Weise übernehmen.

Aufgaben der Nasenatmung:

- Erwärmung der eingeatmeten Luft
- Anfeuchtung der eingeatmeten Luft
- Wiederbefeuchtung der Nasenschleimhäute bei der Ausatmung
- Wiedererwärmung der Nasenschleimhäute bei der Ausatmung
- Filterung/Reinigung der eingeatmeten Luft von
  - Pathogenen (Bakterien, Pilze, Viren)
  - Allergenen (z. B. Pollen, Hausstaubmilben bzw. ihre Exkrementen, Pilzsporen, Staub)
  - Chemikalien (Dämpfe, Abgase, Rauch usw.)
- Desinfektion durch NO (hemmt Bakterien, Pilze und Viren in der ein- und ausgeatmeten Luft)
- Belüftung der Nebenhöhlen (hemmt Ansiedlung von Keimen)
- Riechen, Schmecken
- gesunde Entwicklung der Atemmuskulatur durch Förderung der Zwerchfellatmung
- gesunde Kieferentwicklung

Die wichtigsten Funktionen der Nase liegen in der Filterung und Klimatisierung der Atemluft. Die Nase schützt damit unsere unteren Atemwege vor ungünstigen Einflüssen von außen.

In den Nasenmuscheln wird die eingeatmete Luft verwirbelt. Die Atemluft kommt dadurch mit einer viel größeren Oberfläche in Kontakt als wenn sie nur durch eine einfache Röhre fließen würde. Auf diese Weise wird sie auf Körpertemperatur angewärmt und nimmt Feuchtigkeit auf, ehe sie in die Bronchien gelangt. Ein feines Flimmerepithel und eine Schleimschicht, die die Schleimhäute in den Nasenhöhlen bedecken, sorgen für die Reinigung der Atemluft, bevor sie in die Lunge gelangt. Staub, Keime und Allergene bleiben darin hängen, und mit der Wellenbewegung der Flimmerhaare werden diese Fremdkörper mit dem Schleim mit einer Geschwindigkeit von etwa 1 cm pro Stunde in Richtung Rachen transportiert, wo alles mit dem Speichel zusammen hinuntergeschluckt wird.

In den Nasennebenhöhlen wird zusätzlich in hoher Konzentration ein desinfizierendes Gas, das NO, gebildet. In der Lunge kommt es nur zu einem Bruchteil (ca. 10 Prozent davon) dieser Konzentration vor. Eingeatmete Krankheitserreger kommen bei Nasenatmung damit in Berührung und werden gehemmt oder abgetötet. Atmen wir durch den Mund, lassen wir auch diese Schutzwirkung für unsere Lunge ungenutzt.

Wenn wir uns diese Aufgaben der Nase vor Augen führen, können wir uns leicht vorstellen, welcher Belastung unsere Lungen ausgesetzt sind, wenn wir durch den Mund atmen. Kalte und trockene Luft reizt die Schleimhäute und begünstigt Entzündungen. Staub, Allergene und Mikroorganismen wie Krankheitserreger gelangen ungehindert in die Bronchien, finden vorgeschädigte Schleimhäute vor und können dort ihre negativen Wirkungen entfalten.

Auch chronische Nasennebenhöhlenentzündungen werden durch Mundatmung begünstigt, weil die Nebenhöhlen nicht belüftet werden. Die Luft steht quasi bewegungslos darin und bietet Bakterien günstige Bedingungen, sich anzusiedeln. Bei Nasenatmung hingegen wird die Luft sehr viel schneller ausgetauscht als bei Mundatmung. Dies schützt vor bakteriellen Infektionen.

Zu erwähnen ist noch, dass wir auch andere Menschen vor unseren Keimen schützen, wenn wir durch die Nase atmen. Denn auch bei der Ausatmung kommt das NO aus unseren Nebenhöhlen zur Wirkung und hemmt eventuell vorhandene Krankheitserreger in der Ausatemluft. Es ist daher naheliegend, dass die Aerosole, die wir in den unteren Atemwegen produzieren, bei Nasenatmung weniger belastet sind als bei Mundatmung. Durch die Nase auszuatmen bietet möglicherweise sogar einen besseren Schutz als eine Maske, die die Atmung so behindert, dass sie uns darunter zur Mundatmung verleitet.

Neben diesen Schutzwirkungen hat die Nase eine weitere sehr wichtige Funktion: Sie ist enger als der offene Mund und lässt pro Zeiteinheit weniger Luft hindurch. Zwar kann man auch mit Nasenatmung hyperventilieren, aber das geschieht nicht so leicht wie bei Mundatmung. Die Nase bietet eine natürliche Durchflussbegrenzung.

Auch für die Funktionsfähigkeit der Atemmuskulatur ist die Nasenatmung wichtig. Der Widerstand, den die Nase der Einatemluft entgegensetzt, erhöht den Unterdruck und Sog im Brustkorb. Das Zwerchfell benötigt diesen Widerstand, um sich optimal kontrahieren zu können. Dauerhafte Mundatmung führt hingegen zu einer Degeneration des Zwerchfells.[71]

Mundatmung auf Dauer schafft einen Teufelskreis: Sie begünstigt die Entstehung von chronischem Schnupfen, und der chronische Schnupfen macht wiederum eine Nasenatmung unmöglich. Die ununterbrochen belasteten Schleimhäute haben keine Chance, sich zu regenerieren, und dies bereitet den Boden für den Etagenwechsel von einem chronischen Schnupfen hin zu chronischer Bronchitis, von allergischem Schnupfen hin zum Asthma.

Aber auch die Entstehung vieler anderer Beschwerden, wie z. B. Schlafapnoe und damit oft auch Bluthochdruck, werden begünstigt. Sogar Rückenprobleme können gefördert werden, da Mundatmung mit Haltungsstörungen einhergeht. Und bei Kindern und Jugendlichen im Wachstum werden die Kiefer schmaler ausgebildet, wenn mit offenem Mund und unten liegender Zunge geatmet wird. All diese negativen Folgen der Mundatmung hat James Nestor detailliert in seinem Buch »Breath« beschrieben (2020).[72]

Ein- und Ausatmen durch die Nase

Sicherlich ist auch Ihnen schon der Tipp gegeben worden, durch die Nase ein- und den Mund auszuatmen. Sehr häufig hört man diesen Ratschlag von Sportlehrenden und es gibt sogar Atemlehrende, die diese Atemtechnik generell empfehlen.

Allerdings ist das eine sehr unnatürliche Atmung. Der Wechsel zwischen Einatmen durch die Nase und Ausatmen durch den Mund ist aus folgenden Gründen auf Dauer nicht empfehlenswert:

- Die Nasenschleimhäute trocknen aus, und eine oft unangenehme Krustenbildung wird begünstigt. Ursache ist, dass nur die trockene Einatemluft von außen, nicht aber die feuchte Luft aus der Lunge über die Schleimhäute streicht. Atmet man hingegen auch durch die Nase aus, werden die Nasenschleimhäute von innen wieder befeuchtet.
- Eine gesunde, entspannte Atmung zeichnet sich dadurch aus, dass die Ausatmung etwas länger ist als die Einatmung. Die Nutzung der Nase auch für die Ausatmung unterstützt dieses Atemmuster, da diese dem Atemstrom einen gewissen Widerstand entgegensetzt, der bei der ungebremsten Ausatmung durch den Mund entfällt.
- Mit reiner Nasenatmung atmet man in der Regel weniger, langsamer und gleichmäßiger als mit Mundatmung.
- Man kann mehr Luft ausatmen, wenn man durch die Nase ausatmet, als wenn man die Luft durch den offenen Mund herausfließen lässt (Wirkungsweise Seite 203).
- Der Wechsel zwischen Mund und Nase erfordert Aufmerksamkeit und Konzentration, die an anderer Stelle abgezogen wird.

Lippenbremse

Fast alle von Asthma Betroffenen kennen die Lippenbremse. Sie ist das Kernstück der konventionellen Atemtherapie für Menschen mit asthmatischen Beschwerden oder chronisch obstruktiver Bronchitis.

Atemnot löst Angst bis hin zur Panik aus, und es ist eine normale Reaktion darauf, schneller zu atmen. Das führt aber in einen Teufelskreis, weil es die Atemnot verstärken kann. Allein aufgrund der physikalischen Wirkung können die Atemwege kollabieren, wenn man in dieser Situation beschleunigt und stoßweise atmet. Die Luft wird in Bereichen, in denen die Schleimhäute geschwollen sind, eingeschlossen und kann nicht mehr abfließen, um neuer Luft Platz zu machen.

Es handelt sich um einen ähnlichen physikalischen Effekt, wie wenn in einem Kino oder Fußballstadion Panik ausbricht und alle Gäste gleichzeitig durch den Notausgang hinauswollen. Es entsteht ein Stau, denn wenn zu viele gleichzeitig durch ein Nadelöhr wollen, bleiben sie stecken. Der Druck von hinten macht eine Auflösung unmöglich. Nur ein Nachlassen des Druckes ermöglicht eine Lockerung, sodass die Menschen sich wieder bewegen und der Menschenstrom hinausfließen kann.

Die Lippenbremse hilft, diesen Teufelskreis zu durchbrechen. Sie beinhaltet das Ausatmen gegen den Widerstand der fast geschlossenen Lippen. Der Gegendruck, den man mit den Lippen erzeugt, bewirkt, dass die Luft, auch wenn die Atemwege bereits stark zugeschwollen sind, abfließen kann. Der Atem fließt langsam und kontinuierlich, was wiederum eine beruhigende Wirkung hat.

Die Atmung gegen die fast geschlossenen Lippen ist also eine sehr hilfreiche Maßnahme, wenn die Atemwege verengt sind, und es ist sinnvoll, sie zu üben, um sie im Notfall anwenden zu können.

Problematisch erscheint mir aber, dass viele Menschen mit Asthma oder COPD dahingehend angeleitet werden, sich die Lippenbremse für den Alltag anzugewöhnen. Die Empfehlung ist häufig, sie bei jeder Anstrengung anzuwenden. Aber sie ist keine natürliche Form der Atmung, der Wechsel zwischen Einatmen durch die Nase und Ausatmen durch den Mund und das Spitzen der Lippen erfordert Konzentration, die für andere Dinge fehlt. Ein weiterer wichtiger Nachteil ist, dass die Nase bei der Ausatmung nicht mehr befeuchtet wird. Außerdem zieht man die Aufmerksamkeit der Umgebung auf sich, wenn man im täglichen Leben so atmet. Das auszuhalten erfordert Selbstbewusstsein und kann die Betroffenen davon abhalten, diese Möglichkeit zu nutzen.

Wir alle haben mit der Nase eine natürliche und variable Verengung der Atemwege. Wenn es tatsächlich nötig sein sollte, können wir die Nase noch weiter verengen, indem wir die Nasenflügel wie beim Schnüffeln enger machen oder auch mit den Fingern etwas zusammendrücken. Aber meist ist jeder aktive Eingriff gar nicht nötig, wenn man die für die Atmung vorgesehene Nase einfach nur ihrer Aufgabe gemäß benutzt. Die Weite der Nasengänge und übrigen Atemwege passt sich oft sogar von selbst perfekt an unsere Atmung an. Atmen wir zu viel, werden sie enger, atmen wir weniger, werden sie weiter. Die Nutzung der Nase im Alltag macht eine Lippenbremse in den meisten Fällen überflüssig.

Naseputzen

Wem die Nase dauerhaft zugeschwollen ist, der kennt wahrscheinlich die Versuchung, sich ständig auszuschnupfen, weil man immer hofft, dadurch wenigstens etwas freier atmen zu können. Aber es ist ein ständiger Reiz, der auf die überempfindlichen Schleimhäute ausgeübt wird und der sie nicht zur Ruhe und Abheilung kommen lässt. Acht Atmosphären (das Dreifache des Autoreifendrucks) wurden in der Nase von sich ausschnaubenden Patient*innen gemessen.

Mit dem Ausschnupfen kann es außerdem passieren, dass man den Schleim in die Nasennebenhöhlen oder über die Eustachische Röhre (Ohrtrompete) ins Mittelohr drückt und dort Entzündungen verursacht. Es ist deshalb besser, den Schleim hochzuziehen.

Merke

Wir erinnern uns an die Buteyko-Theorie (Seite 14): Schleim verengt die Atemwege und ist daher als Schutzreaktion gegen zu vieles Atmen zu betrachten. Probieren Sie es aus. Wahrscheinlich werden Sie die Erfahrung bestätigt finden, dass Ihnen die Nase umso mehr läuft oder zuschwillt, je mehr Sie sich ausschnupfen. Vermindert man hingegen seine Atmung, wird auch die Schleimbildung auf die Dauer nachlassen. Schon nach kurzer Zeit mit der Buteyko-Methode wird sich das Ausschnupfen wahrscheinlich von allein erübrigen.

Nur wenn die Nase wirklich voller lockerem Schleim ist und das Hochziehen nicht ausreicht, ist es sinnvoll, sich einmalig und sanft die Nase zu putzen. Denn häufig wird umso mehr Schleim nachgebildet, je mehr sie ausgeschnupft wird.

Denken Sie daran, ausreichend viel zu trinken. Eine gute Wasserversorgung verflüssigt den Schleim und unterstützt das Abschwellen Ihrer Nasenschleimhäute.

Wenn die Nase bei kühlem Wetter läuft

Wenn man bei kühler Witterung durch die Nase atmet, beginnt sie zu laufen. Viele halten dies für eine krankhafte Reaktion, und ich höre immer wieder von meiner Klientel, dass sich dieses Problem mit der Anwendung der Buteyko-Methode verstärkt. Aber es handelt sich meistens um eine natürliche Reaktion: Bei Kälte werden die Nasenschleimhäute stärker durchblutet und es wird mehr Sekret gebildet, um die eintretende kalte, trockene Luft anzuwärmen und zu befeuchten, bevor sie in die Lunge gelangt. Die Nasenwände sind kühler als die aus der Lunge kommende, auf Körpertemperatur angewärmte Luft, die man mit 100 Prozent Luftfeuchtigkeit ausatmet. Die Folge ist: Wasser kondensiert an den Nasenwänden und dies, zusammen mit dem vermehrt gebildeten Sekret, kann als Fließschnupfen wahrgenommen werden.

Wenn man bei Anwendung der Buteyko-Methode zu ausschließlicher Nasenatmung übergeht, läuft die Nase aufgrund dieser Reaktionen zwangsläufig mehr. Es fällt einem auch eher auf, als wenn man teilweise oder ganz durch den Mund atmet. Und natürlich stört eine tropfende Nase wiederum die Nasenatmung. In diesem Fall sollte man sich die Nase einfach öfter abtupfen und/oder einen warmen Schal vor Mund und Nase legen.

Übungen gegen eine verstopfte Nase

Eine verstopfte Nase kann unser Wohlbefinden sehr stark beeinträchtigen. Sie verursacht ein Gefühl von Atemnot und bringt unseren Atemrhythmus durcheinander. Bei extremer Schwellung sind unser Sprechen, unser Geschmacks- und Geruchssinn und der Druckausgleich beim Essen beeinträchtigt.

Egal, ob eine Erkältung oder eine Allergie der Auslöser für die Schwellung ist, kann man in fast allen Fällen eine zugeschwollene Nase durch die Verringerung der Atmung wieder frei machen. Dies kann durch Atempausen, eine langsamere, weniger voluminöse Atmung oder Bewegung mit Atmung an der Grenze zum Lufthunger geschehen. Grundsätzlich sind alle Übungen dieser Art zum Freimachen der Nase geeignet. Einige spezielle Übungen, die sich aber hierfür besonders bewährt haben, werden im Folgenden dargestellt.

Allgemeine Regeln:

- Zunächst ist es hilfreich, sich zu entspannen, da Entspannung selbst schon zu einer Atemverminderung führt. Alle Buteyko-Übungen fallen im entspannten Zustand leichter, helfen selbst wiederum aber auch, sich zu entspannen.
- Wenn Ihre Nase ein bisschen Luft durchlässt, versuchen Sie so weit wie möglich durch die Nase zu atmen, auch wenn dadurch der Wunsch nach etwas mehr Luft entsteht. Achten Sie dabei aber darauf, dass der Lufthunger nicht so stark wird, dass Sie in Stress geraten.
- Ist die Nase völlig blockiert, bleibt nichts anderes übrig, als zunächst durch den Mund zu atmen. Achten sie dabei darauf, nur so wenig Luft auszutauschen, wie gerade eben nötig. Dies können Sie sich z. B. dadurch erleichtern, dass Sie die Zähne locker aufeinanderliegen lassen und den Mund nur einen minimalen Spalt geöffnet halten. Gehen Sie sofort zur Nasenatmung über, sobald sich die Nase auch nur geringfügig öffnet.

Luftwunsch akzeptieren

Voraussetzung für diese Übung ist, dass Ihre Nase nicht vollständig zugeschwollen ist.

Durchführung

- Schließen Sie den Mund und ziehen Sie durch das bisschen verbleibende Nasenöffnung langsam Luft ein. Spüren Sie, wie sie kühl hindurchströmt. Konzentrieren Sie sich auf dieses Gefühl.
- Atmen Sie ebenso langsam aus und halten Sie dabei ein leichtes Luftmangelgefühl aus.
- Wenn die Nase sich weitet, atmen Sie möglichst langsam, entspannt und sanft weiter.

Atempausen

Beachten Sie hier die Kontraindikationen für verlängerte Pausen (Seite 68).

Durchführung

- Atmen Sie einige Atemzüge normal (so weit wie möglich durch die Nase und bei völliger Blockierung durch die locker aufeinanderliegenden Zähne) und entspannen sich dabei.
- Nach einer normalen Ausatmung halten Sie die Luft an. Sie können dies mit oder ohne Zuhalten der Nase tun.
- Sobald Sie das Bedürfnis haben, wieder einzuatmen, zählen Sie in Gedanken bis maximal fünf, jedoch nicht so lange, wie Sie können, weil das die Atemkontrolle danach erschwert. Sie dürfen dadurch nicht aus der Puste kommen und nach Luft japsen müssen.

- Atmen Sie langsam und möglichst entspannt wieder ein.
- Atmen Sie danach möglichst entspannt und wenig mit kleinen Atemzügen für eine Minute weiter.
- Wiederholen Sie diese Übung gegebenenfalls mehrmals.
- Immer wenn die Nase wieder zuschwillt, können Sie die Übung wiederholen.

»Nickübung«

Bei der folgenden Übung beruht ein Teil der Wirksamkeit möglicherweise auf der Stimulation eines Reflexpunktes im Bereich der Halswirbelsäule. Diese unterstützt die schleimhautabschwellende Wirkung der Atempausen und des verringerten Atmens.

Durchführung

- Bewegen Sie den Kopf sechsmal ähnlich einem ausgeprägten Nicken, aber sehr viel langsamer, vor und zurück, jeweils bis zu dem Punkt, wo Ihr Kopf abzukippen droht.
- Machen Sie diese Bewegung sechsmal in Ihrem Atemrhythmus: Mit der Einatmung bewegen Sie Ihren Kopf nach hinten, mit der Ausatmung nach vorne. Bewegen Sie sich langsam und atmen Sie weder schneller noch tiefer als normal.
- Nun halten Sie sich nach einer entspannten Ausatmung die Nase zu und machen die gleiche Vor- und Rückwärtsbewegung mit angehaltenem Atem, nun jedoch schneller. Je nachdem, wie lange Sie bequem die Luft anhalten können, machen Sie diese Bewegung drei- bis sechsmal, wenn es sich gut anfühlt, auch mehr.
- Atmen Sie dann, ohne einen tieferen Atemzug zu nehmen, möglichst entspannt weiter.
- Wiederholen Sie die letzten beiden Schritte gegebenenfalls mehrmals.
- Machen Sie den dritten Schritt, dieses Mal aber mit leicht aufgeblasenen Wangen, als wollten Sie den Druck auf dem Trommelfell im Flugzeug ausgleichen. Achten Sie dabei allerdings besonders bei einer Erkältung darauf, nur einen leichten Druck aufzubauen, da andernfalls eventuell bakterienhaltiger Schleim in die Eustachische Röhre gepresst werden könnte.
- Atmen Sie nach der Übung möglichst entspannt, langsam und flach (im Sinne kleiner Atemzüge) weiter, um sich die Wirkung zu erhalten.

Die Schritte 1 und 2 dienen der Vorbereitung und müssen nicht mehr gemacht werden, wenn man mit dieser Übung vertraut ist. Sie können aber immer wieder der Sammlung und Entspannung dienen. Für die Wirksamkeit der Übung sind die Schritte 3 und 4 (bzw. 7) entscheidend. Schritt 6 kann die Wirkung verstärken, ist aber oft gar nicht mehr nötig.

Körperliche Aktivität mit Nasenatmung

- Gehen Sie nach Ihren Möglichkeiten (ohne sich zu überfordern) spazieren, steigen eine Treppe hoch, hüpfen auf einem Trampolin oder strengen Sie sich auf andere Art körperlich ein bisschen an. Ihrer Fantasie sind hierbei keine Grenzen gesetzt.
- Wenn Ihre Nase komplett zugeschwollen ist, beginnen Sie mit einem kurzen Luftanhalten während der körperlichen Aktivität.
- Gehen Sie sofort zur Nasenatmung über, sobald dies möglich ist. Atmen sie dann nur noch durch die Nase und strengen

sich so weit an, wie es die Luftversorgung durch die Nase zulässt.

Grundsätzlich führt jede Art körperlicher Anstrengung mit Nasenatmung dazu, dass sich der CO_2-Gehalt in den Atemwegen erhöht, da durch die Muskeltätigkeit mehr produziert wird. Bei der Kombination von verminderter Atmung mit Anstrengung macht man sich also zwei Wirkungen zunutze: Zum einen behält man möglichst viel CO_2 im Körper und zum anderen produziert man auch mehr. Dies macht solche Übungen besonders wirksam.

Für einen anhaltenden Erfolg ist es bei allen diesen Übungen Voraussetzung, dass Sie auch hinterher so wenig weiteratmen, wie es gerade noch angenehm ist. Am Anfang wird Ihre Nase nach diesen Übungen vielleicht relativ schnell wieder zuschwellen, sobald Sie vergessen haben, auf Ihre Atmung zu achten. Das liegt daran, dass Sie schnell wieder in Ihr ursprüngliches Atemmuster zurückfallen. Wiederholen Sie die Übungen dann einfach. Mit der Zeit wird die Nase immer länger frei bleiben. Geben Sie nicht zu früh auf! Wenn Sie durchhalten, werden Sie möglicherweise schon bald vergessen haben, dass Ihnen die Nasenatmung je Probleme bereitet hat.

Woran kann es liegen, wenn die Nase nicht frei wird?

Wenn die Verstopfung Ihrer Nase zumindest zu einem Teil auf einer Schwellung der Schleimhäute beruht, dann sind auch die Buteyko-Übungen, wenn sie richtig gemacht werden, normalerweise wirksam. Nur in seltenen Fällen ist die Durchgängigkeit der Nase durch die anatomischen Verhältnisse so beeinträchtigt, dass eine freie Nasenatmung trotz Übungen nicht möglich ist. Hierfür können z. B. ein früherer Bruch des Nasenbeins, eine starke Verkrümmung der Nasenscheidewand, Vernarbungen nach Verletzungen oder Operationen oder eine sehr starke Polypen-Bildung verantwortlich sein. Bevor Sie sich aber zu einer Operation entschließen, prüfen Sie, ob Sie Ihre Beschwerden nicht auch mit Atemübungen bessern können, denn jede Operation birgt die Gefahr von Vernarbungen, die das Problem langfristig verschlimmern können. Bei Polypen kann ein Kortison-Nasenspray den Einstieg in die Atemübungen erleichtern. Weitere Informationen hierzu finden Sie im Kapitel »Polypen« (Seite 36).

Nasenzyklus

Immer wieder wird die Beobachtung gemacht, dass die Nasenseiten unterschiedlich weit sind und dass mal besser durch das eine Nasenloch geatmet werden kann und mal besser durch das andere. Hier handelt

Merke

Ist eine Seite unangenehm zugeschwollen, kann man Einfluss auf den Nasenzyklus nehmen, indem man sich auf eine Seite legt: In der Regel weitet sich die oben liegende Nasenseite, während sich die unten liegende verengt. Wenn Sie z. B. wegen verstopfter Nase nicht einschlafen können, kann das neben den Übungen zum Freimachen der Nase helfen, die Nase so weit zu öffnen, dass Sie besser in den Schlaf kommen.

es sich um eine normale Erscheinung: Die Weitung und Verengung der Nasenseiten geschieht hauptsächlich durch ein An- und Abschwellen von erektilem Gewebe, das die Nasenmuscheln und Nasenscheidewand bedeckt, und unterliegt einem Zyklus. Bei den meisten Menschen geschieht das gegenläufig. Bei ihnen wechselt alle 30 Minuten bis sechs Stunden die Nasenseite, durch die sie besser atmen können. Wenn die Nasenscheidewand gerade ist, bekommt man immer gleich gut Luft, ist sie aber verkrümmt und die weitere Seite schwillt zu, bekommt man schlechter Luft. Bei manchen Menschen geschieht das An- und Abschwellen aber auch parallel. In diesem Fall ist die Durchgängigkeit der Nase in den Phasen der Schwellung insgesamt eingeschränkt. Bei Allergien und Infektionen der Nase verstärkt sich das An- und Abschwellen, sodass eine Nasenseite dann ganz blockiert sein kann.[73]

Ursache und Sinn des Nasenzyklus sind nicht vollständig geklärt. Es wird angenommen, dass er mit dem Wechsel des Sympathikotonus zusammenhängt und eine Rolle bei der Immunabwehr, für die Reinigung und Geruchswahrnehmung spielt.[74] Die Schwellung der Nasenmuscheln beeinflusst stark, wie die Luft durch die Nase geleitet wird und welche Zonen sie berührt. Das löst neuronale Antworten aus, die zu Reflexen im ganzen Körper führen.[75] Aus dem Yoga ist auch bekannt, dass das Atmen durch das rechte Nasenloch die linke Gehirnhälfte aktiviert und umgekehrt.[76] Solche Erkenntnisse machen deutlich, wie unkalkulierbar die Effekte sein können, wenn man Teile des Schwellgewebes bei Nasenoperationen entfernt.

Bei einem gesunden Menschen schränkt der Nasenzyklus die Atmung kaum ein und die meisten Menschen bemerken ihn gar nicht. Wird die Schwellung aber z. B. durch eine Allergie oder einen Infekt verstärkt, können Buteyko-Übungen helfen, sie auf das normale Maß zu vermindern.

Nasenatmung im Schlaf

Viele Menschen atmen während des Schlafens durch den geöffneten Mund. Anzeichen dafür sind ein ausgetrockneter Rachen oder starker Durst nachts oder morgens. Auch eine verkürzte Kontrollpause (Seite 91) oder verstärkte Symptome am Morgen können auf Mundatmung in der Nacht hinweisen.

Wenn wir Buteyko-Atemübungen machen, steuern wir unsere Atmung während des Tages immer wieder auch bewusst, um das Atemminutenvolumen zu reduzieren und den CO_2-Spiegel zu erhöhen. Während der Nacht, wenn wir schlafen, steuert jedoch allein das Atemzentrum im Gehirn die Atmung. Wenn es noch auf einen niedrigeren CO_2-Partialdruck eingestellt ist und daher Signale zu einer Atembeschleunigung oder -vertiefung gibt, die wir nicht unter Kontrolle haben, atmen wir dann evtl. durch den

Merke

Selbst wenn wir abends durch die Nase atmend einschlafen und morgens ebenso aufwachen, ist das keine Garantie für eine durchgehende Nasenatmung. Es kann sein, dass wir in bestimmten Schlafphasen, z. B. wenn wir träumen, doch unbemerkt durch den Mund atmen und dadurch unsere Beschwerden verschlimmern.

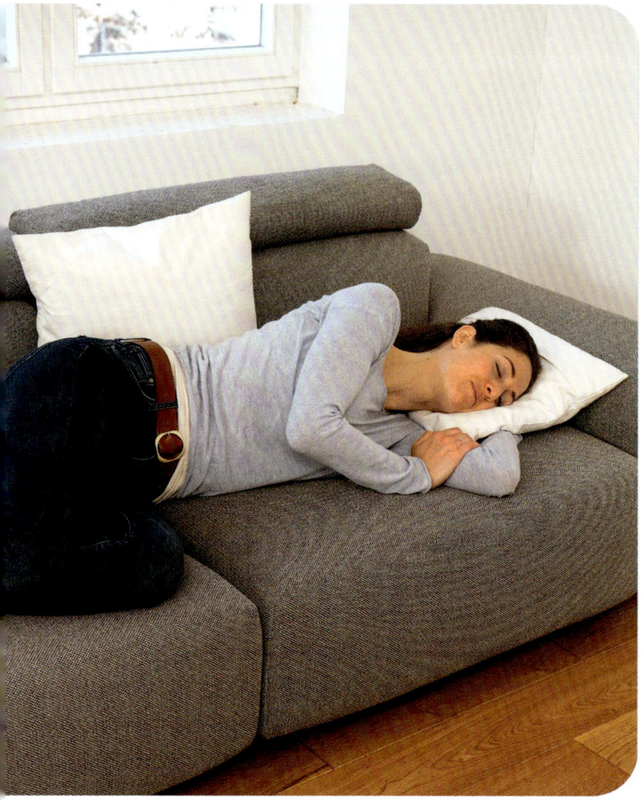

Schlafposition, die eine gesunde Atmung begünstigt

geöffneten Mund. Die Folgen sind eine verstärkte Hyperventilation und eine verstärkte Reizung der Bronchien durch die ungefiltert und nicht klimatisiert eingeatmete Luft. Das kann dazu führen, dass alle Anstrengungen, während des Tages die Atmung zu kontrollieren, zunichtegemacht werden.

Bei manchen Menschen ist die nächtliche Mundatmung das zentrale Problem. Wenn sie es schaffen, auch nachts nur durch die Nase zu atmen, verschwinden Gesundheitsprobleme wie Asthma und Schlafapnoe eventuell vollständig. Aber auch die meisten anderen Menschen profitieren von durchgehender Nasenatmung: Die unangenehme Mundtrockenheit wird verhindert, die Schlafqualität wird insgesamt besser, das Schlafbedürfnis nimmt ab, man fühlt sich morgens ausgeruhter, und in vielen Fällen hört auch das lästige Schnarchen auf.

Günstige Voraussetzungen schaffen

Schlafposition Vermeiden Sie es, auf dem Rücken zu schlafen, da der Mund sich in dieser Position besonders leicht öffnet. Man atmet dann automatisch mehr als in den anderen Liegepositionen. Die minimale Sauerstoffsättigung ist niedriger, der Puls höher und die Anzahl der Atemstörungsereignisse bzw. Erregungsreaktionen höher.[77] Um nicht unkontrolliert während der Nacht aus der Seitenlage auf den Rücken zu rollen, können Sie sich eine zusammengerollte Decke in den Rücken legen. Bei Schlafapnoe bezahlt Ihnen die Krankenkasse gegebenenfalls sogar eine sogenannte Rückenlageverhinderungsweste.

Am günstigsten für die Atemreduktion ist es, auf der linken Seite zu schlafen. Erklärungen dafür sind in der Asymmetrie des Körperbaus, besonders in der unterschiedlichen Größe der Lungenflügel und dem asymmetrischen Bau des Herz-Kreislauf-Systems zu suchen, aber in der medizinischen Literatur nicht zu finden. Wenn Sie Ihr Herz in dieser Lage lauter schlagen hören, ist das kein Grund zur Beunruhigung: Studien haben gezeigt, dass das Herz, da es links im Brustkorb liegt und in Linksseitenlage etwas mehr Körpergewicht darauf lastet, etwas mehr arbeiten muss. Aber das stellt keine Gefahr dar. Wir könnten dies sogar als Sporttraining ansehen, das hier im Schlaf geschieht. Allerdings können Menschen mit Herzinsuffizienz bei eingeschränkter Pumpleistung nicht auf der linken Seite liegen. Sie bekommen Atemnot und eventuell Herzrasen in dieser Position. Ursache ist eine Verschiebung des Blutvolumens im Liegen. Das Blut fließt dann vermehrt aus Beinen und Bauchraum in den Vorhof und staut sich in der Lunge, von wo es nicht schnell genug zurück in den Körperkreislauf gepumpt werden kann.[78]

Es gibt noch einen weiteren Vorteil der Linksseitenlage. Sie schützt auch vor eventuellem Rückfluss von Magensäure in die Speiseröhre (Reflux). Dies kann manchmal auch eine Reizung der Luftröhre verursachen, zu Husten führen und auf diesem Weg Asthma verstärken.

Günstig ist auch die Bauchlage. Wie auf der linken Seite atmet man automatisch weniger als in anderen Positionen. Die Sauerstoffaufnahme wird gefördert und die Atmung effektiver. Wie man vielfach in den Medien sehen konnte, macht man sich diesen Effekt z. B. auch bei der künstlichen Beatmung von Covid-19-Kranken zunutze, indem sie auf den Bauch gelegt werden. Ein Nebeneffekt der Bauchlage ist auch, dass die Bauchorgane durch die Atembewegung sanft massiert werden.

Wenn Sie nicht ohnehin am liebsten auf der linken Seite oder auf dem Bauch liegend schlafen, probieren Sie aus, ob Sie sich mit diesen Positionen anfreunden können. Um die Halswirbelsäule in Bauchlage zu entlasten und ein Abknicken zu verhindern, können Sie sich Ihr Kissen so unter Bauch und Brustkorb legen, dass der Kopf jenseits des Kissens etwas tiefer liegt und gegebenenfalls seitlich abgestützt wird.

Zwingen Sie sich aber nicht in eine Position, denn wenn Sie dadurch unter Stress geraten, ist Ihnen nicht gedient. Das Wichtigste ist, sich gut entspannen zu können. Falls Sie nur auf dem Rücken entspannt schlafen können, sorgen Sie unbedingt für einen geschlossenen Mund, indem Sie ihn sich z. B. zukleben (Seite 84).

Schlafklima Sorgen Sie dafür, nicht zu warm zu schlafen. Zu dicke Decken und zu hohe Raumtemperatur können bewirken, dass Sie zumindest in bestimmten Schlafphasen schwitzen und unbewusst über die Mundatmung (wie ein hechelnder Hund) versuchen, die Temperatur auszugleichen.

Kümmern Sie sich auch um frische Luft im Schlafzimmer.

Schutz vor Allergenen Wenn Sie unter einer Hausstaubmilben-Allergie leiden, benutzen Sie gegebenenfalls allergendichte Bettüberzüge über Kopfkissen und Matratze, sogenannte Encasings. Die Buteyko-Methode führt zwar langfristig meistens auch dazu, dass man immer weniger auf seine Allergene reagiert. Sich aber besonders in der Anfangszeit vor ihnen zu schützen hilft den Teufelskreis aus Beschwerden und Hyperventilation schneller und leichter zu durchbrechen.

Abendessen Essen Sie nicht zu spät und nicht zu schwer. Unverdaut im Magen liegende Nahrung belastet die Atmung und fördert Hyperventilation während der Nacht.

Hilfsmittel

Solange man ausschließlich durch die Nase atmet, schwillt sie in der Regel nicht zu. Ein einziger Atemzug durch den Mund führt hingegen manchmal schon dazu, dass Nasenatmung nicht mehr möglich ist. So war es bei mir selbst. Bei vielen Menschen kann es daher besonders zu Beginn der Übungen sinnvoll sein, den Mund mit mechanischen Hilfsmitteln geschlossen zu halten. Diese werden im Folgenden vorgestellt.

Anti-Schnarch-Instrumente Da man mit offenem Mund leichter schnarcht, wurde im Rahmen der Anti-Schnarch-Forschung eine

Reihe von Hilfsmitteln entwickelt, die das unkontrollierte Öffnen des Mundes während des Schlafes verhindern sollen. Schienen mit oder ohne Scharniere und Mundvorhofplatten werden vom Kieferorthopäden verschrieben und angepasst. Auf dem Markt sind aber auch vorgefertigte Schienen, die im warmen Wasserbad verformbar sind und selbst angepasst werden können. Alle diese Hilfsmittel sind aber Fremdkörper im Mund. Manche halten wegen ihrer Größe den Mund sogar offen und machen Mundatmung nur dadurch unmöglich, dass sie den Spalt zwischen Ober- und Unterkiefer nach vorne verschließen. Daher sind die meisten dieser Hilfsmittel nur begrenzt empfehlenswert.

Eine weitere Variante sind Kinnbinden, die um Kinn und Kopf gelegt werden und das Absacken des Kiefers verhindern. Wenn sie auch das Schnarchen, gegen das sie eigentlich gedacht sind, nicht unbedingt verhindern, so sind sie gegebenenfalls doch sehr hilfreich, um zur Nasenatmung zu verhelfen. Allerdings dürfen einen die Bänder um den Kopf dann nicht stören.

Mund zukleben Die einfachste, bequemste und neben den Kinnbinden kostengünstigste Methode, den Mund während der Nacht geschlossen zu halten, ist das Zukleben des Mundes mit einem besonders hautfreundlichen dünnen Pflasterstreifen.

Viele Menschen, besonders solche mit Atemproblemen, haben Angst bei der Vorstellung, dass Ihnen der Mund zugehalten oder zugeklebt wird. Eine verbreitete Vorstellung ist die von einem Überfall, bei dem einem der Mund zugeklebt wird. Man fühlt sich angewiesen auf die Mundatmung und fürchtet zu ersticken, wenn man nicht jederzeit die Möglichkeit hat, durch den Mund zu atmen.

Diese Art des Zuklebens ist hier nicht gemeint. In den meisten Fällen ist es ausreichend, dem unkontrollierten Aufklappen des Mundes einen kleinen Widerstand entgegenzusetzen.

Sie können dazu hautfreundliches reißbares Klebeband verwenden, wie z. B. Leukopor (2,5 cm breit), das in Apotheken erhältlich und auch für Menschen mit Allergie geeignet ist. Dieses können Sie so bemessen, dass es die Lippen nur gerade eben bedeckt.

Wenn Ihnen das Zukleben unheimlich ist, können Sie zur Gewöhnung auch zunächst einen Streifen senkrecht in der Mitte über den Mund kleben. In diesem Fall können Sie im Notfall noch durch die seitlich geöffneten Lippen atmen und sogar sprechen. Mit einer kräftigen Mundbewegung reißt der Klebestreifen ab.

Bei dieser Art des Zuklebens können Sie allerdings nicht sicher sein, dass Sie nicht doch seitlich am Klebestreifen vorbeiatmen. Wenn Sie das für möglich halten, probieren Sie auch das vollständige Zukleben aus.

Sicherheitsvorkehrungen:

- Nach Alkoholgenuss, der Einnahme von Schlafmitteln oder bei Übelkeit dürfen Sie Ihren Mund nicht zukleben.
- Wenn das Klebeband zu stark klebt, können Sie es vorher einmal an anderer Stelle auf die Haut kleben und wieder abziehen.
- Wer sehr empfindliche Haut im Bereich der Lippen hat, kann dort eine Lippencreme auftragen, sodass der Klebestreifen hier nicht haftet.

- Eine weitere Möglichkeit, die Lippen zu schützen, besteht darin, ein kleines Stück des Klebebandes quer von hinten gegen den längeren Streifen zu kleben und den Mund damit dann so zuzukleben, dass der abgedeckte Bereich auf den Lippen liegt.
- Sie können die Enden auch etwas umfalten, sodass Sie den Klebestreifen daran greifen können, um ihn schneller wieder entfernen zu können. Das kann hilfreich sein, wenn Sie nachts z. B. plötzlich husten müssen.
- Wenn Sie Ihrem Kind den Mund zukleben, machen Sie den Klebestreifen lang genug, sodass er nicht geschluckt werden kann.

Zwar ist das Mundzukleben für viele Menschen am Anfang gewöhnungsbedürftig, die meisten haben aber nach einer kurzen Gewöhnung kein Problem damit. Da sich sehr oft die Schlafqualität deutlich verbessert, wollen viele es nach kurzer Zeit nicht mehr missen.

Wenn Ihnen die Vorstellung, den Mund nachts zuzukleben, sehr unangenehm ist, können Sie ihn sich gegebenenfalls zunächst am Tag für kürzere Phasen zukleben, um sich daran zu gewöhnen.

Wer überzeugt ist, sich den Mund nicht zukleben zu müssen, weil er meint, auch nachts immer durch die Nase zu atmen, sollte es zumindest einige Tage ausprobieren. Ist der Klebestreifen beim Aufwachen am Morgen verschwunden, hat man ihn sich vermutlich unbewusst abgerissen, um durch den Mund atmen zu können. Wer hingegen gut mit dem Klebestreifen geschlafen hat und damit auch immer wieder morgens aufgewacht ist, ohne dass es ihn nachts gestört hat, schläft wahrscheinlich tatsächlich mit geschlossenem Mund. Dann braucht diese

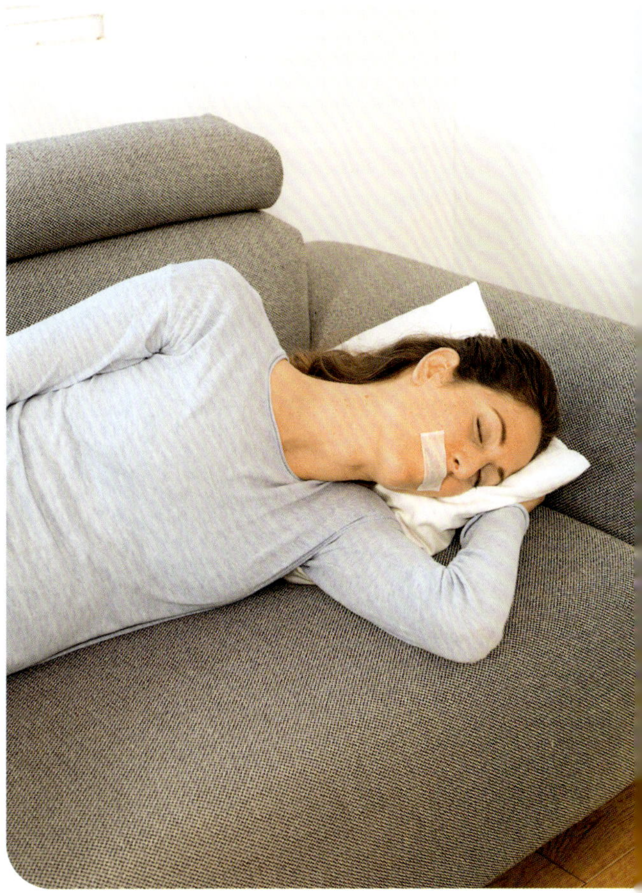

Ein Klebestreifen gibt Sicherheit, dass man auch im Schlaf nur durch die Nase atmet.

Maßnahme im Normalfall nicht angewendet werden.

Auch wenn Ihnen das Mundzukleben zunächst unangenehm ist, seien Sie sich selbst gegenüber offen und beobachten Sie sich gut: Wenn es einen Unterschied in Ihrer Schlafqualität macht, wenn Sie mit zugeklebtem Mund eine bessere Kontrollpause am Morgen und weniger Asthmasymptome haben oder wenn Sie während der Nacht weniger husten, benutzen Sie die Klebestreifen.

In jedem Fall sollten Sie sich aber den Mund bei einer aufkommenden Erkältung zukleben. Wenn Sie dies rechtzeitig bei den ersten Anzeichen tun, kann es verhindern, dass Ihre Nase überhaupt zuschwillt. Sie schützen Ihre Lunge so vor der sich sonst häufig entwickelnden Bronchitis und einer Verschlimmerung asthmatischer Beschwerden.

Reden mit Nasenatmung

Richtiges Atmen ist beim Reden besonders schwer. Uns wird ständig in den Medien vorgeführt und damit suggeriert, dass, wer »cool« ist, im Zeitraffer spricht. Ein solches Reden ist nur möglich, wenn man durch den Mund einatmet. Das schnelle Sprechen ist zudem mit Stress und dementsprechend mit Hyperventilation verbunden. Wer von seiner Veranlagung her eine Schwachstelle im Bereich der Bronchien hat, handelt sich damit auf die Dauer Atemprobleme ein. So ist es nicht verwunderlich, dass Menschen, die beruflich viel reden müssen, auch häufig entsprechende Beschwerden entwickeln und diese auch schwerer wieder loswerden als Menschen, die dieser Anforderung nicht ausgesetzt sind.

Trotzdem kann man auch in Berufen, in denen viel geredet wird, lernen, atemwegsschonend zu sprechen, das heißt, dabei so zu atmen, dass keine Beschwerden auftreten.

Die wichtigste Voraussetzung ist, wie bei allen Tätigkeiten, nur durch die Nase einzuatmen.

Gespräche

Relativ einfach ist das in einem guten Gespräch. Ein solches gibt Gelegenheit zum gegenseitigen Zuhören und Nachdenken, und das wiederum erfordert Ruhe und Pausen. Ein gutes Gespräch lässt einem viel Zeit, richtig zu atmen. Indem man seinen Redefluss ein wenig verlangsamt und sich die Zeit nimmt, den Mund für die Einatmung durch die Nase kurz zu schließen, gewinnt man auch mehr Zeit, sich zu überlegen, was man sagen will.

Selbst wenn es schwerfällt, während des eigenen Sprechens auf die Atmung zu achten, so hat man immer noch die Phasen, in denen man dem Gesprächspartner zuhört und in denen man sich darauf besinnen kann, den Mund geschlossen zu halten und sich zu entspannen. Damit kehrt man automatisch zur Nasenatmung zurück.

Vorträge

Oft höre ich den Einwand: »Es macht keinen guten Eindruck, wenn ich eine Pause mache, um durch die Nase einzuatmen.« Wenn Sie dieser Meinung sind, beobachten Sie Ihre Mitmenschen oder die Moderator*innen in verschiedenen Fernsehprogrammen im Hinblick auf ihr Rede- und Atemverhalten:

- Fällt es auf, wie sie atmen?
- Atmen sie durch den Mund oder durch die Nase ein?
- Atmen sie leise oder schnappen sie nach Luft?
- Wirken sie entspannt oder aus der Puste?
- Unter welchen Bedingungen können Sie ihnen am besten zuhören?

Alle werden zustimmen, dass man sich niedergeredet fühlt, wenn ohne Punkt und Komma gesprochen wird. Solches Reden ist nur für Vorträge ohne Inhalt geeignet. Es lässt dem Zuhörer keine Zeit, wirken zu lassen, was gesagt worden ist. Es lässt keinen Raum für eigene Assoziationen und Gedanken und hemmt jede Kreativität.

Redepausen, in denen der Vortragende sich die Zeit nimmt, durch die Nase einzuatmen, verlangsamen den Redefluss zwar ein wenig, aber sie machen den Redner entspannter und geben ihm Zeit, darüber nachzudenken, was er als Nächstes sagen will. Solche Pausen sind nicht nur hilfreiche oder notwendige Denk- und Entspannungspausen für den Sprechenden, sondern auch für den Zuhörer. Manche geübte Redner setzen sie auch gezielt ein, um die Aufmerksamkeit bei den Zuhörenden zu steigern, denn Pausen haben oft weniger den Effekt, dass sie langweilen, sondern dass sie die Spannung steigern.

Wichtig ist noch, sich klarzumachen, dass beim Sprechen die Ausatemluft gebraucht wird, um hörbare Worte und Töne zu erzeugen. Sie entstehen durch die Luft, die man durch die Stimmbänder ausatmet. Bei einem Vortrag verwendet man, solange man nicht zwischenatmet, alle Luft zum Sprechen. Das Sprechen ist gleichzeitig das Ausatmen, das in diesem Fall durch den Mund geschieht.

Wie viel Luft man pro Zeiteinheit im Einzelfall insgesamt austauscht, hängt davon ab, wie schnell und ökonomisch man spricht. Beim schnellen Sprechen braucht man mehr Luft. Allerdings benötigt man auch mehr Energie dazu, sodass Sauerstoffbedarf und CO_2-Produktion höher sind. Man kann also auch sehr schnell sprechen, ohne zu hyperventilieren. Bei ungünstiger Atmung und Sprechökonomie besteht jedoch die Gefahr der Hyperventilation.

Regeln:

- Achten Sie auf eine entspannte Haltung, lassen Sie Schultern und Bauch locker.
- Atmen Sie beim Sprechen nur so tief (Volumen) ein wie sonst auch.
- Atmen Sie grundsätzlich nur durch die Nase ein. Schließen Sie dazu kurz den Mund, damit die Einatmung reflektorisch erfolgen kann. Die Luft, die Sie durch das vorhergehende Sprechen verbraucht haben, füllt sich automatisch wieder auf. Wenn der Mund geschlossen ist, ist nur der Weg durch die Nase frei.
- Finden Sie geeignete Punkte, an denen Sie das reflektorische Einatmen geschehen lassen können.
- Nehmen Sie sich in Redepausen hin und wieder Zeit zum Zwischenatmen. Lassen Sie Ihren Atem dabei los, um sich immer wieder zu entspannen.
- Falls Sie aus der Puste geraten, nehmen Sie sich Zeit, um vollständig auszuatmen. Entspannen Sie dazu Bauch und Schultern.

Übungen zum Reden

Die hier vorgeschlagene Selbstbeobachtung und die Übungen können Sie nach Ihrem Bedarf anwenden, so oft und lange, bis die Nasenatmung beim Reden Ihnen zur Selbstverständlichkeit geworden ist und Sie dem keine Aufmerksamkeit mehr widmen müssen.

Manchen Menschen gelingt die Umstellung schnell, andere brauchen dafür mehr Übung. Entscheidend ist, wie gut Sie Ihre Atmung auch im Alltag wahrnehmen und steuern können.

Durchführung

- Machen Sie sich Ihre Atmung beim Reden im Alltag bewusst.
- Nutzen Sie die Gelegenheit, wenn Sie Kindern etwas vorlesen können. Sie freuen sich über jede Geschichte, die sie zu hören

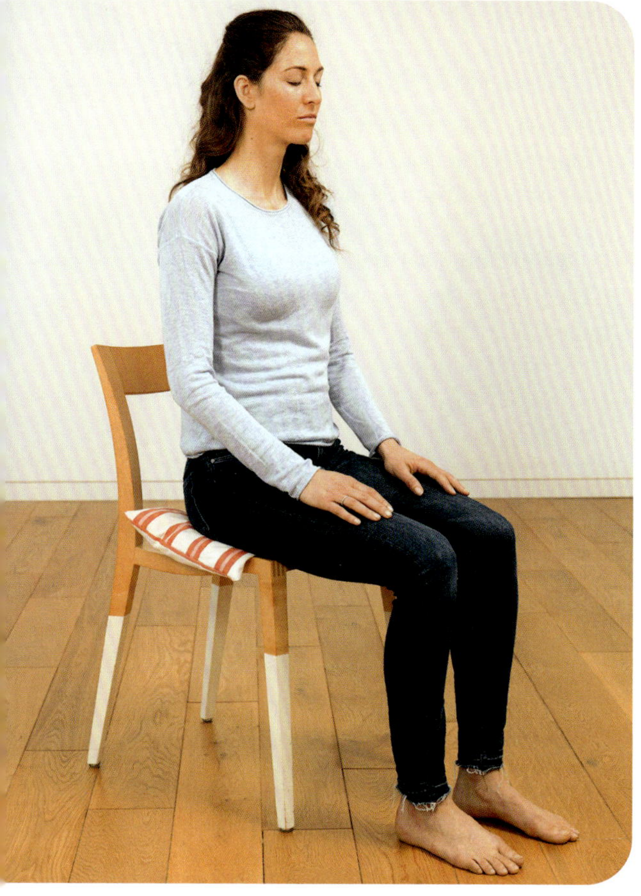

Die richtige Sitzposition

bekommen, und ihnen macht es nichts aus, wenn sich der Vortrag nicht perfekt anhört.

- Nutzen Sie z. B. auch das Zeitunglesen für solche Sprech- und Atemübungen, indem Sie laut lesen, vielleicht auch Ihrem Partner etwas vorlesen.
- Üben Sie, das reflektorische Einatmen zuzulassen. Da es sich um einen Reflex handelt, passiert es automatisch. Sie müssen nur an jedem Satzende bei entspanntem Bauch den Mund kurz schließen.
- Um das zu üben, können Sie zählen: einundzwanzig – Mund schließen und Einatmung geschehen lassen – zweiundzwanzig – Mund schließen und Einatmung geschehen lassen – dreiundzwanzig – usw. Legen Sie dazu eine Hand auf Ihren Bauch unterhalb des Rippenbogens. Spüren Sie, wie sich die Bauchdecke unter Ihrer Hand beim Sprechen nach innen bewegt und beim reflektorischen Einatmen nach außen.
- Üben Sie entsprechendes Atmen beim Lesen eines Gedichtes: Schließen Sie nach jeder Zeile kurz den Mund, um das Einatmen durch die Nase geschehen zu lassen.

Übungsumfeld und Übungsbedingungen

Kleidung Die Kleidung spielt nicht nur für die Übungen, sondern auch für die Atmung im täglichen Leben eine Rolle. Sie darf die Beweglichkeit Ihres Zwerchfells nicht behindern, denn eine Einengung in diesem Bereich lenkt die Atmung nach oben in den oberen Brustkorb. Enge Hosen- und Rockbünde oder Gürtel sind deshalb ungünstig. Die Kleidung sollte locker sitzen und bequem sein und Sie sollten sich wohl darin fühlen. Wenn Sie figurbetonte Kleidung vorziehen, sind Stretchhosen empfehlenswert.

Essen Atemübungen dürfen nicht nach dem Essen durchgeführt werden. Man sollte danach mindestens zwei Stunden warten, ehe man damit beginnt. Ein voller Magen erschwert die Atemübungen und der Organismus ist mit der Verdauung beschäftigt.

Umgebung Grundsätzlich können Sie Buteyko-Atemübungen in jeder Umgebung und bei fast allen Tätigkeiten machen, sofern Sie die Konzentration und Entspannungsfähigkeit dafür aufbringen.

Für die Übungsfolgen (Seite 109) sollten Sie sich aber einen ruhigen Platz suchen, an dem Sie sich wohlfühlen, gut entspannen, nicht gestört werden oder sich ablenken lassen können. Besonders in der Anfangszeit, in der Sie mit der Methode vertraut werden, sich selbst in Bezug auf Ihre Atmung erforschen und Ihre Wahrnehmung dafür entwickeln, ist eine solche Umgebung wichtig. Denn zu Beginn ist sehr viel Aufmerksamkeit nötig für die Vorgänge in Ihrem Körper, die Reaktionen, die die Veränderung Ihrer Atmung mit sich bringen, und die Wahrnehmung dessen, was Ihnen guttut.

Protokollführung Es ist unbedingt ratsam, ein Übungsprotokoll (Seite 108) zu führen. Es verhindert das Abschweifen mit den Gedanken während der Übungen und gibt Ihnen einen Übungsrahmen, der Ihnen das Dabeibleiben erleichtert.

Da Ihre Kontrollpause (Seite 91) je nach Tageszeit, vorhergehenden Aktivitäten und Tagesform schwanken kann und sich im Durchschnitt nur langsam verlängert, ist eine Verbesserung nicht immer sofort offensichtlich. Wenn Sie aber regelmäßig Protokoll führen, können Sie Ihre Fortschritte daran leicht erkennen, und das kann sehr zu Ihrer Motivation beitragen.

Auch wenn Sie möglicherweise später einen Buteyko-Lehrenden zurate ziehen wollen, ist es hilfreich, wenn Sie ein Übungsprotokoll vorlegen können.

Sitzen Wie bei der Kleidung gilt, dass auch Ihre Haltung die Zwerchfellatmung nicht behindern darf. Eine krumme, aber auch eine zu gerade Haltung, die nur mit einer Verspannung von Bauch- und Rückenmuskulatur zu erreichen ist, führen zu einer eingeschränkten Zwerchfellbewegung. Hochgezogene Schultern und ein eingezogener Bauch fördern die Hochatmung in den oberen Brustkorb. Wichtig ist, dass der Bauch weitgehend entspannt, aber nicht schlaff ist. Der Körperschwerpunkt soll sich vom Gefühl her eher etwas unterhalb des Bauchnabels befinden.

Richtig ist eine aufrechte Sitzposition (Abb. Seite 88):

- An den Hüftgelenken bilden Rumpf und Oberschenkel, an den Kniegelenken Ober- und Unterschenkel und an den Fußgelenken Unterschenkel und Füße jeweils rechte Winkel.
- Sie sitzen etwas vor den Sitzbeinhöckern: Kippen Sie hierzu, auf einem harten Stuhl sitzend, Ihr Becken einige Male nach vorne und hinten und spüren Sie den Knochen, über den Sie rollen. Setzen Sie sich so hin, dass Sie etwas davor sitzen. Sie können ein Keilkissen oder ein zusammengefaltetes Kissen zu Hilfe nehmen, sodass Sie mit dem hinteren Teil Ihres Gesäßes etwas erhöht sitzen. Gehen Sie dabei so weit, dass Sie zwar nicht mit einem Hohlkreuz sitzen, aber ein solches angedeutet ist.
- Ihre Schultern sind leicht nach hinten gezogen und befinden sich über Ihren Hüften.
- Die Hände liegen locker auf den Oberschenkeln oder – falls vorhanden – auf den Armlehnen Ihres Stuhls.
- Der Kopf befindet sich in gerader Position, als wäre er am Scheitel wie bei einer Marionettenpuppe aufgehängt. Das Kinn ist dabei leicht zurückgezogen. Pendeln Sie den Kopf aus, indem Sie ihn leicht in alle Richtungen oder in einem angedeuteten Kreis bewegen, und suchen Sie die Position, in der Sie ihn unter dem geringsten Krafteinsatz halten können.

Für die Atemübungen ist es am günstigsten, wenn Sie dafür diese Sitzposition einnehmen. Übungen im Sitzen können Sie praktisch zu jeder Zeit und überall durchführen, wenn Sie hinreichend Ruhe haben.

Statt auf einem Stuhl können Sie auch in einer Meditationshaltung, z. B. im Lotussitz, auf dem Boden sitzen.

Liegen Wenn Sie zu Hause sind und beispielsweise die Zeit vor dem Einschlafen oder nach dem Aufwachen nutzen wollen oder wenn Sie sich im Sitzen nicht gut entspannen können, können Sie die Übungen auch im Liegen machen.

Während Sie zum Schlafen nicht auf dem Rücken liegen sollten, können Sie diese Position für Übungen nutzen. Die Rückenlage hat den Vorteil, dass man sein Zwerchfell besonders gut spürt und leichter als in aufrechten Positionen mit diesem atmen kann.

Messmethoden und Tests

Wenn Sie unter Asthma leiden, haben Sie vielleicht auf ärztlichen Rat ein Peak-Flow-Meter bekommen, mit dem Sie bis zu mehrmals täglich messen sollen, wie es Ihnen geht und ob Sie die Dosierung Ihrer Asthmamedikamente verändern müssen. Früher wurde diesen Messungen ein hoher Stellenwert zugeschrieben. Dies hat sich nach der neuen Version 1 der »Nationalen VersorgungsLeitlinie Asthma« 2020[79] grundlegend geändert. Jetzt heißt es darin nur noch, Peak-Flow-Messungen könnten empfohlen werden, wenn eine »herabgesetzte Empfindung der Asthmasymptome oder eine mangelnde Selbsteinschätzung hinsichtlich des Exazerbationsrisikos« besteht und die Erkrankten geschult werden. Eine klare Empfehlung zu solchen Messungen gibt es nicht mehr.

Die Buteyko-Methode stellt Ihnen andere Messmethoden zur Verfügung, mit denen Sie die gleiche Aussage erhalten können. Es sind die Kontrollpausen- und die Pulsmessung. Die Verwendung des Peak-Flow-Meters wird hier nicht empfohlen. Das heftige Hineinpusten in dieses Gerät belastet die Bronchien und kann selbst Asthmaanfälle auslösen, indem es durch den erzeugten Druck und die Reibung der Luft die chronisch entzündeten Schleimhäute weiter strapaziert und mit Hyperventilation verbunden ist. Es gibt auch Hinweise, besonders bei Kindern, dass Peak-Flow-Messungen keine verlässliche Bewertung des Zustandes erlauben.

Die Messung der Kontrollpause, besonders morgens nach dem Aufwachen, erlaubt Ihnen (ähnlich wie mit dem Peak-Flow-Meter) eine Kontrolle darüber, wie stabil Ihr Zustand ist und ob Sie mit einem Asthmaanfall oder einem Infekt rechnen müssen. Sie können anhand der Entwicklung von Kontrollpause und Puls, die regelmäßig im Rahmen der Übungsfolgen gemessen werden, feststellen, ob Sie die Übungen richtig gemacht haben und ob Sie insgesamt Fortschritte machen. Wenn Sie die Messungen z. B. vor und nach dem Essen bestimmter Nahrungsmittel oder vor und nach dem Sport durchführen, können Sie daran erkennen, was Ihnen gut und was weniger gut bekommt.

Wenn Ihnen die Messung des Peak-Flow-Wertes verordnet oder empfohlen wurde und Sie diese regelmäßig durchgeführt haben, können Sie Ihren Messwerte-Verlauf mit dem der Kontrollpausen vergleichen. Vielleicht ergibt sich daraus sogar, dass die

Kontrollpausen aussagekräftiger sind. Dies hat mir ein Arzt und Buteyko-Kollege aus England berichtet, der seine Patient*innen beides messen ließ. Ergebnis war, dass die Kontrollpausen-Entwicklung eine Verschlechterung besser und früher angezeigt hat als die Peak-Flow-Messungen.

Sprechen Sie gegebenenfalls mit Ihrem Arzt oder Ihrer Ärztin, wenn Sie mit den Peak-Flow-Messungen aufhören möchten.

Kontrollpause

Bei der Kontrollpause misst man die Zeitspanne in Sekunden zwischen dem Ende einer normalen entspannten Ausatmung und dem Moment, in dem das Gefühl eines Luftmangels beginnt. Sie ist keine Übung, sondern ein Maß dafür, wie gut es uns in Bezug auf die Atmung geht. Die Kontrollpause gibt einen Hinweis darauf, wie stark wir hyperventilieren. Wie lang sie ist, hängt mit der Toleranz gegenüber dem CO_2 zusammen. Sie ist umso länger, je höher der CO_2-Partialdruck ist, den unser Atemzentrum zulässt. Wenn man viel CO_2 verträgt, kann man die Luft lange anhalten, ohne Lufthunger zu fühlen. Ist die Toleranz gegenüber CO_2 gering, muss man schnell wieder atmen, um mit der Ausatmung etwas davon loszuwerden und die Konzentration niedriger zu halten. Dementsprechend schnell schnappt man nach Luft.

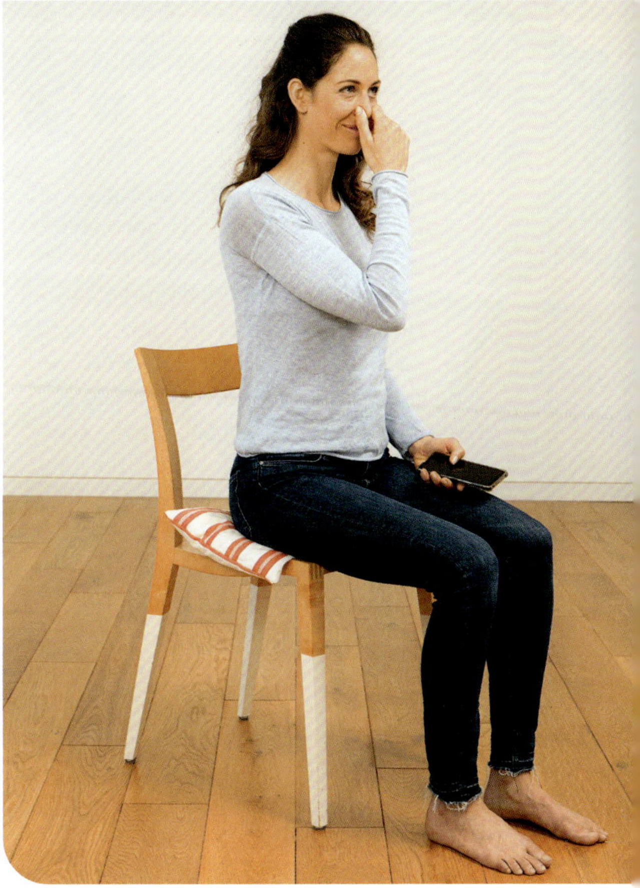

⬆ Messung der Kontrollpause (Beschreibung Seite 92)

Ziel der Buteyko-Übungen ist es, die CO_2-Konzentration in der Lunge und meistens auch im Blut zu erhöhen, und die Kontrollpause zeigt, ob und inwieweit wir Fortschritte machen. Menschen mit Asthma haben zu Beginn der Übungen oft eine Kontrollpause von unter zehn Sekunden. Mit den Übungen steigt die Toleranz für höhere CO_2-Konzentrationen, und die Kontrollpause verlängert sich. Erreicht sie eine Dauer zwischen 20 und 30 Sekunden, verschwinden die Beschwerden in der Regel: Erreicht sie gar 40–60 Sekunden, haben wir auch eine sehr gute Toleranz gegen kurzfristige Stresseinwirkung aufgebaut.

Mithilfe der Kontrollpause können wir außerdem das Gefühl für einen leichten Luftwunsch, das Bedürfnis nach etwas mehr Luft, entwickeln, weil wir uns an ihrem Ende genau auf der Grenze zum leichten Lufthunger befinden. Sie ist damit das Tor zur Luftwunschatmung, die später ausführlich erläutert wird (Seite 104).

Messung der Kontrollpause:

- Setzen Sie sich aufrecht und bequem hin.
- Atmen Sie einige Atemzüge normal und entspannt durch die Nase.
- Nach einer normalen Ausatmung, bei der Sie alle Atemmuskeln entspannen, halten Sie Ihren Atem an und starten gleichzeitig Ihre Stoppuhr (Abb. Seite 91). Zum Atemanhalten können Sie sich die Nase zuhalten. Für viele Menschen erleichtert das die Kontrollpausenmessung.
- In dem Moment, in dem Sie den eindeutigen Wunsch nach Luft verspüren, stoppen Sie die Zeit und atmen wieder ein.
- Atmen Sie normal entspannt weiter. Sie sollten nach dieser Kontrollpause ohne Zwang, Anspannung oder Anstrengung nach Frequenz und Tiefe genauso weiteratmen können wie vor der Pause.
- Notieren Sie die Sekundenzahl in Ihrem Protokoll (Seite 108).

Wenn Sie sich nicht sicher sind, wann genau die Kontrollpause endet, können Sie sich auch an Einatem-Impulsen im Zwerchfell oder im Hals orientieren, falls Sie sie wahrnehmen. Diese Impulse können sich in einem leichten Zucken oder Unterdruckgefühl äußern oder einfach in dem Gefühl, dass sich dort wieder etwas bewegen will. Ein erster Impuls dieser Art zeigt immer das Ende der Kontrollpause an. Stoppen Sie die Pause dann. Sie sollten danach entspannt weiteratmen können. Wenn das nicht möglich ist, verwenden Sie den oben beschriebenen Weg der Kontrollpausenmessung.

Um die Entwicklung Ihrer Kontrollpause verfolgen zu können, ist es wichtig, dass Sie sie immer auf die gleiche Art machen. Wenn Sie sich im Internet informieren, werden Sie möglicherweise auf unterschiedliche Angaben darüber stoßen, wann genau im Atemzyklus Sie die Luft anhalten sollen. Nach meiner Erfahrung, in Übereinstimmung mit den Empfehlungen der meisten Buteyko-Lehrenden, ist es für die meisten Menschen am einfachsten, die Kontrollpause am Ende der Ausatmung zu messen. Dann sind nämlich das Zwerchfell und alle anderen Atemmuskeln vollkommen entspannt. Das hat den Vorteil, dass dieser Zeitpunkt eindeutig ist, sodass die Messungen leichter vereinheitlicht und damit vergleichbar gemacht werden können.

Sie können für die Messung eine Uhr mit Sekundenzeiger verwenden. Besser ist es aber, eine Stoppuhr zu benutzen, wie Sie sie z. B. auf ihrem Smartphone finden. Während der Messung sollten Sie diese nicht beobachten. Die Beobachtung der Zeit lenkt ab und verleitet dazu, die Kontrollpause länger zu machen als sie tatsächlich ist und sich so über deren Dauer zu täuschen. Eine Stoppuhr ermöglicht, die Zeit blind zu stoppen und sich voll und ganz auf sich zu konzentrieren.

Mögliche Fehler:

- Die Kontrollpause wird verfälscht, wenn Sie vorher einen oder mehrere tiefere Atemzüge genommen, das heißt hyperventiliert haben. In diesem Fall können Sie die Luft länger anhalten, ohne Lufthunger zu verspüren. Eine so gemessene Pause lässt keine Aussage über Ihren Zustand zu.
- Wenn Sie nach der gemessenen Kontrollpause das Bedürfnis haben, einen tieferen Atemzug zu nehmen, haben Sie sie zu lange gemacht. Ein Anzeichen dafür ist auch das Bedürfnis, durch den Mund zu atmen.

Bewertung der Kontrollpause:

- Eine Verkürzung der Kontrollpause ist immer ein Warnzeichen, dagegen zeigt eine Verlängerung, dass Sie auf dem richtigen Weg zu mehr Gesundheit sind.

Die Kontrollpause verlängert sich:

- durch Entspannung
- durch Luftwunschatmung
- nach wohltuendem Sport

Die Kontrollpause verkürzt sich z. B.:

- wenn Sie die Übungen falsch machen
- wenn Sie sich bei den Übungen verspannen
- nach dem Essen (sehr abhängig von Art und Umfang der Speisen)
- bei Nahrungsmittelunverträglichkeiten (stärkere Verkürzung)
- wenn sich ein Asthmaanfall ankündigt
- wenn sich ein Infekt ankündigt
- bei Entzündungen (z. B. Zähne)
- bei Stress
- bei starken Emotionen
- nach Überanstrengung (z. B. durch übertriebenen Sport)

Puls

Die Atemfrequenz steht in Beziehung zu allen anderen Körperrhythmen. Besonders offensichtlich ist das bei der Pulsfrequenz. Als Faustzahl gilt: Pro Atemzug schlägt das Herz bei einem gesunden Erwachsenen in Ruhe und Entspannung viermal. Dieser Zustand wird z. B. im Schlaf erreicht. Am Tag kann der Puls-Atem-Quotient aber je nach Belastung zwischen 2:1 und 22:1 schwanken. Mit Entspannung und einer Verringerung der Atmung sinkt die Pulsfrequenz in der Regel.

Vor und nach den Übungen und gegebenenfalls auch innerhalb einer Übungsfolge wird neben der Kontrollpause daher auch der Puls gemessen. Am Vergleich der Pulswerte können Sie sofort erkennen, ob die Übungen in der angestrebten Weise wirken. Haben Sie sie richtig gemacht, sollten Sie nach den Übungen im Vergleich zu vorher eine etwas niedrigere oder höchstens gleichbleibende Pulsfrequenz haben. Erhöht sie sich, ist das ein Warnzeichen für einen Fehler oder eine Überanstrengung bei den Übungen.

Die Erklärung Buteykos für die pulsfrequenzsenkende Wirkung seiner Atemübungen ist folgende: Die Verringerung der Atmung führt zu einer Erhöhung des CO_2-Spiegels und wirkt darüber beruhigend auf das Nervensystem und entspannend auf die glatte Muskulatur um die peripheren Blutgefäße. Diese erweitern sich, sodass die Blutzufuhr zu den Geweben verbessert wird. Das Herz muss nicht mehr so hart arbeiten, um die Sauerstoff- und Nährstoffversorgung zu sichern. Das bewirkt, dass Blutdruck und Pulsrate sinken können.

Hingegen bewirkt ein zu niedriger CO_2-Spiegel, wie er durch Hyperventilation verursacht wird, unter anderem, dass sich die glatten Muskeln um die peripheren Blutgefäße zusammenziehen. Die Blutgefäße verengen sich, Blutdruck und Pulsfrequenz können sich erhöhen.

Messung des Pulses:

- Geeignete Stellen zum Pulsfühlen sind das Handgelenk, die Halsschlagader oder die Schläfenschlagader.
- Ertasten Sie die pulsierende Schlagader mit den drei mittleren Fingern und lassen Sie diese leicht darauf ruhen.
- Zählen Sie die Pulsschläge 15 oder 30 Sekunden lang und multiplizieren den Wert mit vier bzw. zwei, um die Anzahl pro Minute zu ermitteln.
- Tragen Sie den Wert in Ihr Protokoll ein.

Die meisten Buteyko-Lehrenden empfehlen die End-Pulsmessung bei einer Übungsfolge nach der Messung der letzten Kontrollpause (Seite 109). Der CO_2-Spiegel im Blut ist von der Übungsfolge noch erhöht, die Entspannung ist noch wirksam.

Wenn Sie eine erniedrigte oder maximal gleichbleibende Pulsfrequenz ermitteln, ist alles in Ordnung und Sie können davon ausgehen, dass Sie die Übungen richtig gemacht haben.

Wenn die Pulsfrequenz erhöht ist Wenn Ihre Pulsfrequenz nach den Übungen im Vergleich zum Anfangsmesswert jedoch immer erhöht ist, kann das darauf hinweisen, dass Sie die Art, wie Sie die Übungen durchführen, korrigieren müssen oder aber einen für Sie ungünstigen Messzeitpunkt verwenden. Die Pulsfrequenz wird von Ihrem Erregungszustand und Ihrer Atmung zum Messzeitpunkt beeinflusst. Manche Menschen wechseln sofort nach Beendigung der Übungen auf ein höheres Aktivitätsniveau, und sei es auch nur psychisch. Eventuell haben Sie schon im Kopf, was Sie gleich unternehmen wollen, und nehmen unbewusst tiefere Atemzüge. Bei manchen Menschen reicht bereits das Protokollieren und die Änderung der Haltung am Ende der Übungsfolge aus, um kurzfristig die Pulsfrequenz zu steigern. Oft sinkt der Puls dann aber gleich wieder ab.

Test: Hyperventilation

Dieser Test zeigt an, welche Symptome Hyperventilation auslösen kann. Er besteht darin, tiefer und schneller zu atmen. Meist wird dabei auch durch den Mund geatmet. Innerhalb weniger Minuten erlebt so gut wie jede*r einige Wirkungen des Überatmens. Die meisten Menschen fühlen sich benommen, empfinden ein Kribbeln in den Extremitäten und Druck auf dem Brustkorb. Menschen mit Asthma erleben meistens eine Verschlimmerung ihrer Atembeschwerden oder lösen damit gar einen Asthmaanfall aus. Je nach Veranlagung erleben viele Menschen eine Verstärkung ihrer persönlichen Symptome, wenn deren Ursache in einer Überatmung liegt. Viele Buteyko-Lehrende setzen diesen Test daher ein, um ihre Klient*innen erfahren zu lassen, welche Wirkungen die Hyperventilation haben kann.
Trotzdem ist dieser Test nur begrenzt aussagefähig, da die persönlichen, durch die chronische Hyperventilation ausgelösten Beschwerden nicht in jedem Fall auch durch akute Hyperventilation verstärkt werden. Der Organismus ist an die veränderten Gasverhältnisse gewöhnt und hat die Wirkung zum Teil kompensiert.[80] Und in manchen Fällen, z. B. bei Herzkrankheiten, kann dieser Test auch gefährlich sein, da er zu einer Verengung der Herzkranzgefäße führen kann.

Warnung

Machen Sie diesen Test nicht, wenn Sie unter einer schwereren Krankheit leiden! Wenn man diesen Test einsetzt, sollte man wissen, wie man die Symptome, die dadurch ausgelöst werden können, wieder zum Verschwinden bringen kann: Im Anschluss an den Test sollte man nach einer Ausatmung eine verlängerte Atempause einlegen (die Luft anhalten) und dann möglichst wenig und entspannt weiteratmen.

Um einen möglichen Messfehler zu erkennen oder auszuschließen, gehen Sie folgendermaßen vor:

- Fühlen Sie in sich hinein, um zu klären, ob die Erhöhung der Pulsfrequenz nach den Übungen durch ihre Haltung, ihre Gedanken oder Gestresstsein durch die Messung erklärt werden kann.
- Probieren Sie verschiedene Messzeitpunkte während und nach der Übungsfolge aus (direkt nach der Luftwunschatmung, direkt nach der letzten Kontrollpause, einige Minuten nach der letzten Kontrollpause)
- Besorgen Sie sich gegebenenfalls ein Pulsmessgerät, das eine kontinuierliche Messung während der Übungen und nach diesen erlaubt.

Wenn Sie ausgeschlossen haben, dass ein Messfehler vorliegt und der Puls zu allen möglichen Messzeitpunkten beschleunigt ist, müssen Sie Ihre Übungen korrigieren.

Überlegen Sie in diesem Fall, welche der folgenden Faktoren als Ursache für die Pulserhöhung in Frage kommen:

- Ermüdung (zu lange Übungsdauer)
- Gestresstsein durch die Übungen
- Verspannungen
- falsche Technik mit unbemerkt verstärkter Hyperventilation
- Sauerstoffmangel (Atmung zu stark verringert)

Möglicherweise machen Sie die Übungen, gemessen an Ihrem Zustand, zu intensiv oder die Übungsfolgen sind zu lang für Sie. Wenn Sie dies für möglich halten, gehen Sie etwas in der Intensität des Lufthungergefühls zurück. Wenn Sie keine kontinuierliche Pulsmessung während der Übungen machen können, messen Sie im Zweifelsfall mehrmals während einer Übungsfolge Ihren Puls und hören mit den Übungen auf, sobald die Pulsfrequenz ansteigt.

Lassen Sie gegebenenfalls Ihre Übungstechnik durch eine*n Buteyko-Lehrende*n überprüfen.

Weniger, aber effektiver atmen lernen

Die in den folgenden drei Kapiteln beschriebene Atembeobachtung, Entspannung und Zwerchfellatmung können bereits zu einer gewissen Atemreduktion führen. Sie erleichtern es, die eigentlichen Buteyko-Kernübungen mit Luftwunsch durchzuführen, die in den sich anschließenden Kapiteln erklärt werden.

Atembeobachtung

Bei der folgenden Atembeobachtung geht es darum, dass Sie, bevor Sie mit den Übungen beginnen, zunächst einmal wahrnehmen, wie Sie normalerweise atmen. Darüber hinaus werden Sie aber feststellen, dass Sie sich mit dieser Atembeobachtung entspannen. Sie eignet sich daher auch zur Vorbereitung auf die Buteyko-Übungen, z. B. nach einem stressreichen Tag, an dem Sie Ihre Anspannung nur schlecht loslassen können.

Zu Beginn können Sie diese Atembeobachtung Punkt für Punkt in Etappen machen und später aus dem Gedächtnis. Besser ist es aber, wenn Sie sich diese Anleitung vorlesen lassen oder wenn Sie sie sich selbst als Audio vorlesen und aufnehmen und dann vorspielen.

Durchführung

- Setzen Sie sich bequem, aber gerade auf einen Stuhl oder legen Sie sich hin und atmen Sie normal. Wenn Sie die Übung im Sitzen machen, stellen Sie Ihre Beine nebeneinander (nicht übereinandergeschlagen). Die ganze Fußsohle berührt den Boden. Fuß-, Knie- und Hüftgelenke bilden rechte Winkel. Geben Sie Ihrem Zwerchfell Raum für eine freie Atmung in den Bauch, indem Sie mit angedeutetem Hohlkreuz sitzen. Die Hände liegen locker auf den Oberschenkeln. Die Schultern sind dabei leicht, aber ohne Verspannung nach hinten gezogen. Der Kopf ist gerade, als wären Sie wie eine Marionette am Scheitel aufgehängt. Minimieren Sie den Kraftaufwand, der nötig ist, um Ihren Kopf im Gleichgewicht einzupendeln, indem Sie das Kinn ebenfalls ein wenig nach hinten über die Halsgrube ziehen.
- Probieren Sie aus, ob Sie sich besser mit offenen oder geschlossenen Augen entspannen und konzentrieren können. Wenn Sie diese Atembeobachtung im Sitzen machen, richten Sie Ihren Blick bei geöffneten Augen zur Decke, ohne den Kopf in den Nacken zu kippen – so als würden Sie über eine schwierige Frage nachdenken. Der aufwärtsgerichtete Blick fördert die Konzentration und erleichtert oft die Atmung mit dem Zwerchfell und damit die Entspannung. Wenn Sie sich aber unwohl damit fühlen oder Ihren Blick und Ihre Wahrnehmung damit nicht so gut nach innen richten können, schließen Sie die Augen.
- Wandern Sie nun einmal mit Ihrer Aufmerksamkeit durch Ihren Körper und entspannen alle Muskeln. Beginnen Sie mit den Füßen. Spüren Sie den Kontakt Ihrer Fußsohlen zum Boden. Entspannen Sie die Füße, die Fußgelenke, die Waden, die Knie, die Oberschenkel, das Gesäß, den Bauch, den Brustkorb, den Rücken, die Schultern, die Oberarme, die Unterarme, die Hände, den Nacken, den Hals, die Kopfhaut, die Stirn, die Augen, die Schläfen, die Wangen, die Kiefer, die Lippen, das Kinn.
- Beobachten Sie, wie Ihr Atem fließt, ohne ihn zu verändern. Lassen Sie sich in die Entspannung sinken.

Stellen Sie sich nun die folgenden Fragen:

- Welches Volumen hat ein Atemzug, empfinde ich ihn eher als groß oder klein?
- Wie schnell oder langsam ist mein Atem, atme ich eher häufig ein und aus oder eher selten?
- Wie lang ist meine Ausatmung im Vergleich zur Einatmung, ist sie eher länger oder kürzer?
- Atme ich ununterbrochen ein und aus oder mache ich irgendwo eine Pause im Atemzyklus?
- Wenn ich eine Pause mache, liegt sie nach der Ein- oder nach der Ausatmung?
- In welchen Bereichen spüre ich die Atembewegung: im unteren Bauch, im oberen Bauch, im Brustkorb, in den Schultern? Spüre ich Atembewegung im Rücken? Wo dehnen sich meine Rippen?

Nun verändern Sie Ihre Atmung ein wenig:

- Wenn Sie überwiegend in die Schultern oder in den oberen Brustbereich geatmet haben, verlagern Sie Ihre Atmung nach unten. Lassen Sie Ihre Schultern los und entspannen Ihren Bauch. Spüren Sie Ihren Körperschwerpunkt etwas unterhalb des Bauchnabels. Legen Sie eine Hand oberhalb ihrer Brust auf Ihren Brustkorb und die andere oberhalb des Bauchnabels auf Ihren Bauch direkt auf das Dreieck, dass die untersten Rippen bilden. Dort können Sie die Hauptbewegung Ihres Zwerchfells spüren.

Atmen Sie nun so, dass sich die Hand oberhalb Ihrer Brust möglichst wenig bewegt. Nur die Hand auf Ihrem Bauch bewegt sich mit der Atmung in Ruhe und Entspannung. Mit der Einatmung wölbt sich Ihr Bauch ein wenig nach außen, mit der Ausatmung sinkt er nach innen. Nur die unteren Rippen bewegen sich in den Flanken minimal mit.

- Lassen Sie Ihre Atemzüge nun eine Nuance kleiner werden. Wenn Sie eingeatmet haben, lassen Sie den Atem einfach etwas früher wieder los. Probieren Sie eine Weile, wie sich das anfühlt.
- Nun lassen Sie sich etwas mehr Zeit für jeden Atemzug, indem Sie sich immer mehr entspannen. Wichtig ist: Vergrößern Sie die Atemzüge dabei in ihrem Volumen nicht.
- Wenn die Einatmung zu Beginn länger als die Ausatmung war, experimentieren Sie jetzt mit der Dauer dieser beiden Phasen. Verkürzen Sie nun die Einatmung und verlängern die Ausatmung – zunächst, bis sie gleich lang sind, und wenn sich das gut anfühlt, dehnen Sie die Ausatmung weiter aus, bis sie länger als die Einatmung ist. Probieren Sie aus, wie sich das anfühlt. Atmen Sie dabei aber immer nur so weit aus, bis sich Ihre Atemmuskulatur entspannt anfühlt. Benutzen Sie dabei nicht Ihre Bauchmuskulatur, um Restluft aus Ihren Lungen hinauszupressen. Lassen Sie nur einfach entspannt die Luft entweichen. Mit jeder Ausatmung lassen Sie sich ein wenig mehr in die Entspannung sinken.
- Wenn Sie zu Anfang eine Pause nach der Einatmung gemacht haben, lassen Sie diesen Übergang nun fließen: Gehen Sie direkt von der Einatmung in die Ausatmung über.
- Wenn Sie in stetem Fluss ein- und ausgeatmet haben, lassen Sie nun eine kleine Atemruhe nach der Ausatmung entstehen. Indem Sie sich die Pause an dieser Stelle gönnen, genießen Sie die Entspannung aller Atemmuskeln in dieser Phase Ihres Atemzyklus. Spüren Sie die tiefe Entspannung während dieser Atemruhe und genießen die Stille. Kosten Sie sie aus. Lassen Sie sich so viel Zeit für diese Atemruhe, wie es gerade noch angenehm ist. Lassen Sie das Einatmen erst wieder geschehen, wenn es von allein kommt, ohne das Volumen zu vergrößern.
- Atmen Sie nun noch eine Weile entspannt weiter, immer in folgendem Muster: Die Einatmung geschehen lassen – den Atem loslassen und dabei in die Entspannung sinken – in die Stille der Atemruhe nachspüren.
- Kommen Sie dann wieder zurück, indem Sie Ihre Hände und Füße bewegen und anspannen, sich recken und strecken. Achten Sie darauf, dass Sie dabei keinen tiefen (voluminösen) Atemzug nehmen, da Sie hierdurch die Wirkung der Übung wieder zunichtemachen würden.

Entspannung

Viele Menschen befinden sich zeitweise oder sogar ständig mehr oder weniger in dem Teufelskreis aus Stress, Anspannung und chronischer Hyperventilation. Stress erzeugt Anspannung und Hyperventilation. Hyperventilation wiederum unterhält Anspannung und Stress. Es geht also darum, aus diesem Teufelskreis auszubrechen.

Wie aber kann das gelingen? Einerseits ist Entspannung eine Voraussetzung für einen Erfolg mit der Buteyko-Atmung. Je entspannter man in die Übungen geht, desto effektiver sind sie. Entspannung führt dazu, dass die Buteyko-Übungen leichtfallen. Andererseits führen die Buteyko-Atemübungen selbst zur Entspannung. Sie eignen sich also dazu, den Teufelskreis aus Stress – Anspannung – Hyperventilation umzukehren und sich mithilfe des verringerten Atmens zu entspannen und Stress abzubauen.

Einfache Entspannungsmethoden können hier unterstützend eingesetzt werden, da auch sie dazu führen können, dass man etwas weniger atmet. Sie reichen allerdings im Allgemeinen noch nicht aus, um ein eingefahrenes Stress-Atemmuster zu korrigieren, und sie helfen hier nicht, wenn sie mit tiefem Atmen kombiniert werden.

Die Buteyko-Übungen bestehen im Wesentlichen darin, nur so viel zu atmen, dass der Wunsch nach etwas mehr Luft entsteht und für gewisse Zeiten aufrechterhalten wird. Diesen Luftwunsch – eine sanfte Form von Lufthunger – kann man entweder durch bewusstes Zurückhalten der Atmung (Atemkontrolle) erreichen oder aber mit bewusster Entspannung der Atemmuskeln.

Mit den Buteyko-Übungen kann man beide Wege versuchen. Der weitaus aussichtsreichere und sicherere Weg führt über die Entspannung. Man lässt den Atem nur kommen und gehen, wenn er von allein kommen und gehen will. Indem man sich entspannt, kommt man mit weniger Luft aus, das Atemzentrum ist toleranter gegenüber den steigenden CO_2-Konzentrationen.

Nur wer sich nicht entspannen kann, sollte den anderen Weg über die Atemkontrolle versuchen. Wenn man dies nicht übertreibt, verhilft der auf diese Weise erhöhte CO_2-Gehalt zu besserer Entspannung. Man verschafft sich also zunächst durch Zwang einen Zugang zur Entspannung und damit zu dem leichteren und aussichtsreicheren Weg der Atemreduktion über die reine Entspannung.

Der häufigste Fehler, der bei diesen Übungen gemacht wird und den ich bei den Teilnehmenden meiner Kurse auch immer wieder erlebe, ist das unbewusste Verspannen während der Übungen. Die Betroffenen wollen alles richtig machen, setzen sich selbst unter Druck und damit ihre tägliche Daueranspannung fort. Im ungünstigsten Fall atmen sie dann gegebenenfalls unbewusst mehr oder zumindest nicht weniger, obwohl sie Lufthunger spüren.

Hat man das Luftwunschgefühl hingegen auf dem Weg über die Entspannung erreicht, versucht der Körper nach den Übungen, wenn man seine Atmung nicht mehr kontrolliert, auch nicht, den »Luftmangel« wieder auszugleichen. Man geht nicht die Gefahr ein, hin und her zu pendeln zwischen Stressatmung mit Hyperventilation im Alltag und angestrengten Übungen in dafür reservierten Zeiten.

Aus diesen Gründen ist es sehr hilfreich, sich zu Beginn der Übungen jeweils möglichst weitgehend zu entspannen, bevor man versucht, mit den im Folgenden beschriebenen speziellen Übungen Luftwunsch zu erzeugen. Hierbei können auch andere Entspannungsmethoden (Seite 165) wie Autogenes Training, Progressive Muskelentspannung, Yoga oder Feldenkrais usw. zu Hilfe genommen werden.

Zwerchfellatmung und Bauchatmung

Das Zwerchfell ist unser wichtigster Atemmuskel. Es liegt zwischen Lunge und

Bauchorganen. Wird es angespannt, bewegt es sich nach unten und vergrößert das Lungenvolumen, sodass Luft eingesogen wird. Von außen sieht man, wie sich der Bauch oberhalb des Bauchnabels nach vorne wölbt. Entspannt sich das Zwerchfell, verlängert es sich, wölbt sich wieder nach oben und drückt die Luft hinaus. Jetzt sieht man, wie sich die Bauchdecke wieder senkt. Die Einatmung ist also der aktive Teil des Atemzyklus und die Ausatmung der passive, der durch Entspannung erfolgt (siehe Abb. Seite 27).

Im Ruhezustand benötigt man für die Atmung nur das Zwerchfell. Alle anderen Atem- und Atemhilfsmuskeln können entspannt bleiben. Vielleicht sieht man eine kleine Bewegung im Brustkorb, weil das Zwerchfell mit den unteren Rippen und diese wiederum über das Brustbein miteinander verbunden sind. Diese Bewegung sollte aber in Ruhe kaum sichtbar sein. Erst bei Anstrengung erhöht sich der Bedarf an Sauerstoff und die Produktion an abzuführendem CO_2. Wir atmen mit voluminöseren Atemzügen, sodass zusätzlich der Einsatz weiterer Atemmuskeln nötig ist. Bewegung ist dann im ganzen Brustkorb zu sehen. Auch bei Anstrengung sollte aber die Zwerchfellatmung im Vordergrund stehen und nicht einfach durch Atmung mit dem oberen Brustkorb ersetzt werden.

Warum ist es so wichtig, mit dem Zwerchfell zu atmen? Wenn wir mit diesem Muskel atmen, nutzen wir für den Gasaustausch vorrangig den unteren Lungenbereich – zumindest solange wir uns in aufrechter sitzender oder stehender Position befinden. Denn die Durchblutung der feinsten Blutgefäße (Kapillaren) um die Lungenbläschen ist unten am besten, weil sie der Schwerkraft folgt. Dementsprechend ist die Sauerstoffaufnahme auch im unteren Lungenbereich am effektivsten. Nutzen wir primär diesen Bereich für unsere Atmung, müssen wir die geringste Atemarbeit leisten.

Eine weitere positive Wirkung der Atmung mit dem Zwerchfell ist die Massage der inneren Organe. Sie verbessert die Durchblutung im Bauchraum.

Bauchatmung wirkt außerdem entspannend. Wir alle kennen das Entspannungsgefühl, das einem tiefen Atemzug in den Bauch folgt. Meistens nehmen wir hierzu einen sehr voluminösen Atemzug, der wie gewohnt den Brustkorb und nun auch den Bauch füllt. Aber um dieses Entspannungsgefühl zu erreichen, muss der Atemzug nicht voluminös sein, er muss lediglich durch die Zwerchfellbewegung ausgelöst sein. Das für die Entspannung Entscheidende ist das Absinken des Zwerchfells in den Bauchraum.

Hingegen ist Brustatmung eine Stressatmung. Geraten wir in Stress, ist es eine normale Körperreaktion, die Atmung zu beschleunigen und zu vertiefen. Wir ziehen dann oft den Bauch ein, atmen paradox und nur noch mit dem oberen Brustkorb. Wir atmen mehr, um den erhöhten Bedarf an Sauerstoff zu decken, der für Kampf und Flucht nötig ist und um mehr CO_2 abatmen zu können. Nach dem Kampf oder der Flucht normalisiert sich die Atmung wieder. Tut sie das nicht und atmen wir weiter im oberen Brustkorb, dann bleiben wir körperlich in einem Stresszustand, da Brustatmung den Sympathikus (Teil des vegetativen oder autonomen Nervensystems) in ständiger Erregung hält.

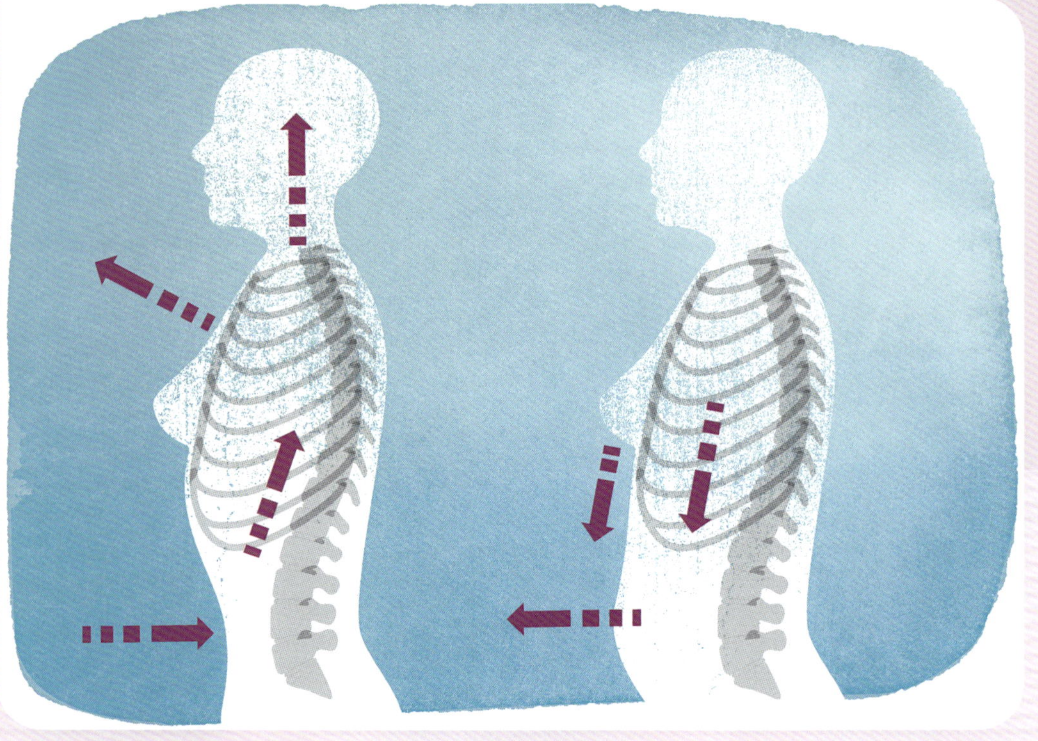

Bauchbewegung bei der Einatmung: links bei der ungünstigen paradoxen Atmung, rechts bei normaler Zwerchfellatmung

Test: Atme ich überwiegend mit dem Zwerchfell?

- Legen Sie eine Hand oberhalb Ihrer Brust auf Ihren Brustkorb, die andere oberhalb des Bauchnabels auf den Bauch.
- Atmen Sie normal und fühlen Sie, wo Ihre Atembewegung spürbar ist. Bei Zwerchfellatmung ist die Atembewegung vorrangig im Dreieck unterhalb der Rippen und oberhalb des Bauchnabels fühlbar.
- Prüfen Sie nun, ob sich Ihre Bauchdecke bei der Ein- oder bei der Ausatmung senkt.
- Senkt sie sich bei der Ausatmung, ist alles in Ordnung.
- Wenn Sie jedoch bei der Einatmung den Bauch einziehen, atmen Sie paradox. Dies ist die häufigste Form der Stressatmung und wird sehr oft zur Gewohnheit.
- Bei gewohnheitsmäßiger paradoxer Atmung ist es sehr wichtig, seine Wahrnehmung für die eigene Atmung zu schulen, um sie normalisieren zu können. Da sich der Bauch ebenfalls bewegt, nur falsch herum, wird paradoxe Atmung manchmal übersehen. Holen Sie sich gegebenenfalls Unterstützung bei einem*r Buteyko-Lehrenden.

Übungen, die die Zwerchfellatmung fördern

Viele Menschen sind so daran gewöhnt, mit dem oberen Brustkorb zu atmen, dass sie gar keine Vorstellung mehr davon haben, wie sich Zwerchfellatmung anfühlt. Besonders auch bei Mundatmung wird das Zwerchfell häufig so wenig benutzt, dass es degeneriert. In solchen Fällen hilft es, die Wahrnehmung für die Zwerchfellatmung zu schärfen, Lockerungsübungen für diesen Muskel zu machen und ihn gezielt zu trainieren.

Dies gelingt oft leichter, wenn zunächst in Rückenlage geübt wird, weil das Zwerchfell in dieser Position besser wahrnehmbar ist als in aufrechter Position.

Tragen Sie bei diesen Übungen locker sitzende Kleidung, die Sie nicht am Bauch einengt.

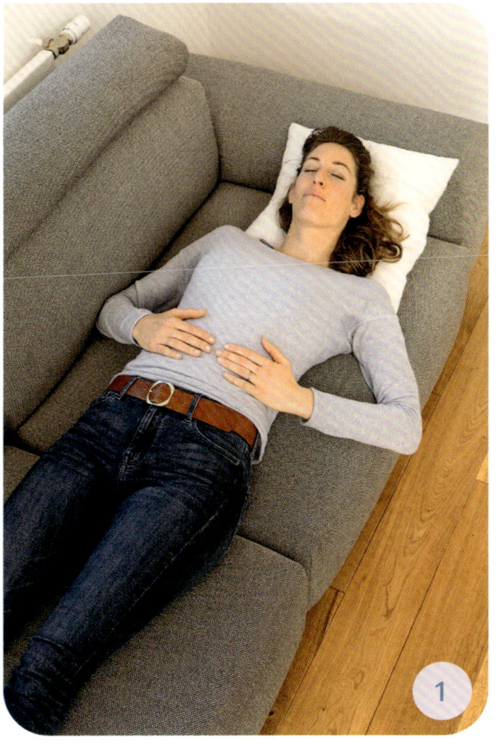
1

Wahrnehmung der Zwerchfellatmung im Liegen

Durchführung

- Legen Sie die Hände auf Ihren Solarplexus (etwas oberhalb des Bauchnabels), sodass sich die Fingerspitzen in der Mitte gerade eben berühren (1).
- Beim Einatmen bewegen sich die Finger auseinander beim Ausatmen treffen sie wieder zusammen.

Bei dieser und der folgenden Übung geht es um das Erkennen und Erfühlen der Zwerchfellbewegung. Atemerfahrene Anwender können dies überspringen.

Wahrnehmung aufgerichtet

Durchführung

- Stellen oder setzen Sie sich vor einen Spiegel und beobachten Sie, wo die Atembewegung sichtbar ist. Ziel ist es, dass die Hauptbewegung im Dreieck zwischen Rippen und Bauchnabel sichtbar ist.
- Oder Sie setzen sich gerade auf einen Stuhl mit durchgehender Lehne und lehnen sich so an, dass Ihr gesamter Rücken der Lehne anliegt. Spüren Sie, wo sich die Berührung bei der Einatmung verstärkt. Wenn die Atmung mit dem Zwerchfell geschieht, spürt man dies im oberen Lendenbereich am Übergang zu den Rippen.

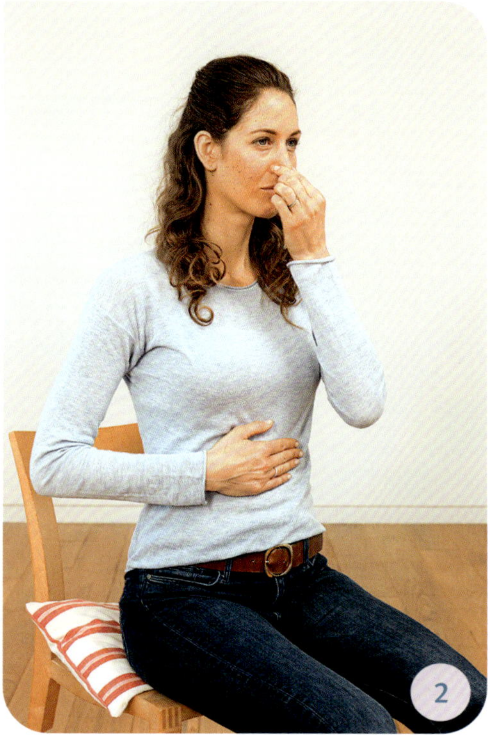

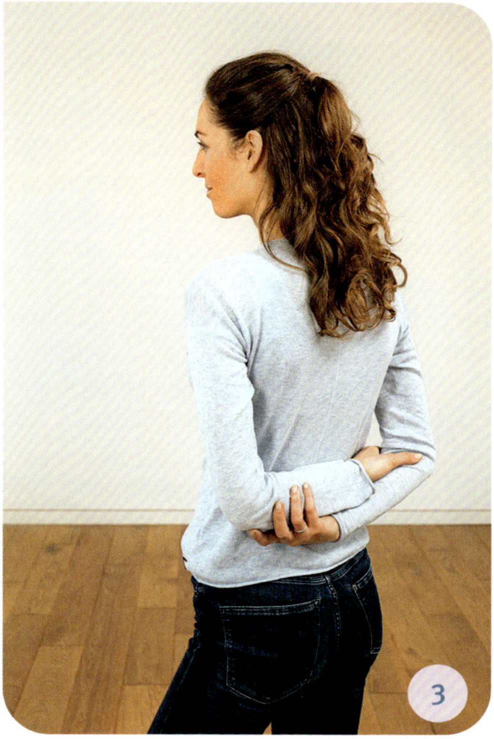

Übungen und Haltungen, die den Atem nach unten lenken

Eine Lenkung der Atmung nach unten geschieht entweder durch eine Verengung der Atemwege, sodass ein Sog im Zwerchfellbereich spürbar wird, oder durch Haltungen, die die Dehnung des oberen Brustkorbs erschweren und dem Zwerchfell Raum geben. Die folgenden Vorschläge sind immer dann geeignet, wenn Sie die Atembewegung im oberen Brustkorb spüren. Sie können Sie bei anderen Tätigkeiten anwenden und zwar solange, bis Sie Ihre Atembewegung damit erfolgreich nach unten gelenkt haben und dies auch beibehalten können.

Verengung der Atemwege

Durchführung

- Verengen Sie die Nase, indem Sie die Nasenflügel mit den Fingern der einen Hand etwas zusammenhalten. Legen Sie die andere Hand auf Ihren Bauch oberhalb des Bauchnabels. Lassen Sie Bauch und Schultern ruhig und entspannt. Spüren Sie den Sog, der unter Ihrer Hand im Zwerchfell entsteht, wenn Sie durch diese Verengung aus- und einatmen (2).
- Oder ziehen Sie die Kehle etwas zusammen und atmen hierdurch ein und aus. Diese Übung hat die gleiche Wirkung auf das Zwerchfell wie das Atmen durch die verengte Nase, mit dem Unterschied, dass die Atemwege hier an einer anderen Stelle verengt werden (Übung Seite 117).

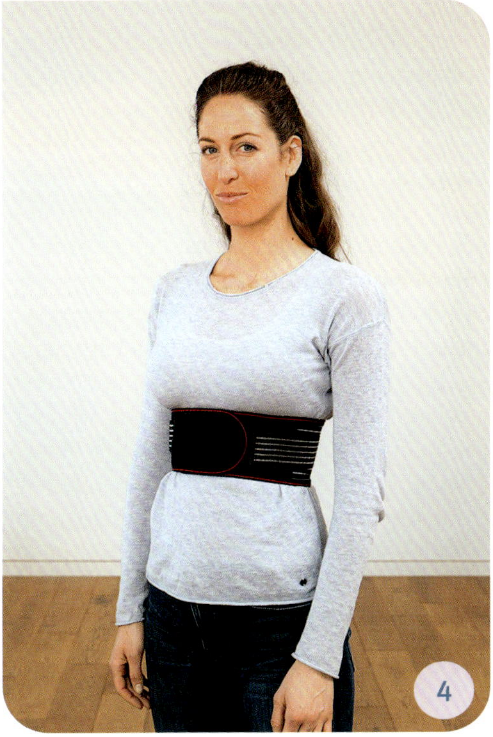
4

Haltungen zur Förderung der Zwerchfellatmung

Durchführung

- Umarmen Sie sich, indem Sie über Kreuz Ihre Schulterblätter fassen. Lassen Sie Ihre Arme schwer auf Ihrer Brust ruhen. Das Gewicht Ihrer Arme verhindert, dass sich der Brustkorb leicht heben lässt, und begünstigt so die Zwerchfellatmung. Man kann diese Übung im Sitzen, Stehen oder Liegen machen. Achten Sie bei aufrechter Haltung darauf, dass die Schultern locker hängen.
- Verschränken Sie Ihre Arme hinter dem Rücken. Lassen Sie dabei die Schultern locker. Sie sitzen oder stehen dabei mit einem angedeuteten Hohlkreuz (3). Diese Haltung kann jederzeit im Alltag, auch z. B. beim Spazierengehen, eingenommen werden.
- Heben Sie Ihre Arme seitlich über den Kopf, als hörten Sie die Aufforderung »Hände hoch!«. Atmen Sie in dieser Position und achten Sie dabei wieder darauf, dass Sie Ihre Schultern nicht hochziehen, sondern dass diese entspannt bleiben.
- Sie können sich auch einen Gürtel oder ein Tuch fest um die unteren Rippen binden, sodass diese sich nicht oder kaum seitwärts bewegen können. In diesem Fall ist nur noch eine Atmung mit dem Zwerchfell möglich (4). Hierfür gibt es auch spezielle Buteyko-Gürtel (Seite 207).

Mit diesen Haltungen soll die Atembewegung im Bauch oberhalb des Bauchnabels spürbar sein.

Übungen zum Lockern und Trainieren des Zwerchfells

Durchführung

- Stellen oder setzen Sie sich aufrecht hin. Sprechen Sie den Laut »sch-sch-sch-sch-sch-sch«, als würden Sie Eisenbahn spielen. Wichtig ist dabei, sich klarzumachen, dass der »sch«-Laut mit der Ausatmung erzeugt wird. Das heißt, die Bauchdecke senkt sich dabei, während sie sich zum Luftholen zwischen den »sch«-Lauten hebt. Vereinfacht ausgedrückt: Sie ziehen den Bauch mit dem »sch« ein, nicht umgekehrt. Diese Übung lockert und trainiert das Zwerchfell.
- Legen Sie sich in Rückenlage ein Buch auf den Bauch, direkt unterhalb des Rippenbogens. Es sollte sich mit der Atembewegung des Zwerchfells bei der Einatmung leicht heben und bei der Ausatmung senken. Wichtig ist, dass Sie dabei normal tief atmen, ohne »Bauchballon«, wie es in manchen Anleitungen empfohlen wird.

Atmen Sie so langsam, wie es gerade noch angenehm ist, sodass Sie damit nicht mehr Luft als nötig austauschen.
- Heben Sie die Beine aus der Rückenlage heraus zu einer sogenannten Kerze an. Atmen Sie in dieser Position einige Atemzüge.

Luftwunschatmung

Die Luftwunschatmung (auch Minder-Volumen-Atmung oder Lufthungeratmung genannt) ist das zentrale Element der Buteyko-Atemmethode für die Reduktion des Atemvolumens, die Atemumstimmung und Normalisierung der Atmung. Es ist eine Atemweise, bei der man ganz einfach weniger Luft pro Zeiteinheit ein- und ausatmet, als man es gewohnheitsmäßig tut, jedoch genug, um den Bedarf zu decken. Man orientiert sich dabei an seinem Lufthunger oder der sanfteren Form, dem Luftwunschgefühl, das einem das Atemzentrum als Signal sendet, wenn man weniger atmet und infolgedessen mehr CO_2 im Körper behält. Man atmet dabei nur so viel, dass man dieses Signal gerade eben wahrnimmt. Indem man täglich über eine gewisse Zeit an dieser Grenze zum Lufthunger atmet, versucht man, die Atmung langsam wieder auf ein gesünderes Niveau zu verschieben und sein Atemzentrum an einen höheren, normalen CO_2-Gehalt zu gewöhnen.

Ziel ist eine Umstimmung der Atmung im Alltag, verbunden mit einem Loslassen der ganzen Anspannung, die uns im täglichen Leben begleitet, und ein Ablassen von der Stressatmung, die sich durch Gewohnheit im Alltag eingeschlichen hat. Die Übungen helfen uns beim Ausbruch aus diesem Teufelskreis aus angespannter und gehetzter Lebensführung, die unsere Atmung anheizt, und der eingeschliffenen Stressatmung, die uns wiederum unter Spannung setzt.

Wenn man die Buteyko-Übungen regelmäßig macht, passt sich der Körper wieder an den gesünderen Zustand mit den entsprechenden physiologischen Verhältnissen an. Unser Organismus, und dabei besonders unser Nervensystem, reagieren nicht mehr so empfindlich auf kleinste Reize und Stressauslöser mit einer Verstärkung der Atmung. Die Toleranz für höhere CO_2-Gehalte steigt – erkennbar an der sich verlängernden Kontrollpause. Man wird insgesamt entspannter, nimmt eher wahr, wenn man in Stress gerät, und kann entsprechend gegensteuern. Beschwerden nehmen ab.

> **Merke**
>
> Mit der Luftwunschatmung wird die Atmung wieder normalisiert.

Weniger tief oder langsamer atmen?

Alle im Folgenden beschriebenen Übungsvarianten verringern das Gesamtvolumen an Luft, das pro Minute ein- und ausgeatmet wird. Das wird in der Fachsprache Atemminutenvolumen genannt. Ein vermindertes Atemminutenvolumen erreicht man, indem man bei gleichem Atemzugvolumen langsamer atmet, also weniger, aber gleich tiefe Atemzüge in einer Minute nimmt, oder indem man das Volumen der Atemzüge verringert, ohne die Atemfrequenz zu erhöhen. Natürlich kann man dies auch kombinieren und z.B. mit langsameren und kleineren Atemzügen atmen oder extrem kleine Atem-

Merke

Bei der Buteyko-Atmung wird bei den Übungen zumindest am Anfang vorrangig das Volumen der einzelnen Atemzüge verkleinert. Die Frequenz kann gleich bleiben oder darf sogar steigen. Eine ideale Übung ist z. B., gefühlt nur einen Fingerhut voll Luft oder nur in die Nasenspitze zu atmen (Seite 113).

züge nehmen, dafür aber sogar eine erhöhte Frequenz zulassen.

Dies sind jedoch theoretische Überlegungen, weil wir nicht exakt anhand unseres Gefühls erkennen können, welches Volumen ein einzelner Atemzug hat. In der Praxis orientieren wir uns vorrangig an unserem Luftwunschgefühl und gegebenenfalls noch an der Anzahl der Atemzüge pro Minute, der Zeit, die ein Atemzug dauert, und der Zwerchfellbewegung oder Dehnung des Brustkorbs mit der Einatmung, da wir diese Faktoren leicht beobachten können. Durch die Auswahl der Atemübungen können wir entscheiden, ob wir eher eine Verkleinerung des Atemzugvolumens oder eine Verringerung der Atemfrequenz begünstigen.

Um verstehen zu können, warum zunächst eine Verkleinerung der Atemzüge erfolgversprechender für eine Umstimmung des Atemzentrums ist, machen wir einen kleinen Exkurs in die Grundlagen.

Ehe die Luft in die Lungenbläschen (Alveolen) gelangt, wo der Gasaustausch stattfindet, das heißt Sauerstoff aufgenommen und CO_2 abgegeben wird, muss sie erst Nase, Luftröhre, Hals, Bronchien und deren Verzweigungen (Bronchiolen) durchqueren. Diesen Bereich unserer Atemwege nennt man auch »anatomischer Totraum«, weil hier noch kein Gas ausgetauscht wird. Dieser Totraum, der den Alveolen vorgelagert ist, hat bei einem Erwachsenen ein Gesamtvolumen von etwa 150 Millilitern. Wenn wir also sehr kleine Atemzüge, nur in der Größe des Totraumvolumens, ein- und aushecheln würden, dann würde theoretisch kein Gasaustausch stattfinden. Wir können dies daran erkennen, dass wir bei einer solchen Atemweise sehr schnell in einen sehr starken Lufthunger geraten. Um Frischluft in die Lungenbläschen zu bringen, müssen unsere Atemzüge also ein größeres Volumen haben als 150 ml.

Wichtig zu wissen ist noch, dass die Lungenbläschen nie leer sind, es bleibt immer ein Restvolumen (Residualvolumen) Luft darin, insgesamt ca. 1,5 Liter. Dazu kommt noch das »exspiratorische Reservevolumen«, das wir noch gegen die elastischen Kräfte des Brustkorbs und der Lunge auspressen können und das auch noch einmal ein Volumen von 1,5 Liter hat. Normalerweise atmen wir aber nur bis zur Atemruhelage aus, wo die erwähnten elastischen Retraktionskräfte von Lunge und Thorax im Gleichgewicht sind. Es bleiben also selbst bei entspannter Atmung immer 3 Liter Luft in der Lunge. Mit dieser mischt sich die eingeatmete frische Luft.
Es wird also in Ruhe bei jedem Atemzug immer nur ein kleiner Anteil, kaum mehr als 10 Prozent der Luft (ca. 350 ml, s.u.), in der Lunge ausgetauscht, sodass die Schwankungen der Sauerstoff- und CO_2-Partialdrücke bei gleichmäßigem Atmen gering sind.

Das erwähnte Volumen von 350 ml ergibt sich aus folgender Rechnung: Eine erwachsene Person atmet in Ruhe ein Volumen von etwa 500 ml ein und aus. Davon verbleiben 150 ml im Totraum, dem Raum von der Nase bis zu den Bronchiolen. Sie werden beim nächsten Ausatmen wieder unverrichteter Dinge hinausgeschoben. Diesem Anteil wird kein Sauerstoff entnommen und kein CO_2 zugefügt.

Normalerweise benötigt eine gesunde erwachsene Person in Entspannung 4–6 Liter Luft pro Minute. Diese Luft kann sie über schnelles, flaches oder langsames tiefes Atmen erreichen. Und dies macht wegen des Totraumanteils einen großen Unterschied.

Dies möchte ich an zwei Atemmustern und den entsprechenden Modellrechnungen verdeutlichen: Sie können diese beiden Atemmuster selbst ausprobieren und spüren, ob Sie sich dabei normal fühlen oder Luftwunsch spüren.

Fall 1 (normales Atmen) Es werden 12 Atemzüge pro Minute geatmet. Ein Atemzug aus Ein- und Ausatmung und gegebenenfalls Pause ist also 5 Sekunden lang: Das Atemminutenvolumen beträgt hier 12 × 500 ml = 6000 ml. Von jedem Atemzug werden jeweils 150 ml nicht ausgenutzt, weil sie nur den Totraum ventilieren. Pro Atemzug werden also nur 350 ml der eingeatmeten Luft genutzt, das heißt in der Minute 12 × 350 ml = 4200 ml.

Fall 2 (Yogische Vollatmung) Es wird das gesamte verfügbare Lungenvolumen ventiliert, jedoch ohne Luft auszupressen. In diesem Fall hat ein einzelner Atemzug ein Volumen von etwa 3 Litern. Pro Minute werden hier zwei Atemzüge von jeweils 30 Sekunden Dauer genommen. Das Atemminutenvolumen beträgt somit 2 × 3000 ml = 6000 ml. Bei zwei Atemzügen sind hiervon nur 2 × 150 ml für den Totraum abzuziehen. Dieser Mensch hat also 2 × 2850 ml = 5700 ml Luft in den Lungenbereichen ausgetauscht, wo auch tatsächlich der Gasaustausch stattfindet.

Er hat dann bereits mit dieser geringen Atemfrequenz, die er, wenn er nicht geübt ist, kaum durchhalten wird, sein Soll erfüllt und deutlich mehr Luft in den Gasaustausch eingebracht als in Fall 1.

Vielleicht kommen Sie mit beiden Atemmustern zurecht, aber vielleicht haben Sie mit dem zweiten bereits ein Bedürfnis nach schnellerem Atmen gespürt. Bei drei entsprechenden Atemzügen in der Minute hätten Sie aber eindeutig hyperventiliert, während Sie im ersten Fall davon noch weit entfernt sind und höchstwahrscheinlich in Ruhe auch keinen Wunsch nach mehr Luft spüren.

Das Atemzentrum, das unsere Atmung steuert, reagiert nicht nur auf unsere Blutgase, sondern registriert auch unsere Atemmuskeltätigkeit und die Dehnung der Lunge. Wenn die entsprechenden Rezeptoren Bewegung wahrnehmen, ist das Atemzentrum beruhigt. Indem wir also mit hoher Frequenz atmen, überlisten wir es und jubeln ihm höhere CO_2-Gehalte unter, die es bei wenig Bewegung nicht durchgehen lassen würde.

Das Fazit ist also: Mit tiefen (voluminösen) Atemzügen gerät man, ohne es zu merken, viel schneller in einen Zustand der Hyperventilation als mit kleineren Atemzügen, und umgekehrt kann man Hyperventilation meistens effektiver abstellen, wenn man zunächst das Atemzugvolumen verkleinert.

Natürlich ist eine überwiegende Totraumventilation auf die Dauer ineffektiv und

Achtung!

Im Internet und in manchen Büchern, die die Buteyko-Methode erwähnen, ist hierzu viel Falsches zu lesen. Dort werden zum Teil Übungen empfohlen, bei denen man von Beginn an extrem langsames Atmen übt, z. B. 30 Sekunden pro Atemzug. Nachhaltig erfolgreich kann diese Art des Übens nur dann sein, wenn sich die Kontrollpause dadurch auch in den gesunden Bereich verlängert. Andernfalls kann es zwar zu einer kurzfristigen Besserung von Symptomen kommen, jedoch nur so lange, wie wir unsere Atmung bewusst kontrollieren und mit Luftwunsch atmen. Behalten wir die Atmung im Alltag jedoch nicht mehr im Blick, verschlechtern sich die Beschwerden eventuell wieder. Wenn wir nämlich bei einer noch kurzen Kontrollpause so langsam atmen, müssen wir das Volumen deutlich erhöhen. Dann trainieren wir uns durch die Übungen eventuell ein voluminöseres Atemmuster an, als wir vorher hatten, und hyperventilieren am Ende dementsprechend mehr. Diese Entwicklung habe ich sehr oft bei Klienten und Klientinnen beobachten können, die versucht hatten, die Methode autodidaktisch zu lernen.

Energieverschwendung. Darum dient diese Übungsform nur der Umstimmung der Atmung. Mit der Steigerung der Toleranz des Atemzentrums gegenüber CO_2 durch das Atmen mit Luftwunsch wird auch die Kontrollpause länger. Je länger die Kontrollpause wird, desto langsamer wird automatisch auch die Atmung. Wenn wir also zunächst bewusst nur das Volumen vermindern, kommen wir mit dem regelmäßigen Üben und der Verlängerung der Kontrollpause immer mehr zu einem Atemmuster, bei dem schließlich sowohl das Volumen als auch die Frequenz erniedrigt sind.

Einmal tief durchatmen – ist das erlaubt?

Zu Beginn der Übungen kann es nach meiner Erfahrung manchmal hilfreich sein, einen einzelnen tiefen Atemzug zuzulassen, nämlich dann, wenn man sehr angespannt ist und Schwierigkeiten hat, diese Spannung zu lösen. Dieser eine tiefe Atemzug, auch wenn er zunächst zu einem weiteren CO_2-Verlust führt, kann wie eine Art Reset helfen, in die Entspannung zu gelangen, die für die Übungen nötig ist.

Wenn Sie jedoch bei den Übungen verstärkt das Bedürfnis haben, tief durchzuatmen, ist das eine Folge der Atemreduktion. Sie atmen bei Luftwunschatmung schließlich weniger, als es Ihnen Ihr Atemzentrum vorgibt. Wenn Sie dem Bedürfnis in solch einem Fall nachgeben, machen Sie ihre Bemühungen, Ihr Atemzentrum umzustimmen, wieder zunichte. In diesem Fall sollten Sie dem nicht nachgeben.

Das Bedürfnis, bei den Übungen tief durchzuatmen, kann auch ein Hinweis darauf sein, dass Sie die Atmung noch zu sehr mit Anspannung zurückhalten. Achten Sie also vermehrt darauf, dass Sie das Luftwunschgefühl über Entspannung erreichen. Dann wird auch das Bedürfnis nach tiefen Atemzügen nachlassen.

Übungsprotokoll

Datum/ Uhrzeit	MKP	Puls	KP	LWA	KP/VP	LWA	KP/VP	LWA	KP/VP	LWA	KP	Puls	Sonstiges (Medikamente, 1. oder 2. Zyklushälfte)

MKP = Morgen-Kontrollpause in Sekunden (direkt nach dem Aufwachen)
KP = Kontrollpause
VP = verlängerte Pause
LWA = Luftwunschatmung (z. B. 3 min in die Nasenspitze, 3 min leise atmen oder 5 min durch verengte Nase)

Beispiel für ein Übungsprotokoll (eine Übungsfolge oder die MKP pro Zeile)

Ablauf einer Übungsfolge

Der Ablauf einer Übungsfolge ist immer gleich. Messungen der Kontrollpause und des Pulses (Seite 90) wechseln sich mit den eigentlichen Übungen ab Seite 111 ab. Alles, was man benötigt, ist eine Uhr, Papier, Stift und ein bisschen Zeit. Wenn Sie Bedenken wegen des Zeitaufwands haben, führen Sie sich vor Augen, wie viel Zeit und Energie es Sie kostet, wenn es Ihnen nicht gutgeht, Sie Ihren Verpflichtungen nur langsam nachkommen können, wenn Sie eine ärztliche Praxis aufsuchen und zur Apotheke müssen usw. Wahrscheinlich werden Sie diese Übungsfolgen nicht auf Dauer machen müssen. Mit zunehmender Übung gewöhnen Sie sich an die verringerte und entspanntere Atmung und Sie werden in Ihrem Alltag immer mehr so atmen. Die dauerhafte Atemumstimmung ist das Ziel der konzentrierten Übungsfolgen, die Sie am Anfang machen.

- Die Übungen sollten mit nüchternem Magen durchgeführt werden. Wählen Sie einen ruhigen Platz, an dem Sie für ca. eine halbe Stunde ungestört sein können.
- Legen Sie sich eine Uhr mit Sekundenzeiger oder eine Stoppuhr (gegebenenfalls auf dem Smartphone), einen Stift und ein Protokollformular (Seite 108) bereit. Notieren Sie Datum, Zeit, Zustand und Medikamente.
- Setzen Sie sich bequem in aufrechter Haltung auf einen Stuhl. Ihre Kleidung darf Sie dabei nicht einengen.
- Entspannen Sie sich einige Atemzüge lang.
- Messen Sie Ihren Puls und notieren Sie die Anzahl der Pulsschläge pro Minute.
- Messen Sie Ihre Kontrollpause und notieren Sie sie.
- Atmen Sie für 3–5 Minuten mit leichtem Luftwunsch mit einer der ab Seite 111 beschriebenen Übungsvarianten – am Anfang jeweils drei Minuten, später länger.
- Wiederholen Sie die beiden letzten Schritte mindestens noch dreimal, atmen Sie dabei vor jeder neuen Kontrollpause einige Atemzüge normal ohne Lufthunger. Für die Wiederholung der Luftwunschübung aus dem letzten Schritt können Sie verschiedene Übungsvarianten oder immer dieselbe wählen. In jedem Fall sollte eine Variante dabei sein, die das Atemzugvolumen verkleinert.
- Beenden Sie die Übungsfolge mit einer Kontrollpausen- und Pulsmessung und notieren beides wieder in Ihrem Protokoll (Seite 108).

Atmen im täglichen Leben

Neben den Übungsfolgen, die Sie am Anfang mit Ihrer vollen Konzentration durchführen, ohne nebenher andere Dinge zu tun, können Sie zusätzlich auch im Alltag immer dann üben, wenn es Ihre sonstige Beschäftigung zulässt. Das können z.B. Fahrten zur Arbeit sein, Gelegenheiten, bei denen Sie Routinearbeiten erledigen, die nicht Ihre ganze Konzentration erfordern, oder Wartezeiten (Schlangestehen, wie z.B. an der Bushaltestelle). Informelles Üben besteht lediglich darin, dass Sie Ihre Atmung reduzieren und dabei zulassen, dass der Wunsch nach etwas mehr Luft besteht.

Wie oft und lange sollten Sie Ihre Atmung begrenzen?

Es ist wichtig, einige Phasen am Tag auf eine dieser beschriebenen Arten mit einem leichten, vorrangig über Entspannung erreichten Luftwunschgefühl zu atmen. Am Anfang sollten Sie möglichst dreimal, mindestens aber zweimal pro Tag für ca. eine halbe Stunde gezielte Übungen machen. Ideal ist es, wenn Sie für solche konzentrierten formellen Übungsfolgen vier Wochen veranschlagen. Je nach individuellen Bedingungen kann aber auch eine längere Zeit nötig sein. Jede Übungsfolge sollte z. B. aus vier Perioden von anfangs drei und später fünf Minuten Luftwunschatmung bestehen. Zwischen diesen Perioden wird einige Atemzüge lang normal geatmet und die Kontrollpause gemessen. Wenn Sie geübt sind und sich gut auf Ihre Atmung konzentrieren können, können Sie auch für längere Phasen mit leichtem Luftwunsch atmen, ohne alle 3–5 Minuten eine Kontrollpause einzuschieben. Die Gesamtzeit pro Übungsfolge, die Sie mit einem Luftwunschgefühl atmen, sollte mindestens 20 Minuten betragen. Als weitere Steigerung können Sie später auch einzelne Kontrollpausen innerhalb der Übungsfolge durch verlängerte Pausen (Seite 121) ersetzen.

Je öfter Sie sich am Tag auf Ihre Atmung besinnen und eine wenn auch nur kurze Übung einschieben, desto eher entwickeln Sie damit die Fähigkeit, Ihre Atmung auch während des normalen Tagesgeschäfts wahrzunehmen, zu kontrollieren und umzustellen. Sie verinnerlichen auf diese Weise, wie sich ein leichter Lufthunger anfühlt, und lernen, sich jederzeit gezielt in diesen Zustand versetzen zu können. Später reicht es eventuell, wenn Sie nur noch integriert in Ihren normalen Tagesablauf informell üben, das heißt immer dann, wenn es Ihre Tätigkeit und Aufmerksamkeit zulässt, z. B. beim Fernsehen, Lesen, Autofahren, Abwaschen oder Spazierengehen, und wenn Symptome auftreten.

Allerdings bewirkt das Atmen an der Grenze zum Lufthunger auch eine Umstellung für den Organismus. Aus diesem Grund darf man es auch nicht übertreiben, sondern sollte sich vorsichtig und mit Aufmerksamkeit für die Vorgänge in seinem Körper vorantasten und langsam steigern.

Mögliche Fehler und Risiken der Atemreduktion

- Wenn Sie sich bei den Übungen verspannen, können unangenehme Gefühle oder sogar Schmerzen in der Brust, im Hals- oder Kieferbereich auftreten. Sie sind in der Regel auf eine Verspannung besonders der Atemmuskulatur oder das verkrampfte Zuhalten des Mundes zurückzuführen. Wichtig ist es dann, besonders auf die Entspannung bei den Übungen zu achten und gegebenenfalls die entsprechenden Muskelbereiche zu massieren. Hilfreich ist hier z. B. auch die Progressive Muskelentspannung, bei der man Muskeln zunächst anspannt, um sie besser fühlen und anschließend gezielt entspannen zu können.
- Vermindern Sie Ihre Atmung zu stark, kann der Lufthunger bis zur Unerträglichkeit wachsen. Die Atmung kann dann im Anschluss an die Übung völlig außer Kontrolle geraten und in einem Hyperventilationsanfall gipfeln. Die Folge kann eine Verschlimmerung der Symptome sein. Seien Sie daher nicht versucht, sich zu überfordern, zu hart mit sich umzugehen und unangenehme Erscheinungen aushalten zu wollen.

- Bringen Sie sich niemals in Gefahr, indem Sie versuchen, z. B. bei Asthma, Symptome, die Sie mit den Atemübungen nicht sofort unter Kontrolle bringen können, ohne Ihre verordneten Notfallmedikamente durchzustehen.
- Wenn Sie lange Zeit zu viel geatmet haben und nun plötzlich Ihre Atmung zu häufig oder dauerhaft reduzieren, kann es sich einschleichen, dass Ihre Atmung in unbeobachteten Phasen (z. B. im Schlaf) außer Kontrolle gerät und Sie dann sogar verstärkt hyperventilieren. Erkennbar ist das dann an einer verkürzten Kontrollpause am Morgen. Ein sanfteres Vorgehen ist in diesem Fall am wirkungsvollsten. Es ist wichtig, sich selbst genau zu beobachten und die Intensität der Übungen bei jeder Art von unangenehmen Gefühlen, die Verspannungen erzeugen, sofort zurückzuschrauben, aber trotzdem weiterzumachen. Sorgen Sie dann unbedingt dafür, dass Sie auch nachts nur durch die Nase atmen, indem Sie sich z. B. den Mund zukleben.
- Besonders bei Herzkrankheiten, Bluthochdruck, Epilepsie, Diabetes, Nierenkrankheiten, Emphysem und anderen schweren Krankheiten ist ein sehr sanftes Vorgehen geboten, bei dem die Entspannung absolute Priorität hat (Seite 68). Achten Sie, wenn Sie von einer dieser Krankheiten betroffen sind, besonders darauf, einen gleichmäßigen Rhythmus zu finden, bei dem Sie sich mit jedem Ausatmen in die Entspannung sinken lassen.
- Es ist möglich, dass Sie während der Übungen oder nach ihnen ein verstärktes Bedürfnis haben, tief durchzuatmen oder zu gähnen. Wenn Sie dem uneingeschränkt nachgeben, machen Sie Ihre Übungsbemühungen wieder zunichte. Wie Sie damit umgehen können, wird noch ausführlich beschrieben (Seite 136).

Erreichen Sie trotz ihrer Meinung nach richtiger Durchführung der Übungen keine Besserung der Symptome oder verschlimmern sich Ihre Beschwerden sogar, ist es sehr wahrscheinlich, dass sich doch Fehler eingeschlichen haben. Lassen Sie sich in diesem Fall unbedingt von einem ausgebildeten Buteyko-Lehrenden beraten, aber geben Sie nicht einfach auf. Meine Erfahrungen haben gezeigt, dass verschiedene Menschen individuelle, oft überraschende Lösungen benötigen, um das Potenzial, das in dieser Methode steckt, für sich ausschöpfen zu können.

Konkrete Übungsvarianten der Luftwunschatmung

Tägliche Übungsfolgen von 20–30 Minuten Dauer, bei denen Luftwunsch gehalten wird, unterbrochen von Kontrollpausen, sind die zentrale Maßnahme für die Normalisierung der Atmung. Die besten Zeiten sind dafür morgens vor dem Frühstück, mittags vor dem Mittagessen und abends mit mindestens zweistündigem Abstand zum Abendessen vor dem Schlafengehen.

Im Folgenden werden Übungsvarianten beschrieben, mit denen Sie Ihre Atmung verringern können. Probieren Sie sie aus und prüfen Sie, welche davon Ihnen am besten liegen. Sie können Ihre Atemübungen mal in der einen Form, mal in einer anderen machen, um sich Abwechslung zu verschaffen. Sie können aber auch eine dieser Varianten auswählen und sie zu ihrer Routine machen. Wenn Sie sich unsicher sind, ob Ihnen eine Übungsform guttut, können Sie sich an Ihren Messwerten orientieren. Ihre Kontrollpause sollte sich im Laufe der Zeit verlängern, und Ihr Puls sollte sich während der Übungen verlangsamen oder höchstens auf dem

- Kürzen Sie nun diesen Weg und atmen nur noch 20 bis 50 Prozent weniger tief, z. B. so, dass Sie die Bewegung der Luft nur noch bis etwas unterhalb des Kehlkopfes spüren. Alternativ können Sie sich auch vorstellen, dass Sie nur einen Fingerhut voll Luft in die Nase ein- und ausatmen.
- Achten Sie darauf, bei der Zwerchfell-atmung zu bleiben.
- Um die Einatmung zu verkleinern, lassen Sie früher als gewohnt wieder los, um von der Ein- zur Ausatmung überzugehen.
- Lassen Sie die Luft durch Loslassen Ihrer Atemmuskeln entweichen.
- Achten Sie dabei darauf, dass Sie den Atem immer so weit gehen lassen, bis alle Atemmuskeln entspannt sind.
- Falls der Lufthunger zu stark wird und Sie sich verspannen, gehen Sie in der Intensität wieder zurück, indem Sie etwas größere Atemzüge zulassen.
- Finden Sie ein Atemvolumen und einen Rhythmus, die Sie mehrere Minuten durchhalten können, ohne sich zu verspannen.

Atemzüge zählen – Frequenz senken

Diese Übung ist eher für Fortgeschrittene geeignet, wenn die Kontrollpause sich schon verlängert hat. Das Risiko liegt darin, dass man sich damit unbewusst ein größeres Atemzugvolumen angewöhnt, um die erniedrigte Frequenz auszugleichen (Seite 104)). Wenn Sie sie trotzdem als hilfreich empfinden, kombinieren Sie sie mit Übungen, bei denen eindeutig das Atemzugvolumen verkleinert wird.

Durchführung

- Entspannen Sie sich und beobachten Ihre Atmung.
- Zählen Sie die Atemzüge (bestehend aus Ein- und Ausatmung und eventueller Atemruhe) innerhalb einer Minute.
- Überschlagen Sie, wie viele Sekunden Sie für einen Atemzug brauchen.
- Atmen Sie nun etwas langsamer, ohne das Volumen ihrer Atemzüge zu vergrößern. Sie können sich hierzu an der Zeit orientieren, die Sie vorher für einen Atemzug gebraucht haben. Lassen Sie sich jetzt etwas mehr Zeit pro Atemzug.
- Finden Sie dabei eine Atemfrequenz, bei der Sie sich gerade noch wohlfühlen und die sie auf Dauer durchhalten können, ohne sich zu verspannen.
- Vergessen Sie dabei nicht, den Wunsch nach etwas mehr Luft aufrechtzuerhalten.

Übungen mit Verengung

Atemübungen, die den Luftumsatz über eine künstliche Verengung der Atemwege (Zuhalten eines Nasenloches, Enghalten der Nase, Engstellen der Kehle) verringern, erzeugen einen Sog im Zwerchfell und aktivieren und trainieren es besonders gut, da es die Luft nun gegen einen größeren Widerstand einsaugen muss. Sie sind daher besonders wichtig für diejenigen, die überwiegend mit dem oberen Brustkorb atmen. Wenn Sie davon betroffen sind, sollten Sie Ihre Übungsfolgen mit einer dieser Übungen beginnen.

Ein-Nasenloch-Atmung

Die Ein-Nasenloch-Atmung lässt sich besonders gut in Kombination mit anderen Tätigkeiten durchführen, sofern man dafür eine Hand frei hat, z. B. mit dem Spazierengehen. Natürlich können Sie sie auch im Sitzen oder Liegen durchführen.

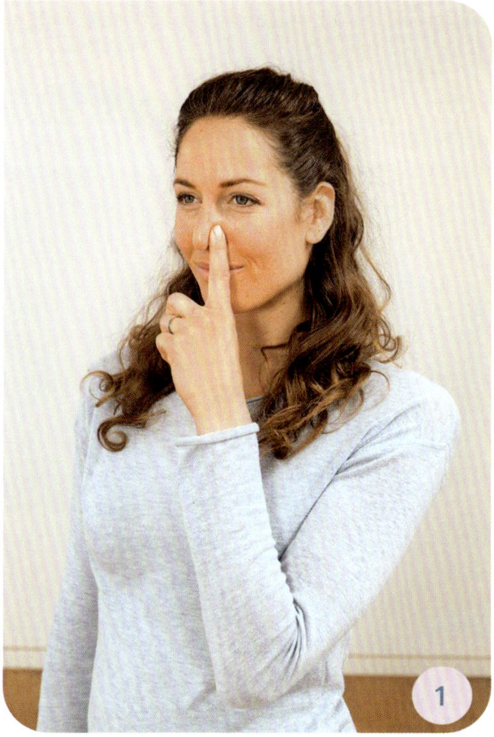

Durchführung

- Halten Sie sich ein Nasenloch zu, und atmen nur durch das andere (1).
- Lassen Sie den Wunsch nach etwas mehr Luft entstehen. Wenn die Nase völlig frei ist, müssen Sie dazu eventuell zusätzlich das Einatmen verkürzen oder verlangsamen.
- Wechseln Sie, wenn möglich, hin und wieder das Nasenloch.

Wechselatmung

Bei der Wechselatmung hält man sich nach jedem Atemzyklus wechselnd ein Nasenloch zu. Diese Übung basiert auf der aus dem Yoga stammenden Wechselatmung, ist aber eine Variante. Sie hat neben der Verengung der Nase auch eine sehr harmonisierende und entspannende Wirkung. Voraussetzung ist allerdings, dass man grundsätzlich durch beide Nasenlöcher atmen kann und nicht eine Seite generell verstopft ist.

Durchführung (gegenüber der Yogaübung vereinfacht)

- Nach einer Einatmung halten Sie sich ein Nasenloch zu.
- Atmen Sie durch das offene Nasenloch entspannt aus und wieder ein.
- Nach der Einatmung wechseln Sie das Nasenloch.
- Wenn eine Pause entsteht, sollte sie nach der Ausatmung liegen.

Nasenverengung

Von allen Übungen aktiviert die Nasenverengung am besten das Zwerchfell. Vorteile sind, dass man mit ihr den Luftwunsch besonders gut dosieren kann und, dass sie sich auch gut durchführen lässt, wenn ein Nasenloch zugeschwollen ist. In letzterem Fall reicht eine angedeutete Verengung.

Durchführung

- Hier ist es besonders wichtig, dass Sie aufrecht mit einem angedeuteten Hohlkreuz sitzen, sodass sich Ihr Zwerchfell frei bewegen kann.
- Sie können Ihre Nase entweder nahe dem Nasenbein oder an der Nasenspitze mit zwei Fingern etwas zusammenhalten (Seite 102, Abb. 2) oder den Zeigefinger quer unter die Nasenlöcher halten und diese so mehr oder weniger abdichten, (Seite 116, Abb. 1).
- Nehmen Sie den Sog wahr, der beim Einatmen in Ihrem Zwerchfell spürbar wird. Sie können dazu eine Hand auf Ihren Bauch oberhalb des Bauchnabels legen.

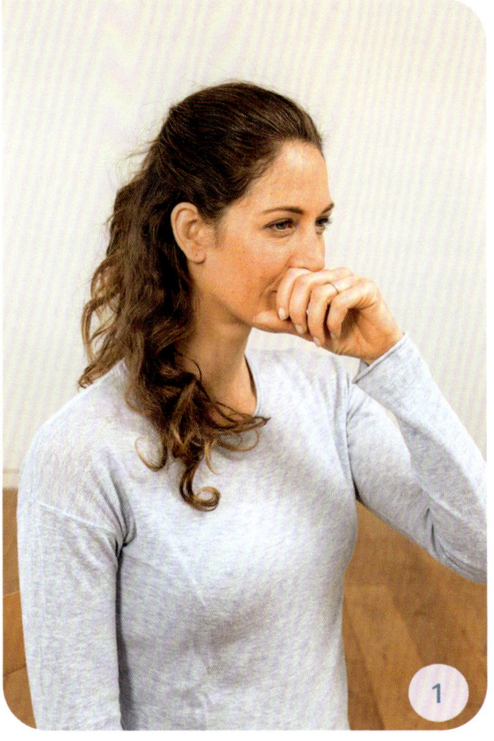

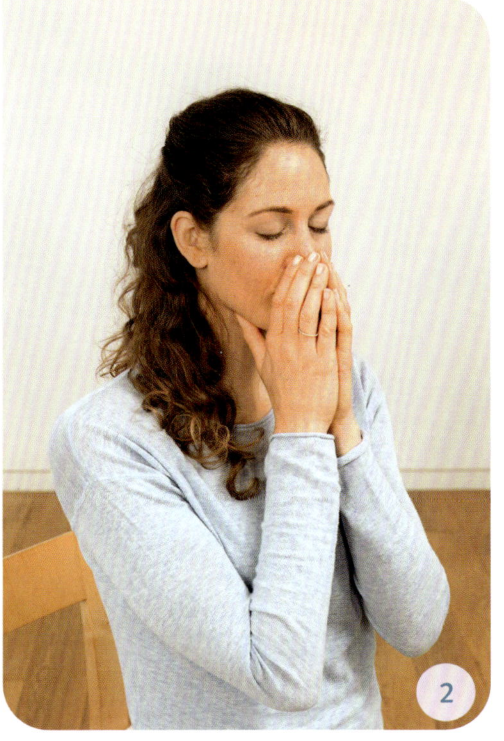

- Beginnen Sie mit einer geringen Verengung und tasten Sie sich langsam in der Intensität hoch. Vielleicht stellen Sie fest, dass sich die Nase im hinteren Bereich mit der Zeit immer mehr öffnet, sodass Sie immer freier atmen können. Dichten Sie in diesem Fall entsprechend mehr ab, um trotzdem weiterhin das Luftwunschgefühl aufrechtzuerhalten.
- Falls der Lufthunger zu stark wird, verengen Sie die Nase einfach wieder weniger stark.

Variante der Nasenverengung

Eine Variante dieser Übung mit noch stärkerer CO_2-steigernden Wirkung eignet sich für Fortgeschrittene. Sie darf nicht durchgeführt werden bei Vorliegen von Kontraindikationen (Seite 68), da sie sehr starken Lufthunger erzeugen kann.

Durchführung

- Verengen Sie die Nase an der Spitze mit den Zeigefingern beider Hände.
- Die Daumen liegen dabei rechts und links locker unter Ihrem Unterkiefer.
- Legen Sie die übrigen Finger mit ihren Spitzen aneinander und bilden mit den Händen, ähnlich wie bei einer Maske, einen Raum vor Mund und Nase. Atmen Sie in diesen Raum hinein und hinaus, indem Sie die ausgeatmete Luft wieder zurückatmen. Lassen Sie zunächst noch Abstand zwischen Händen und Gesicht, sodass der entstehende Raum zu den Seiten hin offenbleibt. Dosieren Sie diese Öffnung so, dass der Luftwunsch noch angenehm bleibt (2).

Ujjayi-Atmung

Das Atmen mit verengter Kehle stammt aus dem Yoga (Ujjayi). Man verengt die Kehle, sodass beim Atmen ein dem Meeresrauschen ähnelndes Geräusch entsteht. Anders als beim Schnarchen befindet sich die Verengung nicht im Rachen, sondern tiefer in der Kehle.

Durchführung

- Rollen Sie die Zungenspitze nach unten zum Zungenbändchen. Hierdurch hebt sich der Zungengrund und die Kehle verengt sich.
- Atmen Sie durch die so verengte Kehle langsam ein und aus, sodass ein Fauchgeräusch entsteht.
- Haben Sie herausgefunden, wie die Kehle verengt wird, können Sie Ihre Zunge wieder in die normale Lage bringen und die Kehle so weit öffnen, dass gerade kein Geräusch entsteht.
- Sie können dann beim Üben Ihre Kehle in gleicher Weise durch einfaches Zusammenziehen verengen.
- Achten Sie, wie bei allen Übungen darauf, dass Ihre Atemmuskeln am Ende jedes Atemzugs wieder entspannt sind und sich Ihr Atemzugvolumen nicht vergrößert und dass Sie mit etwas Luftwunsch atmen.

Summen

Summen wirkt sich auf vielfältige Weise positiv aus: Beim Summen verlangsamt man die Ausatmung und damit die gesamte Atmung.

Summen erzeugt außerdem eine Vibration im Körper, die einer sanften Massage von innen gleichkommt. Je nachdem, in welcher Tonlage man summt, lässt sich diese Vibration in unterschiedlichen Körperbereichen spüren. Hohe Töne leiten die Vibration in den Kopf, tiefere Töne in den Bauch. Eine solche Massage von innen wirkt entspannend auf das vegetative Nervensystem und trägt so auch wieder zum Stressabbau bei und begünstigt eine entspanntere Atmung.

Besonders hilfreich ist Summen auch bei Nasennebenhöhlenentzündungen (Sinusitis). Durch die Verringerung des Luftumsatzes weitet es die Nasengänge und fördert die Durchlüftung der Nebenhöhlen. Summen kann im Vergleich zu einer leisen Ausatmung die Produktion von NO um das 15-Fache erhöhen.[81] NO (Seite 201) wirkt desinfizierend, z. B. auch gegen Corona- und andere Viren (Seite 41), und ist wichtig für die Regulation der Schwellung der Nasenschleimhaut.[82]

Durchführung

- Atmen Sie zum Summen immer nur normal tief ein und vergrößern Sie nicht Ihr Atemzugvolumen, um das Summen möglichst lange ausdehnen zu können.
- Summen Sie entspannt, indem Sie Ihre Atemmuskeln entspannen und die Luft mit einem Ton entweichen lassen. Die Ausatmung erfolgt dabei nur gerade ausreichend schnell, sodass ein Ton entsteht, aber so langsam, dass der Ton möglichst lange ausgedehnt wird.
- Dehnen Sie den Ton immer nur so lange aus, bis alle Atemmuskeln entspannt sind. Pressen Sie nicht zusätzlich noch Luft hinaus. Luftauspressen kann Asthma-

symptome erzeugen, vielleicht durch den Druck, vielleicht auch durch einen lokalen Mangel an CO_2, das dabei zusätzlich weggeatmet wird.
- Atmen und summen Sie so, dass Sie einen leichten Luftwunsch spüren, aber achten Sie darauf, sich nicht zu überanstrengen. Machen Sie gegebenenfalls eine Pause zwischen den Tönen.
- Statt laut zu summen, können Sie auch in Gedanken summen.

Auch im Yoga werden Summübungen verwendet. Bekannt ist der sogenannte Bienenatem, der die Konzentration fördert und häufig als Einstieg in die Meditation angewendet wird. Dabei wird mit geschlossenen Lippen, aber runder Mundhöhle ein dem Summen der Bienen ähnlicher Ton erzeugt, dessen Vibration im Kopf zur Wirkung kommt und dort entspannend wirkt.

Übungen mit Orientierung an der Wirkung

Die vier folgenden Übungen eignen sich besonders für Menschen, die ihre Atmung nicht direkt beobachten möchten oder können. Bei ihnen richtet man seine Aufmerksamkeit auf unterschiedliche Auswirkungen der Atmung. Der Effekt, dass das Atemzugvolumen kleiner und das Atmen langsam werden, ist bei allen der gleiche.

Diese Übungen haben außerdem den Vorteil, dass man sich nicht so stark wie bei anderen Übungen auf das Luftwunschgefühl konzentrieren muss. Es entsteht von selbst, und es wird oft als nicht so unangenehm empfunden, als wenn man es aktiv mit den Atemmuskeln reguliert. Es ist deshalb eventuell leichter, mit diesen Übungen entspannt zu bleiben.

Sanftes Atmen

Bei dieser Übung orientiert man seine Atmung am Gefühl der Reibung der Luft in der Nase und lässt diese so sanft wie möglich werden.

Durchführung

- Richten Sie Ihre Aufmerksamkeit auf den Fluss Ihres Atems durch die Nase.
- Spüren Sie die Reibung der Luft an den inneren Wänden Ihrer Nase, spüren Sie, ob die Luft sie kühlt oder wärmt. Spüren Sie die Weite Ihrer Nase.
- Nun machen Sie Ihren Atem so sanft, als würde die Luft nur noch durch Ihre Nase hindurch streicheln.
- Machen Sie ihren Atem so sanft und klein wie möglich.

Unhörbar atmen

Hier orientiert man sich am Atemgeräusch, um die Atmung zu verringern.

Durchführung

- Lauschen Sie zunächst dem normalen Atem.
- Nun machen Sie ihn so sanft, dass er unhörbar wird.

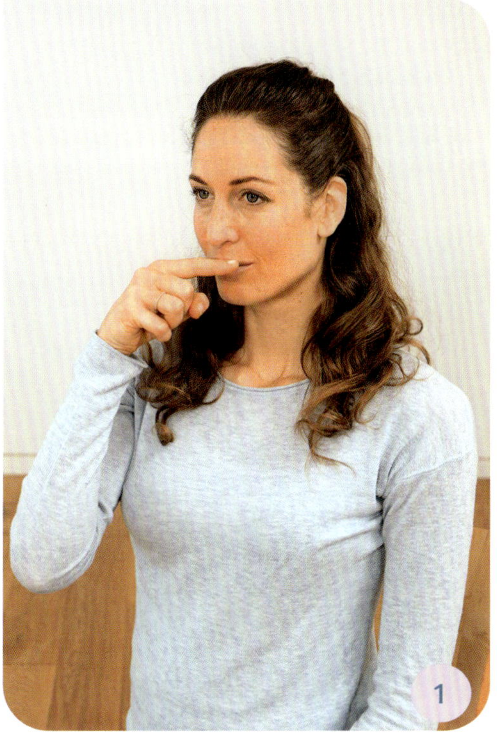

1

Unfühlbar atmen

Bei dieser Übung, die auch Mäuseatmung genannt wird, atmet man gegen einen Finger und reduziert die Atmung so, dass dort möglichst wenig Veränderung fühlbar ist. Sie ist auch die beliebteste Übung für jüngere Kinder.

Durchführung

- Halten Sie einen Zeigefinger quer unter die Nase und atmen dagegen (1).
- Atmen Sie nun so langsam und sanft, dass der Atemstrom am Finger möglichst wenig spürbar ist.
- Wenn Sie ein sehr kleines Volumen atmen, kommt am Finger kaum Luft an.

Unsichtbar atmen

Hier wird die Bewegung einer Kerzenflamme oder einer Vogelfeder als Indikator benutzt. Je geringer der Luftfluss ist, desto weniger Bewegung zeigt sich (Abb. Seite 4).

Durchführung

- Atmen Sie gegen die Flamme einer Kerze oder gegen eine Feder.
- Beobachten Sie, wie die Kerze flackert oder die Feder sich im Luftzug bewegt.
- Verlangsamen Sie nun ihren Atem so, dass das Kerzenlicht möglichst wenig flackert bzw. die Feder sich möglichst wenig bewegt.

Übungen zur Atemverminderung bei Bewegung und Sport

Übungen in Bewegung sind besonders geeignet, um den CO_2-Partialdruck zu erhöhen, da das Atemzentrum während einer Anstrengung toleranter auf eine CO_2-Steigerung reagiert. Man fühlt also bei gleichem CO_2 weniger Lufthunger als in Ruhe. Hier ist es nicht nötig, zwischendurch Kontrollpausen und Puls zu messen. Neben den beiden im Folgenden beschriebenen Übungen ist hier auch die »Körperliche Aktivität mit Nasenatmung« (Seite 79) sehr zu empfehlen.

Bewegungen zählen

Diese Übungen können Sie immer machen, wenn Sie zu Fuß unterwegs sind, z. B. auf Ihrem Arbeitsweg, einem Spaziergang usw., aber auch bei jeder Art des Ausdauersports mit gleichmäßiger Bewegungsabfolge, wie

Fahrradfahren, Walking, Joggen, Langlauf, Trampolinspringen usw. Diese Übung kann, wenn sie entsprechend lange ausgeführt wird, eine Übungsfolge in Ruhe ersetzen. Diese Art des Übens eignet sich auch besonders gut für Kinder.

Durchführung

- Atmen Sie grundsätzlich durch die Nase ein und aus und strengen sich immer nur so weit an, dass Nasenatmung möglich ist.
- Finden Sie einen gleichmäßigen Bewegungsrhythmus, der im Einklang mit Ihrem Atemrhythmus steht.
- Zählen Sie, wie viele Schritte, Hüpfer oder, beim Fahrradfahren, wie viele Tritte (halbe Umdrehungen) Sie jeweils während des Ein- und Ausatmens machen. Finden Sie Ihren normalen Rhythmus heraus. Hierbei wird nicht zwischen Ausatmen und nachfolgender Atempause differenziert, sondern falls Sie eine Pause machen, wird sie zur Ausatmung gerechnet.
- Finden Sie nun einen Rhythmus, bei dem Sie länger ausatmen als einatmen. Atmen Sie dabei eher mit kleinen als mit großen Atemzügen. Die Einatmung sollte sich möglichst nur über einen Schritt, jedoch nicht mehr als zwei Schritte, Hüpfer oder Tritte usw. hinziehen und mit dem Zwerchfell erfolgen.
- Finden Sie heraus, wie viele Schritte, Hüpfer oder Tritte Sie während der Ausatmung machen können, ehe Sie an die Grenze zu einem leichten Lufthunger kommen (z. B. ein bzw. zwei Schritte einatmen und drei bzw. fünf Schritte ausatmen, inklusive der Atempause nach der Ausatmung). Atmen Sie dabei nur so viel Luft aus, wie es angenehm ist, das heißt bis zur Atemmuskelentspannung. Pressen Sie nicht Restluft aus, die danach noch in der Lunge ist. Sie verlängern somit die Ausatmung, indem Sie sie strecken.
- Pendeln Sie Ihre Atmung an der Grenze zum Lufthunger ein, sodass Sie deutlich wahrnehmen, dass Sie atmen müssen. Lassen Sie den Lufthunger aber nicht so stark werden, dass es zu anstrengend wird und Sie Ihren Atem gewaltsam zurückhalten müssen. Bewegungs- und Atemrhythmus müssen auf die Dauer bequem einzuhalten sein, ohne dass Sie aus der Puste geraten.

Summend gehen

Manche Menschen haben Schwierigkeiten mit dem Zählen der Schritte. Es erfordert Konzentration, und wenn man nicht gewohnt ist, seine Atmung zu beobachten und bewusst zu verändern, kann das Zählen einen eventuell völlig aus dem Rhythmus bringen und die Atmung chaotisch machen. In diesem Fall können Sie das Zählen durch das Summen eines Rhythmus oder einer Tonfolge ersetzen.

Durchführung

- Finden Sie, wie beim Zählen beschrieben, zunächst heraus, wie viele Schritte Sie ein- und ausatmen.
- Finden Sie nun eine kurze Melodie oder einen Rhythmus mit ebenso vielen Tönen, wie Sie Schritte während eines Atemzyklus aus Ein- und Ausatmung machen.
- Summen Sie einen Ton zu jedem Schritt. Schließen Sie dabei auch die Schritte ein, die sie während der Einatmung machen.
- Da ein normaler Summton nur mit der Ausatmung erzeugt wird, können Sie folgendermaßen mit der Einatmung umgehen: Entweder Sie machen während der

Einatmung eine Pause, die in ihrer Länge 1–2 Tönen entspricht, oder Sie saugen die Luft mit 1–2 Tönen ein. Die dritte Variante ist, dass Sie diese 1–2 Töne lautlos, das heißt nur in Ihrer Vorstellung ablaufen lassen.

- Sie können auch komplett in Gedanken summen.

Übungen mit therapeutischen Pausen

Therapeutische Pausen sind Atempausen nach der Ausatmung, die dazu dienen, CO_2 anzureichern.

Kontrollpausen-Einsatz

Normalerweise wird die Kontrollpause nur als Messmethode verwendet (Seite 91). Man kann sie aber auch als Einstieg in das Atmen mit einem leichten Lufthungergefühl nutzen. Besonders, wenn man bei den Übungen Schwierigkeiten hat, zu erkennen, wie weit man seine Atmung verringern soll, ist es oft hilfreich, zunächst eine Kontrollpause zu machen. Mit ihr erreicht man genau die Lufthungergrenze. Man braucht dann nur noch so weiterzuatmen, dass man sich dieses Gefühl aufrechterhält.

Verlängerte Pausen

Eine verlängerte Pause beginnt wie eine Kontrollpause, wird aber um eine gewisse Zeit ausgedehnt. Sie hat das Ziel, sehr schnell die Nasenschleimhäute zum Abschwellen zu bringen oder einen sich entwickelnden Asthmaanfall zu stoppen. Eine verlängerte Pause wirkt ähnlich wie der Sprühstoß eines Nasensprays oder eines bronchienerweiternden Medikamentes und ist damit als »Medizin« einzusetzen. Dieser Effekt beruht wahrscheinlich vorrangig auf der lokalen bronchienerweiternden und schleimhautabschwellenden Wirkung von CO_2 und NO. Mit dem Luftanhalten werden die Konzentrationen beider Gase in den Atemwegen schnell drastisch erhöht.

Die verlängerte Pause kann man maximal so lange ausdehnen, wie man es aushalten kann, ohne dass die Atmung hinterher außer Kontrolle gerät (Maximalpause, S. 122). Das heißt, man darf nach Beendigung der Pause nicht unkontrolliert nach Luft japsen müssen. Im Unterschied zur Kontrollpause hält man seine Atmung aber hierbei nicht ohne Anstrengung, sondern mit Beherrschung im Zaum.

Durchführung Wie die Kontrollpause, aber etwas länger, je nachdem wie lang Ihre Kontrollpause ist. Bitte beachten Sie die Kontraindikationen (Seite 68).

An folgenden Anhaltswerten können Sie sich orientieren:

- Wenn die Kontrollpause unter 10 Sekunden lang ist: Pause ca. 3 Sekunden verlängern.
- Wenn die Kontrollpause 10–20 Sekunden ist: Pause um ca. 5 Sekunden verlängern.
- Wenn die Kontrollpause 20–30 Sekunden dauert: Pause um ca. 8 Sekunden verlängern.
- Wenn die Kontrollpause 30–45 Sekunden dauert: Pause um ca. 12 Sekunden verlängern.

Hinterher sollten Sie einige Minuten mit etwas Luftwunsch weiter atmen. Innerhalb der Übungsfolgen können Sie Kontrollpausen (außer am Anfang und am Ende) durch verlängerte Pausen ersetzen, um die Wirkung zu verstärken.

Maximalpausen

Unter diesem Begriff versteht man eine maximal verlängerte Pause. Diese Pause wird so lange ausgedehnt, wie man es aushalten kann, ohne dass die Atmung hinterher außer Kontrolle gerät. Sie ist etwa doppelt so lang wie die Kontrollpause. Sie sollte nie in Ruhe, sondern immer in Bewegung gemacht werden. Bewegungen wie Kopfnicken, mit den Füßen trampeln oder schnelles Umhergehen helfen, diese Pause möglichst lange auszudehnen.

Die Funktion dieser Übung ist die gleiche, wie die der verlängerten Pause, sie wirkt jedoch noch stärker, birgt aber dementsprechend auch ein höheres Risiko, z. B. bei schweren Krankheiten. Außerdem empfinden viele diese Übung als unangenehm. Trotzdem empfehlen einige Buteyko-Lehrende (z. B. in den Büchern, Filmen und im Internet) die Maximalpause bei strenger Beachtung der Kontraindikationen (Seite 68).

Auch viele Buteyko-Anwendende berichten, dass ihnen die Maximalpause den Einstieg in die Methode erleichtert und ihre Motivation gefördert hat. Man kann damit sehr schnelle Erfolge erreichen, sofern man es nicht übertreibt.

Risiken langer und häufiger Atempausen

Bei einigen Krankheiten dürfen Sie keine verlängerten Pausen und Maximalpausen machen (siehe Liste der Kontraindikationen sowie die Erläuterungen zum Bluthochdruck auf Seite 68).

Wenn verlängerte Pausen häufig geübt werden, erfährt man jeweils im Moment eine starke bronchienerweiternde und nasenschleimhautabschwellende Wirkung. Dieses unmittelbare Erfolgserlebnis wirkt auf viele Anwendende der Buteyko-Methode sehr überzeugend und kann daher entscheidend zur Motivation beitragen, die Übungen konsequent zu machen. Die Gefahr ist aber, dass man hinterher zu Zeiten, zu denen man seine Atmung nicht beobachtet und unter Kontrolle hat, umso intensiver atmet. Das kann im Extremfall zu einer Verschlimmerung des Asthmas, des Blutdrucks oder der sonstigen Beschwerden führen. Wenn man verlängerte Pausen macht, muss man sich daher sehr gut beobachten. Falls Symptome danach verstärkt auftreten, sollte man diese Pausen aus dem Übungsprogramm streichen und sie sich nur für den Notfall vorbehalten.

Anpassungsreaktionen und andere Begleiterscheinungen

Anpassungsreaktionen Chronische Hyperventilation erzeugt im Organismus viele Veränderungen, wie z. B. Sauerstoffmangel in den Zellen (Bohr-Effekt), Mineralstoffverluste und Verschiebungen im Säure-Basen-Haushalt. Mit Anwendung der Buteyko-Methode regeneriert sich der Organismus, die Funktion der Organe bessert sich. Möglich ist, dass dadurch auch eine Entgiftung stattfindet. Dies stellt eine vorübergehende Belastung dar und kann sich je nach Intensität der Übungen in mehr oder weniger deutlichen Reaktionen bemerkbar machen. Man kann sie »Reinigungsreaktionen«,

»Anpassungsreaktionen«, »Heilkrise« oder »Erstverschlimmerung« nennen.

Häufige Reaktionen sind:

- vermehrte Schleimproduktion
- Erkältungen
- Kopfschmerzen
- erhöhte Temperatur bzw. leichtes Fieber, auch wiederkehrend
- besonders bei Kindern: Mandelentzündungen
- Muskelschmerzen
- Depression
- Müdigkeit/Abgeschlagenheit
- Herzklopfen

Seltene Symptome bei hoher Übungsintensität können sein[83]:

- Fieber
- Durchfall
- Übelkeit
- Zyklusveränderungen
- verfärbter Urin
- Blut im Urin oder Schleim

Diese Reaktionen dauern zwischen einigen Stunden und mehreren Tagen, können aber auch länger bestehen bleiben. Ehe solche Reaktionen auftreten, erhöht sich die Kontrollpause in der Regel oft um ca. 10 Sekunden oder sie verdoppelt sich. Während der Reaktion fällt sie dann allerdings wieder deutlich ab.

Maßnahmen:

- in jedem Fall viel Wasser trinken
- Einnahme von Mineralstoffpräparaten (besonders Magnesium) oder Wasser mit Meersalz (Seite 145)
- gegebenenfalls eine basische Diät
- Übungen gegebenenfalls mit verringerter Intensität fortführen (nicht aussetzen!)
- bei starken und/oder anhaltenden Symptomen ärztlichen Rat einholen und Buteyko-Lehrende fragen, um sicherzugehen, dass nicht eine andere Ursache verantwortlich ist.

Andere Begleiterscheinungen der Übungen Wenn man, wie es sich z. B. in einem Wochenendkurs kaum vermeiden lässt, sehr intensiv in die Übungen einsteigt, können Reaktionen auch sehr schnell auftreten. Relativ häufig sind Kopfschmerzen oder Erkältungssymptome.

Kopfschmerzen sind hier meist erklärbar durch Verspannungen der Nacken- oder Kiefermuskulatur. Wenn man z. B. krampfhaft den Mund geschlossen hält, um die Atmung von Mund- auf Nasenatmung umzustellen, oder wenn man nicht an die Sitzhaltung während einer längeren Übungsfolge gewöhnt ist, kann es zu solchen Verspannungen und infolgedessen zu Spannungskopfschmerz kommen. Manchmal scheinen Kopfschmerzen, die in den ersten Übungstagen auftreten, aber auch eine direkte Reaktion auf die Gefäßerweiterung zu sein, die durch die Erhöhung des CO_2-Partialdruckes bewirkt wird. In beiden Fällen sollte man besonders auf Entspannung bei den Übungen achten und nicht mit Lufthunger, sondern nur mit einem sehr leichten Luftwunsch atmen.

Erkältungssymptome, die relativ häufig zu Beginn der Übungen (z. B. in Wochenendkursen), manchmal am dritten Tag auftreten, sind zu einem großen Teil wahrscheinlich durch die erhöhte Infektanfälligkeit erklärbar, unter der viele Menschen mit Atemproblemen leiden. Wer auf jede kleinere Belastung mit einem Infekt reagiert, bei dem werden gegebenenfalls auch Buteyko-

Übungen zunächst solche Beschwerden begünstigen können, ehe sie dann zu einer Besserung führen.

Wenn der Erfolg ausbleibt

Bei Atembeschwerden erreicht man im Normalfall sehr schnell, häufig bereits am ersten Tag intensiverer Übungen, eine merkliche Besserung der Beschwerden. Gleichzeitig zeigt sich der Fortschritt auch darin, dass sich die Kontrollpause oft innerhalb weniger Tage um einige Sekunden verlängert.

Wenn Sie Zweifel haben, ob Sie Fortschritte machen, führen Sie unbedingt Protokoll (Seite 108) über Ihre Übungen, die Kontrollpausen, Ihr Befinden und Ihren Verbrauch an Medikamenten. Da alle diese Faktoren immer in einem gewissen Rahmen schwanken, erkennt man Verbesserungen manchmal nur, wenn man die Entwicklung im Überblick sieht. Um eine Tendenz zu erkennen, eignen sich die Kontrollpausen, die man morgens direkt nach dem Aufwachen misst oder Tagesmittelwerte am besten.

Für alle Frauen im gebärfähigen Alter ist noch Folgendes wichtig zu wissen: Im Zyklusverlauf verändert sich die Akzeptanz des Atemzentrums für CO_2. In der zweiten Zyklushälfte verursacht Progesteron einen erhöhten Atemantrieb, sodass Sie dadurch bedingt mehr atmen und dementsprechend mehr CO_2 abatmen. Somit kann die Kontrollpause nach dem Eisprung kürzer sein und die Symptome wie Atemprobleme können zunehmen. Dies ist zu berücksichtigen, wenn man den Verlauf seiner Aufzeichnungen deutet. Der Zeitpunkt innerhalb des Zyklus sollte daher mit protokolliert werden.

Bei regelmäßigem Üben sollten sich die Kontrollpausen deutlich verlängern und die Beschwerden bessern. Möglich ist allerdings, dass die Verlängerung der Kontrollpause phasenweise stagniert. In diesem Fall machen Sie weiter mit den Übungen. Wahrscheinlich verbessern sich in dieser Zeit zumindest Ihre Beschwerden. Sie können davon ausgehen, dass sich die Kontrollpause dann bei Fortführung der Übungen nach einiger Zeit sprunghaft verlängert. Sie erreicht eine neue Stufe, die sich auch in einem besseren Allgemeinbefinden zeigt.

Wenn Sie trotz Übens keinen Fortschritt erleben, stellen Sie sich folgende Fragen:

- Reichen Ihre Atemübungen für eine Umgewöhnung aus? Ziel der Atemübungen ist eine Umstimmung der Atmung im Alltag. Diese kann aber nur gelingen, wenn Sie die Atemübungen regelmäßig und über ausreichend lange Perioden durchführen.
- Wie atmen Sie in den Zwischenzeiten, wenn Sie keine Übungen machen? Wenn Sie im Alltag sehr viel Stress und Reizüberflutung ausgesetzt sind und in diesen Zeiten wieder in Ihre alten Muster verfallen, machen Sie viel von Ihrem Übungsaufwand wieder zunichte. Machen Sie sich über den Tag verteilt immer wieder ihre Atmung bewusst und fahren diese auf das notwendige Maß herunter. Sorgen Sie für »Resets« und kurze Entspannungsphasen zwischendurch (Seiten 138 und 188).
- Übertreiben Sie die Atemübungen? Wenn Sie die Atemübungen übertreiben, kann Ihr Körper sich Ausgleich durch eine Verstärkung der Hyperventilation verschaffen, sobald Sie Ihre Atmung nicht mehr kontrollieren. An diese Möglichkeit ist besonders dann zu denken, wenn Ihnen die Entspannung schwerfällt und Sie die Übungen häufig mit sehr deutlichem

Lufthunger machen. Wenn Sie glauben, dass hierin eine Möglichkeit für Ihren mangelnden Erfolg liegen könnte, schrauben Sie die Intensität zurück, mit der Sie die Übungen machen. Achten Sie vermehrt auf Entspannung und lernen und verwenden Sie zusätzlich gegebenenfalls andere unterstützende Entspannungstechniken wie Autogenes Training oder Progressive Muskelentspannung.
- Bewegen Sie sich ausreichend? Ohne körperliche Betätigung erreicht man selten eine Kontrollpause von mehr als 30 Sekunden. Körperliche Fitness unterstützt den Heilungsprozess.
- Übertreiben Sie beim Sport? Harter Sport mit Hyperventilation kann ähnlich wie eine Übertreibung der Atemübungen einem Erfolg entgegenstehen. Strengen Sie sich immer nur so weit an, dass Sie noch mit Nasenatmung auskommen. Aber strengen Sie sich so weit an, dass Sie Ihre Möglichkeiten bei Nasenatmung auch ausnutzen (Seite 79).
- Zu welchem Anteil atmen Sie noch durch den Mund? Haben Sie Ihre Atmung auch nachts, beim Sport und beim Reden auf Nasenatmung umgestellt? Wenn nicht, kleben Sie sich nachts und gegebenenfalls auch am Tag, wenn es Ihre Aktivität zulässt, den Mund zu. Üben Sie das Reden mit Einatmen durch die Nase, besonders wenn Sie in einem Redeberuf tätig sind.

Neben diesen die Übungserfolge bestimmenden Einflüssen gibt es einige weitere Faktoren, die trotz regelmäßigen Übens verhindern können, dass Sie Fortschritte machen. Dafür kommen folgende Ursachen in Betracht, die in den nächsten Kapiteln zu Lebensführung und Medikamenten ausführlich behandelt werden:

- Mangel an körpereigenem Kortisol (Seite 188)
- psychische Ursachen/Emotionen (Traumata, Ängste, Wut, Ärger, Frustration usw. Seite 149)
- chronische Infektionen (Herde in Zähnen und Mandeln, Fußpilz, Mikroflora im Darm, Seite 148)
- unausgewogene Ernährung/Überessen (Seite 143)
- Mangel an Mineralstoffen (Seite 144)
- Allergien (Seite 149)
- Nebenwirkungen von Medikamenten (z. B. fördern bronchienerweiternde Asthmamedikamente sowie z. B. Salicylsäure die Hyperventilation, Seite 154)
- Rauchen (Seite 149)
- unbekannte organische Erkrankungen
- andere Belastungen, z. B. durch Chemikalien oder Strahlung

Wenn Sie unter diesen Faktoren keine mögliche Ursache für Ihren ausbleibenden Erfolg gefunden haben und keine Anhaltspunkte dafür haben, dass Sie etwas falsch machen, sollten Sie einen Buteyko-Lehrenden zurate ziehen. Ich habe die Erfahrung gemacht, dass es manchen Menschen einfach sehr schwerfällt, ohne Unterstützung von außen eigene Atemgewohnheiten wahrzunehmen und zu verändern. Eventuell wird Ihnen Ihr Buteyko-Lehrender auch empfehlen, nochmals eine*n Ärzt*in aufzusuchen, um Ihre Diagnose überprüfen zu lassen und zu klären, ob Ihr Problem einen von der Atmung unabhängigen Ursprung hat.

Verhalten in speziellen Fällen

Im Alltag geraten wir immer wieder in Situationen, in denen unsere Atmung auf irgendeine Weise beeinträchtigt wird oder in denen sie mit den Buteyko-Prinzipien nicht vereinbar zu sein scheint. Welche Art des Atmens in solchen Situationen günstig ist und wie wir unser Atembefinden bessern können, wird in den folgenden Kapiteln beschrieben.

Notfall Asthma

Die Anwendung der Buteyko-Methode führt sehr oft zur Symptomfreiheit. Die Folge ist, dass Medikamente immer weniger gebraucht und schließlich häufig einfach vergessen werden. Aber auch wenn Sie lange Zeit symptomfrei waren, können Asthmasymptome wieder auftreten. Das geschieht besonders, wenn Sie unvorhergesehenermaßen in Kontakt mit einem Allergen kommen oder sich einen Infekt zugezogen haben. Für solche Notfälle müssen Sie Ihre Notfallmedikamente zu Ihrer eigenen Sicherheit immer bei sich tragen. Da bronchienerweiternde Asthmamedikamente innerhalb weniger Minuten wirken, können Sie aber bei auftretenden Symptomen zunächst versuchen, diese mit Entspannung und Atemübungen zu stoppen. Wenn es Ihnen jedoch nicht gelingt, sich damit sofort Erleichterung zu verschaffen, wenden Sie ihre Notfallmedikamente an!

Beim allerersten Auftreten von Asthmasymptomen wie Enge, Kurzatmigkeit, Pfeifgeräusche in der Lunge gehen Sie folgendermaßen vor:

- Entspannen Sie sich so weit wie möglich und lassen Sie sich nach der Ausatmung jeweils einen Moment Zeit, ehe Sie wieder einatmen.
- Achten Sie darauf, Bauch und Schultern zu entspannen und so weit wie möglich mit dem Zwerchfell und so wenig wie möglich im oberen Brustkorb zu atmen.
- Machen Sie eine Kontrollpause oder verlängerte Pause (eine Messung ist nicht nötig).
- Atmen Sie so wenig wie möglich weiter (Luftwunschatmung). Verwenden Sie dazu eine der während Ihrer Übungsfolgen eingeübten Methoden. Besonders wirksam sind kleine sanfte Atemzüge (Seite 118).

Tun Sie dies 3–5 Minuten lang oder alternativ für 1 Minute und machen wieder eine Kontrollpause oder verlängerte Pause und wiederholen beides abwechselnd mehrmals.

Folgende Maßnahmen können die Entspannung unterstützen:

- Wenn es Ihnen nicht gelingt, überhaupt Atempausen einzulegen, halten Sie sich gegebenenfalls jeweils nach der Ausatmung kurz bei geschlossenem Mund auch die Nase zu.
- Legen Sie Ihre Hände seitlich fest auf Ihre Rippen (Seite 127), etwas höher, als wenn Sie sie in Ihre Seiten stemmen würden. Erzeugen Sie dann Druck gegen die Atembewegung im Brustkorb, um eine Seitwärtsbewegung der Rippen zu verhindern. Spüren Sie die Wärme, die von Ihren Händen auf Ihren Brustkorb übergeht. Diese Maßnahme begrenzt die Atmung in den oberen Brustkorb und lenkt sie nach unten in den Bauch.
- Eine ähnliche Wirkung kann es auch haben, wenn Sie ihre Hände entsprechend der vorstehenden Beschreibung fest oberhalb Ihrer Brust auf den Brustkorb legen.
- Erden Sie sich, indem Sie Ihr Gewicht im Kontakt mit dem Boden spüren. Konzentrieren Sie sich dazu auf Ihre Fußsohlen, wenn Sie stehen, oder auf Fußsohlen und Gesäß, wenn Sie sitzen.

Wenn Sie mit diesem Vorgehen innerhalb von 3–5 Minuten keine ausreichende Besserung erzielen, nehmen Sie wie gewohnt Ihre Notfallmedikamente.

Um für den Notfall gewappnet zu sein, üben Sie diese Maßnahmen in Zeiten, zu denen Sie keine Atemprobleme haben. Setzen Sie sie immer sofort ein, wenn Sie die ersten Anzeichen eines aufkommenden Anfalls wahrnehmen.

Notfälle werden mit zunehmender Dauer, die Sie die Buteyko-Methode anwenden, voraussichtlich immer seltener auftreten, da sich Ihr Gesamtzustand verbessern wird.

Die meisten Menschen mit Asthma kennen ihre Asthmaauslöser (Trigger). Wenn Sie wissen, welche dies sind, können Sie bereits Ihre Atmung umstellen, bevor Sie diesen Triggern ausgesetzt sind. Wenn Sie z. B. auf eine verrauchte Party eingeladen sind, machen Sie schon vorher einige Atemübungen. Auf der Party stellen Sie sich dann einfach vor, dass Sie so wenig wie möglich von dieser Luft einatmen wollen.

Notfälle treten manchmal auf, wenn Menschen mit Asthma unterwegs sind und feststellen, dass sie ihre Notfallmedikamente vergessen haben. Es ist meistens die Panik in solch einer Situation, die zu einer Verstärkung der Atmung führt, die wiederum den Asthmaanfall auslöst. Machen Sie sich dies klar, bewahren Sie Ruhe und konzentrieren Sie sich darauf, entspannt zu bleiben. Reduzieren Sie Ihre Atmung, machen Sie gegebenenfalls eine verlängerte Atempause und der Asthmaanfall wird voraussichtlich ausbleiben.

Atmen beim Treppensteigen

Eine eingeschränkte Belastungsfähigkeit und falsche Atmung machen sich oft zuallererst beim Treppensteigen oder Bergaufgehen bemerkbar. Man ist sofort aus der Puste und erholt sich nur langsam wieder davon. Eine verbesserte Atemtechnik kann hier sehr hilfreich sein, um solche Anforderungen leichter zu bewältigen.

Allgemeine Regeln für das Treppensteigen:

- Atmen Sie vor einer Belastung nie »auf Vorrat«, sondern von vornherein nur normal tief.
- Gehen Sie immer nur so schnell, dass das Atmen durch die Nase ausreicht.
- Atmen sie klein (bezogen auf das Volumen) und kurz ein.

Rippen-Zusammendrücken als Maßnahme zur Atemberuhigung

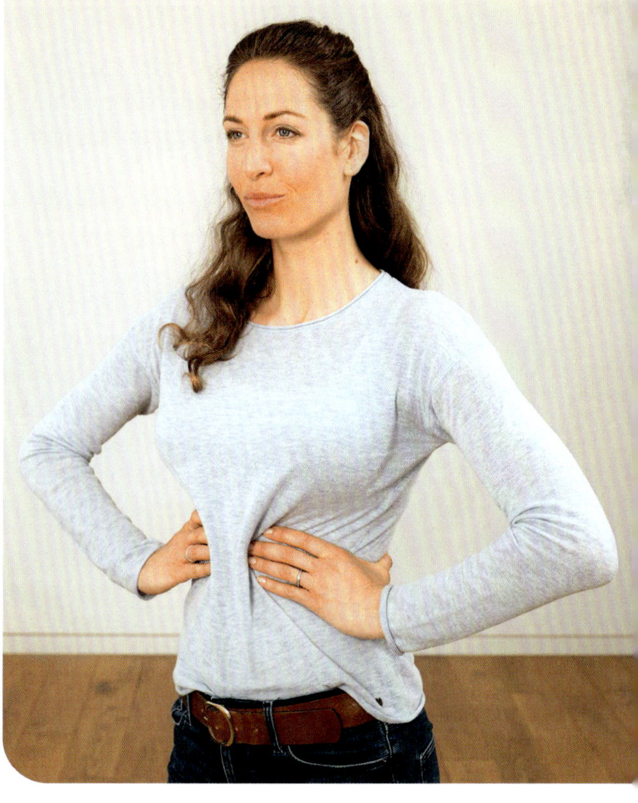

Sie haben drei Möglichkeiten:

- nur auf Nasenatmung achten
- Stufen bzw. Schritte zählen:
  - Atmen Sie mit einem möglichst kleinen Atemzugvolumen und kurz ein, das heißt nur während Sie eine Stufe bzw. einen Schritt gehen.
  - Atmen Sie aus, während Sie mehrere Stufen/Schritte gehen. Die Ausatmung (inklusive einer eventuell entstehenden Atemruhe) soll länger dauern als die Einatmung und kann sich so über zwei bis drei oder auch mehr Stufen erstrecken. Atmen Sie so lange aus, wie es für Sie passt, ohne noch Luft hinauszupressen.
- mit angehaltenem Atem gehen:
  - Halten Sie hierzu nach einer normalen Ausatmung den Atem an.
  - Gehen Sie einige Stufen hoch (wenn Sie keine Kontraindikationen haben, können Sie auch z. B. einen ganzen Treppenabsatz hochlaufen).
  - Atmen Sie zwischen, während Sie langsam weitergehen oder eine Gehpause einlegen, bis Sie wieder zu Atem gekommen sind.
  - Halten Sie wieder nach einer normalen Ausatmung die Luft an usw.

Vorsicht: Überanstrengen Sie sich nicht. Beachten Sie die Kontraindikationen für lange Pausen (Seite 68). Wenn für Sie diese Kontraindikationen gelten, achten Sie nur auf Nasenatmung und zählen gegebenenfalls Schritte/Stufen, aber machen Sie keine langen Atempausen, die Sie in starken Lufthunger bringen.

Wenn Sie außer Atem geraten:

- Bleiben Sie stehen, entspannen Sie sich, entspannen Sie Bauch und Schultern, erden Sie sich.
- Legen Sie Ihre Hände von den Seiten her auf Ihre Rippenbögen (so, als würden Sie sich in die Seiten stemmen, aber nicht in der Taille, sondern höher) und pressen diese fest zusammen, sodass sie sich nicht seitwärts bewegen können (Seite 127).

Diese Maßnahmen verschaffen in der Regel sofort Erleichterung.

Infekte wegatmen

Menschen mit Asthma sind häufig besonders infektanfällig. Dazu kommt, dass Virusinfektionen sehr oft Auslöser von Asthmaanfällen sind. Buteyko-Übungen helfen, Infekten vorzubeugen und wenn sie sich dennoch entwickeln, sie abzuschwächen.

Eine Verkürzung der Kontrollpause, die nicht durch eine Allergie, unverträgliche Ernährung oder besonderen Stress erklärbar ist, ist sehr häufig ein früher Hinweis auf eine aufkommende Erkältung. In solchen Phasen ist es besonders wichtig, ausschließlich durch die Nase zu atmen. Denken Sie an den Schutz, den die Nase mit ihrer Filter-, Klimatisierungs- und Desinfektionswirkung (NO) bietet. Wenn es ihnen gelingt, diese Schutzwirkungen auszuschöpfen, werden Sie eine aufkommende Erkältung häufig in ihrer Entwicklung stoppen oder ihre Dauer verkürzen und ihre Heftigkeit abmildern können. Die normalerweise damit einhergehende Verschlimmerung asthmatischer Beschwerden wird abgeschwächt oder verhindert.

Bei einer Erkältung bzw. einem grippalen Virusinfekt sollten Sie Folgendes berücksichtigen:

- Machen Sie mit den Übungen weiter.

- Erhöhen Sie gegebenenfalls in ärztlicher Absprache die Dosis Ihres inhalativen Kortikosteroids oder falls Sie kein Kortison genommen haben, wenden Sie es bis zum Abklingen der Symptome an, falls Sie eine Verschlimmerung befürchten.
- Atmen Sie nur durch die Nase und kleben Sie nachts den Mund zu (gegebenenfalls auch am Tag, wenn Sie sich bei Mundatmung ertappen).
- Ernähren Sie sich mit leichter vitamin- und mineralstoffreicher Kost.
- Meiden Sie Milchprodukte, da sie die Verschleimung fördern können.
- Trinken Sie viel, um die Schleimlösung zu fördern,
- Unterstützen Sie gegebenenfalls das Immunsystem z. B. durch die Einnahme von Vitamin C, D und Zink.
- Wenn sich die Beschwerden verschlimmern, sollten Sie eine*n Ärzt*in aufsuchen.

Wenn Ihnen die Übungsfolgen während eines grippalen Infektes zu anstrengend sind, verkürzen Sie sie. Machen Sie dann immer wieder über den Tag verteilt 5–10 Minuten sanfte Übungen, aber setzen Sie nicht damit aus. Atmen Sie immer, wenn es Ihnen einfällt, so wenig, wie es möglich, aber gerade noch angenehm ist.

Sanft Husten

Husten ist ein wichtiger Reflex, um die Bronchien von eingeatmeten Partikeln oder Schleim zu befreien. Doch Hustenanfälle reizen die Atemwege auch, ziehen mehr Husten nach sich und schaden so der Lunge.

Der Durchmesser der Luftwege wird beim Husten auf bis zu einem Sechstel reduziert. Während des Hustens sind die Schleimhäute durch die stoßweise ausgehustete Luft einer starken Reibung ausgesetzt. Bei Menschen mit Asthma, bei denen die Schleimhäute ohnehin gereizt und überempfindlich sind, kann Husten daher Asthmaanfälle auslösen. Deshalb sollten Sie so wenig wie möglich husten.

Bei Menschen mit Asthma kann der Gasaustausch in der Lunge stark durch Schleim behindert sein. Asthma kann aber auch mit einem trockenen Reizhusten verbunden sein. Im ersten Fall ist es wichtig, den Schleim aus den Atemwegen herauszubekommen, um die Sauerstoffaufnahmen und CO_2-Abgabe zu verbessern. Im zweiten Fall ist jedes Husten schädlich und sollte verhindert werden.

Produktiver Husten Bei Menschen mit relativ normal arbeitender Lunge und mit intaktem Flimmerepithel sorgt dieses ständig für die Reinigung der Atemwege. Eine sich immerzu erneuernde Schleimschicht, in der sich eingeatmeter Staub und Mikroorganismen fangen, kleidet die Atemwege aus, und das Flimmerepithel treibt dieses Sekret ständig in Richtung Luftröhre. Es reicht dann im Normalfall, sich hin und wieder zu räuspern, um diesen Schleim den Rachen hochzubefördern und schlucken zu können. Dies geschieht in gewissem Ausmaß bei jedem gesunden Menschen, meist, ohne dass es wahrgenommen wird.

Problematisch wird es nur, wenn das Flimmerepithel den Abtransport des Schleims nicht mehr schafft und dieser die Atemwege verstopft. Aber auch in diesem Fall sollte man nicht unbegrenzt husten, sondern alle anderen Möglichkeiten nutzen, den Schleim zu lösen und zu verflüssigen, um den Abtransport bzw. das Abhusten zu erleichtern.

Möglichkeiten einer schonenden Schleimlösung:

- Räuspern Sie sich oder husten Sie ein- bis maximal dreimal gegen die geschlossenen Lippen oder die vor den Mund gepresste Hand.
- Betreiben Sie das sogenannte »Huffing«, das einem kräftigen, beschleunigten Hauchen ähnelt.
- Bewegen Sie sich körperlich.
- Führen Sie eine autogene Drainage durch (bei Krankengymnast*innen oder Physiotherapeut*innen zu erlernen).
- Atmen Sie mit verengter Kehle: Hierbei hilft die Ujjayi-Atem aus dem Yoga (Seite 117). Beim Atmen durch die so verengte Kehle entsteht ein Sog nach oben und unten, der Schleim herausbefördert. Gleichzeitig fördert diese Übung die Zwerchfellatmung.
- Verflüssigen Sie den Schleim, indem Sie viel trinken. Dies sollte aber besonders am Tag geschehen. Wenn man am Abend schleimlösende Mittel nimmt oder viel trinkt, kann der verstärkte Schleimfluss den Nachtschlaf stören. Bei plötzlichen nächtlichen Hustenanfällen ist es wichtig zu wissen, dass der Hustenreiz auch durch herunterlaufenden Schleim aus den Nebenhöhlen ausgelöst werden kann – besonders wenn man auf dem Rücken schläft (Seite 35).

Mit den Buteyko-Atemübungen kann es manchmal vorkommen, dass man zunächst den Eindruck hat, mehr Schleim zu bilden. Dies mag im Rahmen von Entgiftungsreaktionen möglich sein, aber dieser Eindruck scheint manchmal auch dadurch zu entstehen, dass sich der Schleim einfach besser löst und abfließt. In den allermeisten Fällen nimmt die Verschleimung mit den Atemübungen relativ bald ab und verschwindet schließlich ganz.

Unproduktiver Husten/Reizhusten Wer unter einem trockenen Reizhusten ohne Verschleimung leidet, gerät leicht in einen Teufelskreis aus Hustenreiz – Husten – zusätzlicher Reizung der Schleimhäute in den Atemwegen – und vermehrtem Hustenreiz. Am Anfang steht oft ein Virusinfekt, doch wenn dieser überwunden ist, kann der Hustenreiz allein durch das Husten aufrechterhalten werden. Die Entzündung in den Atemwegen hat keine Chance abzuheilen.[84] Wenn man weiterhustet ist das, als ob man nach einer Verletzung die heilende Hautstelle ständig wieder aufkratzt. Entzündungshemmende Medikamente, wie Kortikoide, oder hustenreizunterdrückende Medikamente können helfen, diesen Teufelskreis zu durchbrechen, sind aber nicht in jedem Fall nötig und ihre Einnahme sollte ärztlich abgestimmt werden. Konsequente Nasenatmung, Hustenunterdrückung und langsames Atmen mit kleinen Atemzügen führen oft auch allein zum Ziel, indem sie die Atemwege so schonen, dass sich die gereizten Schleimhäute regenerieren können. Dann verschwindet schließlich auch der Hustenreiz.

Möglichkeiten der Hustenvermeidung bei trockenem Reizhusten:

- konsequente Nasenatmung
- Speichel schlucken
- Luft zwischen Hustenattacken anhalten
- Hand oberhalb der Brust auflegen und sich auf die Wärme konzentrieren, die von der Hand in die Brust strömt
- bei nächtlichem Hustenreiz den gereizten Lungenbereich mit einer Wärmflasche wärmen
- sich auf die Bauchatmung konzentrieren und den Hustenreiz aushalten

- Akupressurpunkte unterhalb der Schlüsselbeine massieren (Abb. Seite 132)
- etwas trinken
- zu trockene Raumluft meiden (darf aber auch nicht zu feucht sein, da ab 60 Prozent Luftfeuchtigkeit die Milben- und Schimmelpilzentwicklung gefördert wird)
- entspannen
- langsam atmen, um die Reibung der Luft an den Schleimhäuten zu verringern
- tiefe (voluminöse) Atemzüge meiden

Wenn sich das Husten trotz aller vorhergenannter Maßnahmen nicht unterdrücken lässt:
- möglichst kurz gegen die geschlossenen Lippen anhüsteln
- Hand auf den Mund pressen und dagegen husten

Bei Wochen oder Monate andauerndem Reizhusten sprechen Sie mit Ihrem*r Ärzt*in, um sich gegebenenfalls ein inhalatives Kortikosteroid für die vorübergehende Anwendung verschreiben zu lassen. Diese verhilft in der Regel zu einem Ausstieg aus dem Husten-Teufelskreis.

Umgang mit Masken

Für die meisten Menschen mit Atemproblemen ist das Masken-Thema ein großes, oft immens belastendes Problem. Sie stehen in einem unauflöslichen Trilemma zwischen der Angst vor dem Virus, der möglicherweise speziell für Sie als Vorerkrankte eine besondere Gefahr darstellt, der Atembehinderung durch die Maske und der Angst, als Maskenverweigerer stigmatisiert zu werden, wenn Sie eine Maskenbefreiung nutzen.

Masken können schützen, aber sie können auch eine reale Gesundheitsgefahr darstellen. Das hängt von ihrer Beschaffenheit ab und davon, wie man sie aufbewahrt, wie man mit ihr umgeht, wie man sie trägt, wie man mit ihr atmet und wie man weiteratmet, wenn man sie wieder abgesetzt hat. Besonders wenn man darunter oder nach ihrer Verwendung ungünstig atmet, können Masken krank machen und speziell auch das Problem der Hyperventilation verschlimmern.

Nicht beschäftigen möchte ich mich hier mit den hygienischen und toxikologischen Fragen des Maskentragens wie der möglichen Vermehrung von pathogenen Keimen in immer wieder getragenen feuchtgewordenen, im Wechsel von außen und innen angefassten Masken, die man zerknüllt in der Jackentasche trägt, deren abgeschilferten Fasern eingeatmet werden könnten und so fort. Das ist anderenorts ausreichend behandelt worden.

Hier gehe ich nur auf die Risiken, Nebenwirkungen und Chancen in Bezug auf die Atmung ein. Was müssen Sie beachten, um sich nicht zu schaden? Worauf müssen Sie beim Tragen und nach dem Absetzen einer Maske achten? Kann man die Maske sogar als Übungshilfe nutzen, wie es manche Buteyko-Lehrende vorschlagen?

Art des Tragens Je nachdem, wie das Maskenmaterial beschaffen ist, stellt es der Atmung ein mehr oder weniger großes Hindernis in den Weg. Da Viren sehr klein sind, muss es sich um ein sehr dichtes Material handeln, um sie zurückhalten zu können. Damit setzen Masken dem Atmen aber auch einen großen Widerstand entgegen.[85] Menschen mit Atemproblemen, die schon einen erhöhten Atemwegswiderstand haben, kommen damit oft nicht zurecht. Der Druck, der sich in den Atemwegen aufbaut, setzt sie unter Stress. Die Entzündung kann sich verstärken. Auch wenn Sie keine schwere Atemwegserkrankung haben, haben Sie solche Erfahrung ansatzweise vielleicht schon gemacht und können diese Wirkung nachempfinden, sofern Sie die Maske vorschriftsmäßig am Rand dicht auf der Haut anliegend tragen, sodass ein seitlicher Luftaustausch nicht möglich ist. Menschen, denen es so geht, bleibt oft keine andere Möglichkeit als zu »schummeln« und die Luft seitlich an der Maske vorbeizuatmen.

Akupressurpunkte unterhalb der Schlüsselbeine

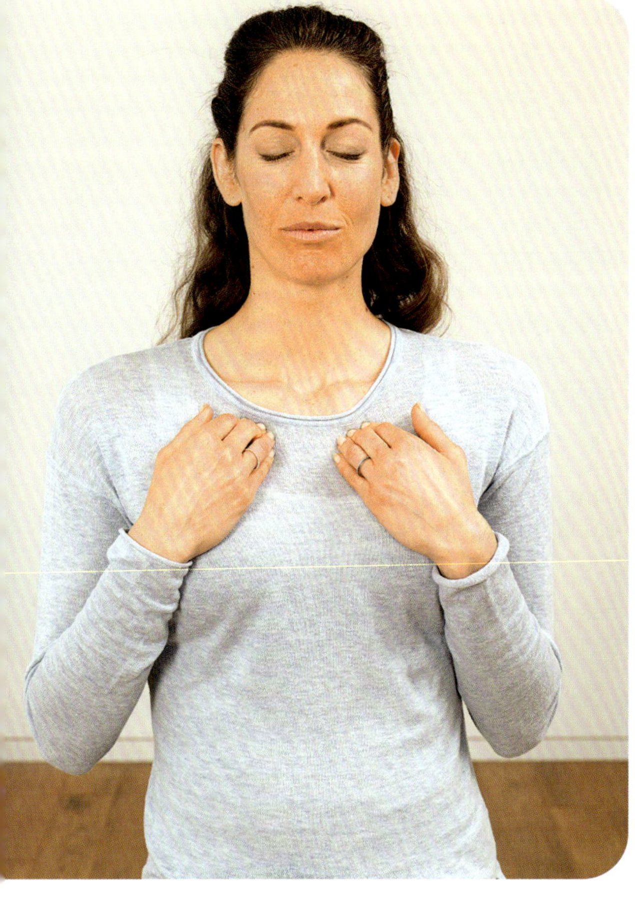

Was macht die Maske mit unserer Atmung?

Da Masken bei vorschriftsmäßigem Tragen mit ihrem Rand, nicht jedoch auf der Fläche eng an der Haut anliegen, bleibt unter ihnen immer ein Teil der Luft gefangen. Die Maske vergrößert den sogenannten Totraum (bestehend aus den Räumen in den Nasengängen, der Luftröhre, den Bronchien und Bronchiolen), in dem kein Gas ausgetauscht wird (Seite 134). Dieser hat bei einem Erwachsenen normalerweise ein Volumen von 150 ml und wird jetzt um den Raum unter der Maske vergrößert, der ihm häufig ein Volumen von mehr als 60 ml hinzufügt.[86] Zum Vergleich: 60 ml fasst eine kleine Espressotasse. Der Totraum muss erst durchatmet werden, ehe frische Luft in den Lungenbläschen ankommt, wo Sauerstoff aufgenommen und CO_2 abgegeben wird. Im Totraum wird die Luft nur hin und her geatmet und ist »verbraucht«. Sie enthält weniger Sauerstoff und mehr CO_2 als frische Luft. Damit trotzdem gleich viel frische Luft in den Lungenbläschen ankommt wie ohne Maske, muss man mit Maske tiefer aus- und einatmen, das heißt größere Atemzüge nehmen. Genau das passiert, wenn wir unter der Maske atmen und diese nicht wie eine zweite Haut anliegt.

Da das Atemzentrum auf ein bestimmtes CO_2-Niveau eingestellt ist und wir jetzt ausgeatmetes CO_2 aus dem Raum unter der Maske zurückatmen, wird der Atemimpuls verstärkt. Wenn wir dem nachgeben, können wir uns bei langem Maskentragen, wie es in Schule und Beruf verlangt wird, ein Atemmuster mit vergrößertem Atemminutenvolumen angewöhnen. Wir atmen dann eventuell durch den Mund, mit größeren Atemzügen und/oder einer höheren Atemfrequenz. Während des Atmens mit Maske ist das in Ordnung, wenn wir damit nur ausgleichen, was durch die Maske verändert wird. Zu einem Problem wird das jedoch, wenn wir über das Ziel hinausschießen, weil uns die Maske aus dem Rhythmus bringt, oder wenn wir danach die Maske wieder absetzen und weiter mit diesem Atemmuster atmen und damit hyperventilieren. Mir ist keine Studie über Masken bekannt, in der dieser Aspekt einer möglicherweise durch die Maske veränderten Atemgewohnheit untersucht wurde.

Bei vielen Menschen löst das Maskentragen Panikattacken aus. Sie reagieren sehr empfindlich, wenn sich der CO_2-Gehalt in ihrem Blut über die Grenze hinaus erhöht, auf die ihr Atemzentrum eingestellt ist. In diesen Fällen können Panikattacken allein durch die körperliche Veränderung erzeugt werden, ohne dass eine psychische Komponente beteiligt sein muss.

Die Maske als Übungshilfe? Alle Buteyko-Übungen zielen darauf ab, uns wieder an mehr CO_2 zu gewöhnen. Da genau dies unter der Maske geschieht, könnte nun der logische Schluss gezogen werden, die Maskenpflicht zu begrüßen, sozusagen als Zwangsgesundheitskur für alle Menschen.

Leider ist dies ein Trugschluss, weil wir in der Regel unbewusst mit der Maske umgehen:

- Wir tragen die Maske nebenbei, während wir auf andere Dinge konzentriert sind.
- Der Atmung wird plötzlich ein physikalisches Hindernis in den Weg gestellt und die Gasverhältnisse verändern sich massiv.
- Das bringt unsere Atmung durcheinander und wir geraten aus dem Rhythmus.
- Es gibt drei Möglichkeiten, darauf zu reagieren:
  - man geht zur Mundatmung über
  - man vertieft und/oder beschleunigt seine Atmung, mit der Gefahr, über das Ziel hinauszuschießen
  - man behält weitgehend sein Atemmuster bei, gerät aber in Lufthunger/Atemnot
- In jedem Fall setzt es den Körper (neben der Psyche) unter Stress, wie auch ein Tastversuch anhand einer Zunahme der Stresshormone Adrenalin und Noradrenalin gezeigt hat.[87]
- Bei Abnahme der Maske nach langem Tragen gerät die Atmung wieder aus dem Rhythmus. Oft wird die erhöhte Atemtiefe und -frequenz beibehalten. Die Betroffenen gewöhnen sich ein Hyperventilations-Atemmuster an.

Ich gehe davon aus, dass die Maske bei einem unbewussten Umgang mit ihr nur in den seltensten Fällen positiv im Sinne der Buteyko-Methode wirkt.

Nur wenn wir sie mit einer guten Selbstwahrnehmung tragen, unsere Atmung beobachten und sie ständig dem jeweiligen Bedarf entsprechend justieren, kann die Maske als Übungshilfe genutzt werden. Dann können wir darunter einfach entspannt mit etwas Luftwunsch atmen. Die besten Voraussetzungen dafür gibt es dann, wenn wir mit der Maske ruhig sitzen und uns auf die Atmung konzentrieren können, wie in öffentlichen Verkehrsmitteln oder in einem Wartezimmer. Dann kann der erhöhte CO_2-Spiegel, den wir mit der Maske erreichen, sogar dazu führen, dass wir entspannter sind, weil CO_2 eine beruhigende Wirkung hat.

Zu Zeiten, in denen wir körperlich aktiv oder geistig mit anderen Dingen beschäftigt sind, wie bei der Arbeit, wird das kaum

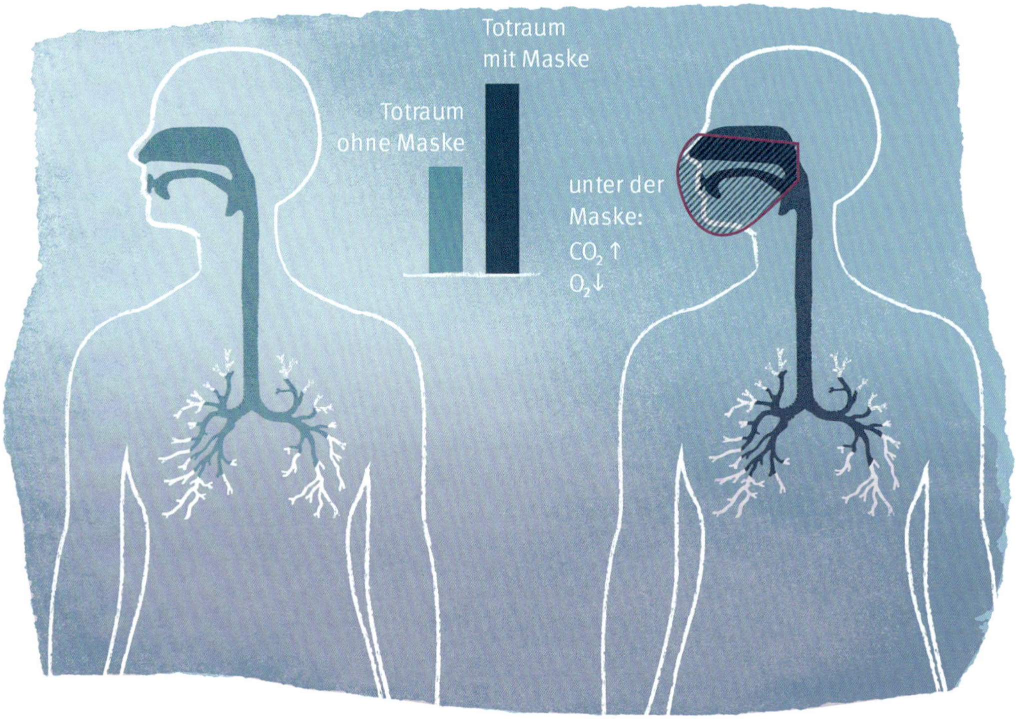

Der Totraum wird durch die Maske vergrößert. Somit ist ein größeres Atemzugvolumen nötig.

gelingen. Wenn wir dann Luftwunsch zulassen, um die erhöhte CO_2-Konzentration in der Luft unter der Maske trotzdem für unser Atemtraining zu nutzen, ist es wichtig, Luftwunsch nur in einem Ausmaß zuzulassen, das uns noch entspannt sein lässt. Wenn der Luftwunsch zu stärkerem Lufthunger wird und Stress erzeugt, und das noch über längere Phasen, werden wir in unkontrollierten Zeiten (z. B. im Schlaf) zum Ausgleich verstärkt hyperventilieren. Diese Gefahr wird im Kapitel über Risiken langer und häufiger Atempausen beschrieben (Seite 122).

Wenn Sie eine Maske benutzen wollen oder müssen, obwohl Sie sich dadurch in Ihrer Atmung behindert fühlen, beachten Sie unbedingt Folgendes:

- Probieren Sie gegebenenfalls verschiedene Maskenfabrikate aus. Wählen Sie ein Exemplar, dass Ihrem Atem einen möglichst geringen Widerstand entgegensetzt.
- Atmen Sie auch unter der Maske immer durch die Nase ein und aus (das schützt auch vor der Rückatmung von Keimen, die sich darin eventuell vermehrt haben können). Strengen Sie sich nur so weit an, wie es mit Nasenatmung möglich ist.
- Achten Sie auf Zwerchfellatmung. Dazu entspannen Sie immer wieder Bauch und Schultern.
- Wenn Sie sich dabei ertappen, nicht richtig ausgeatmet oder mit dem oberen Brustkorb geatmet zu haben, tragen Sie

Maskenattest

Wenn Sie merken, dass die Maske Ihre Atmung immer wieder aus dem Rhythmus bringt, wenn Sie darunter durch den Mund atmen und Sie verstärktes Atmen beim oder nach dem Maskentragen nicht verhindern können, lassen Sie sich ein Maskenattest ausstellen. Akzeptierte Gründe dafür sind Asthma, COPD, Herzschwäche und unter den als psychisch klassifizierten Problemen besonders Angst- und Panikzustände.

einen Gürtel um die unteren Rippen, der eine Seitwärtsbewegung des Brustkorbs begrenzt (Seite 103, Abb. 4).
- Nutzen Sie jede Gelegenheit, die Maske abzusetzen, sich bestmöglich zu entspannen, Ihre Atmung zu beruhigen und nur so viel zu atmen, wie Sie wirklich brauchen.
- Sehr wichtig: Nehmen Sie sich nach dem Absetzen der Maske einige Minuten Zeit, um zu einer entspannten Atmung zurückzukehren. Lassen Sie dabei die Ausatmung passiv durch Entspannung geschehen und stellen Sie sich dabei vor, ein wenig schwerer zu werden. Erlauben Sie sich eine kleine Pause nach der Ausatmung, in die Sie sich hineinsinken lassen, ehe das Einatmen wieder von allein geschieht.

Lachen ausgleichen

Viele Menschen mit Asthma lösen durch Lachen Asthmaanfälle aus. In Artikeln über Asthmaauslöser wird das häufig auf die Emotionen zurückgeführt, die mit dem Lachen verbunden sind. Diese Erklärung erscheint geradezu absurd vor dem Hintergrund, dass Lachen stresslösend ist. Erklärungen können vielmehr darin liegen, dass man beim Lachen einerseits die Luft so heftig ausstößt, dass ein starker Kompressionsreiz auf die Atemwege[88] und ein Reibungsreiz auf die überempfindlichen, bei Menschen mit Asthma entzündeten Schleimhäute in den Atemwegen ausgeübt wird. Andererseits könnte es sein, dass Lachen mit Hyperventilation verbunden ist.[89]

Die Erfahrung, dass Lachen ihre Atembeschwerden verschlimmert, bringt viele Betroffene dazu, es zu unterdrücken. Wenn andere sich locker und gelöst Witze erzählen, sitzen sie daneben und denken an die drohenden Nebenwirkungen, wenn sie dabei mitmachen. Die Folge ist, dass sie sich ausgeschlossen fühlen und vielleicht sogar solche Situationen von vornherein vermeiden. Diese Situation kenne ich aus meinen Asthma-Zeiten aus eigener Erfahrung.

Ein Ziel der Buteyko-Atmung ist es daher auch, unseren Zustand so zu bessern, dass wir ungehemmt lachen können, ohne dadurch unsere Beschwerden zu verschlimmern – ja vielleicht sogar das Lachen als Möglichkeit nutzen können, unseren gesundheitlichen und psychischen Zustand zu bessern. Denn Lachen befreit, entspannt, führt zur Ausschüttung von Glückshormonen und stimuliert das Immunsystem. Und wenn es aus dem Bauch heraus geschieht, wird dazu auch das Zwerchfell, unser wichtigster Atemmuskel, trainiert. Und wir erinnern uns: Ein trainiertes Zwerchfell ist Voraussetzung für eine gesunde Atmung.

Wenn Lachen zu Symptomen führt

Wenn wir noch nicht so weit sind, ohne Beschwerden lachen zu können und das Lachen zu einem Hustenreiz oder zu einer spastischen Verengung der Bronchien führt, können wir diese negativen Wirkungen einfach mit einer verlängerten Atempause und einer verminderten Atmung nach dem Lachanfall rückgängig machen.

Tiefes Atmen bei ärztlicher Untersuchung oder in Entspannungskursen

Schon ein einziger tiefer Atemzug kann einen momentanen CO_2-Abfall um ca. 25 Prozent bewirken. Nach 6–7 tiefen Atemzügen kann der CO_2-Partialdruck auf die Hälfte sinken und braucht viele Minuten, um wieder auf ein normales Maß zu steigen.[90] Vor diesem Hintergrund ist es aus Buteyko-Sicht verständlich, warum Menschen mit Asthma häufig nicht einmal ein einzelnes tiefes Durchatmen vertragen.

Viele Menschen mit hyperreagiblem (überempfindlichem) Bronchialsystem kennen diesen Effekt von der Lungenfunktionsprüfung, die bei ihnen Giemen (pfeifendes Atemnebengeräusch) oder das Gefühl, nicht mehr frei atmen zu können, auslöst und sogar zu einem Asthmaanfall führen kann.[91] Wenn das tiefe Ein- und Ausatmen beim Abgehört-Werden oder bei der Lungenfunktionsprüfung bei Ihnen Atemprobleme auslöst, vermindern Sie Ihre Atmung nach der Untersuchung. Machen Sie Atempausen und atmen Sie danach so sanft wie möglich weiter. Sprechen Sie auch mit Ihrem Arzt oder Ihrer Ärztin darüber, um die Atemmanöver auf das Nötigste zu begrenzen.

Wenn Sie z.B. in einer Yoga-Stunde aufgefordert werden, tief zu atmen, gehen Sie mit dem gesunden Menschenverstand vor. Beschränken Sie sich auf einen einzelnen tiefen Atemzug, wenn Sie Spannung loswerden wollen. Achten Sie darauf, vom Ort her tief, nämlich mit dem Zwerchfell zu atmen, und machen das Volumen nicht extra groß und achten Sie auf Entspannung.

Gähnen mit geschlossenem Mund

Mit dem Gähnen ist es ähnlich wie mit dem Lachen oder gelegentlichem tiefen Durchatmen: Es hat positive Wirkungen, indem es Spannungen löst. Bei der Atem- und Stimmschulung wird es sogar gezielt zur Weitung und Lockerung des Mund- und Rachenraumes und zur Entspannung eingesetzt. Die Muskeln in diesem Raum werden wie bei der Progressiven Muskelentspannung stark angespannt und dann losgelassen. Da Gähnbewegungen mit Zwerchfellbewegungen einhergehen, kann mit Gähnübungen sogar dieser wichtigste Atemmuskel gelockert oder aktiviert werden.

In der medizinischen und psychologischen Literatur ist über das Gähnen einiges zu finden. Trotzdem sind viele Fragen zu den Mechanismen, Auslösern und zum Sinn des Gähnens nicht geklärt. Bekannt ist, dass das Gähnen ein Reflex ist, der durch Müdigkeit, schlechte Luft, Sauerstoffmangel, Anspannung, Medikamente, bestimmte Krankheiten, psychische Faktoren wie Langeweile und anderes ausgelöst werden kann. Es kann aber auch einfach durch den Gedanken daran passieren oder durch Ansteckung, weil ein Mitmensch oder die Katze gähnt.[92] Funktionen, wie die Verbesserung der Aufmerksamkeit und Wachsamkeit, Förderung von Empathie, Zugehörigkeit, Gruppenbildung und Kommunikation durch gemeinsames Gähnen, werden in der Psychologie diskutiert.[93]

Das Gähnbedürfnis ist jedoch nicht zwangsläufig, wie häufig angenommen, mit einem Sauerstoffmangel im Blut verbunden. Einige medizinische Untersuchungen sprechen aber dafür, dass das Gähnen unter anderem einer Verbesserung der Sauerstoffversorgung des Gehirns und seiner Aktivierung dient.

Nimmt das Gähnbedürfnis überhand, wird das als krankhaft angesehen und gilt als Symptom chronischer Hyperventilation. Trotzdem habe ich keine Untersuchung gefunden, die hier den physiologischen Zusammenhang untersucht hätte. Lediglich in einer Studie wurde der Frage nachgegangen, ob ein erhöhter CO_2-Gehalt (statt dem für Hyperventilation charakteristischen erniedrigten CO_2-Gehalt) in der Atemluft Gähnen fördert.[94] Dies konnte nicht bestätigt werden.

Beim normalen Gähnen atmet man in der Regel durch den Mund tief und lange ein und kürzer aus. Gähnen kann daher ähnlich wie ein tiefes Durchatmen (Seite 136) helfen, Spannung loszuwerden. Wenn es zu Entspannung, Stressabbau und Aktivierung des Zwerchfells führt, kann es helfen, die Hyperventilation zu vermindern und die Sauerstoffversorgung zu verbessern. Einmaliges Gähnen, möglichst mit geschlossenem Mund, kann daher die Buteyko-Übungen unterstützen und ist erlaubt.

Anfallsartiges Gähnen kann hingegen die Hyperventilation verstärken, da es normalerweise mit mehreren tiefen Atemzügen einhergeht. Gähnanfälle mit tiefem Atmen durch den offenen Mund sind somit kontraproduktiv und sollten vermieden werden, da sie die Wirkung der Atemübungen wieder zunichtemachen.

Bei oder nach Buteyko-Übungen verstärkt sich manchmal das Gähnbedürfnis. Da unser Körper eigentlich mehr atmen will, als wir es gerade bei den Übungen getan haben, könnte das Gähnbedürfnis der Kompensation dienen oder mit der Anspannung zu tun haben, die sich gerade zu lösen beginnt. Meistens nimmt es aber mit den Übungen ab oder verschwindet einfach.

Umgang mit dem Gähnen

- Wenn Sie nur hin und wieder das Bedürfnis haben, einmal zu gähnen, geben Sie dem nach und gähnen mit geschlossenem Mund. Kosten Sie das dadurch hervorgerufene Gefühl der Entspannung und Befreiung richtig aus.
- Bei häufigerem Gähnbedürfnis gähnen Sie mit angehaltenem Atem.
- Unterstützen Sie den spannungslösenden Gähneffekt, indem Sie sich dabei rekeln, recken und strecken.
- Atmen Sie danach so wenig wie möglich aber entspannt weiter.

Unterstützende Maßnahmen

Mit der Buteyko-Methode lernen wir wieder weniger, dafür aber effektiver zu atmen. Zwei Komponenten sind hierfür nötig und ergänzen einander: Nicht nur die Atemübungen selbst, sondern auch die Schaffung günstiger Voraussetzungen für die Umstimmung bzw. Normalisierung unserer Atmung helfen uns dabei. Wenn wir günstige Bedingungen für eine natürliche, entspannte, nicht stressgesteuerte Atmung schaffen, stellt sich ein Erfolg leichter ein. Zu diesen Bedingungen gehört die Stressbewältigung genauso wie eine gesunde Ernährung und sonstige Lebensführung. Die folgenden Kapitel geben daher Empfehlungen für die Bereiche der Lebensführung, die die Atmung besonders beeinflussen.

Stressbewältigung

Stress versetzt das vegetative Nervensystem in Erregung und führt zur Hyperventilation. Wer also ständig unter Stress steht, hat es schwer, seine Atmung zu normalisieren. Hier muss für Stressabbau gesorgt werden, andernfalls wird man nur begrenzten Erfolg mit Atemübungen haben.

Über Stressbewältigung sind viele Bücher geschrieben worden und es gibt eine Fülle von Methoden und entsprechenden Kursangeboten dazu. Daher möchte ich hier nicht ins Detail gehen. Wichtig ist es wahrzunehmen, dass man in Stress und in die dadurch verursachte Stressatmung verfällt. Welche Methoden dem Einzelnen helfen, sich zu entspannen und seinen Stress besser zu bewältigen, ist individuell sehr verschieden. Wer hier noch Anregungen benötigt, sei auf das Kapitel »Buteyko und andere Methoden« (Seite 165) verwiesen, in dem einige Methoden beschrieben sind, die sich besonders gut für eine Kombination mit der Buteyko-Methode eignen.

Anstrengung und Sport

Asthma und andere Gesundheitsstörungen gehen oft mit einer geringen körperlichen Fitness einher. Wegen dauernder Atemnot, Kurzatmigkeit oder Ermattungsgefühlen beginnt man Anstrengungen zu meiden. Das mindert die körperliche Leistungsfähigkeit weiter und erhöht die Empfindlichkeit gegenüber allen möglichen Formen von Stresseinwirkung. Man gerät in einen Teufelskreis aus zunehmenden Beschwerden, Anstrengungsvermeidung und sich verringernder Fitness.

Sportliche Betätigung ist aber wichtig, weil sie:

- zum Stressabbau beiträgt und die Entspannungsfähigkeit fördert
- die Toleranz gegenüber allen Arten von Stress erhöht
- den Stoffwechsel insgesamt anregt
- die Leistungsfähigkeit steigert
- für eine gleichmäßigere Ventilation und Durchblutung aller Lungenbereiche sorgt

- die CO_2-Produktion in den Muskeln erhöht
- die Abwehrkräfte gegenüber Infekten stärkt

Mit dem Sport nutzt man auf natürliche Weise seine ganze Lungenkapazität.

Oft werden isolierte Tiefatemübungen im Ruhezustand mit der Begründung propagiert, dass es gesundheitsfördernd sei, wenn man auf diese Weise alle Lungenbereiche voll nutzt und seine Lunge maximal dehnt. Aber dies ist eine unnatürliche Art, die mit mehr als dem benötigten Luftaustausch einhergeht. Eine extreme Lungendehnung kann zudem bei einem überempfindlichen Bronchialsystem zu einer Verkrampfung in den Atemwegen führen (Seite 136). Es ist daher eine Fehlannahme, dass das gesundheitsfördernd ist. Nur wenn der damit verbundene Luftaustausch auch benötigt wird, nämlich bei Anstrengung, die einen erhöhten Sauerstoffbedarf und eine erhöhte CO_2-Produktion mit sich bringt, ist dies sinnvoll und gesund.

Wenn man aus Krankheitsgründen keinen Sport treiben kann, aber trotzdem alle Lungenbereiche aktivieren und nutzen möchte, kann man dies mit Gymnastik oder Yoga erreichen. Sogar in Ruhe ist eine Lenkung der Atmung in alle Lungenbereiche möglich, allein dadurch, dass man bestimmte Liegepositionen einnimmt. Legt man sich z. B. auf den Rücken, die Arme über den Kopf gestreckt, und zieht Arme und Beine zu einer Seite (als Yoga-Übung Mondsichel genannt), dann wird die Lunge auf der einen Seite gestaucht und auf der anderen Seite gedehnt. Gleichzeitig wird dadurch auch die Zwerchfellatmung gefördert.

Was ist Anstrengungsasthma?

Anstrengungsasthma entwickelt sich, wenn man vor, während oder nach körperlicher Aktivität hyperventiliert und wenn man durch den geöffneten Mund atmet, sodass die Atemwege austrocknen, abkühlen und die Luft ungefiltert in die Lunge gelangt.

Hyperventilation vor einer Anstrengung Manche Menschen steigern ihre Atmung bereits in Erwartung einer Anstrengung. So kann man z. B. bei manchen Kindern beobachten, dass sie verstärkt atmen, wenn sie gleich loslaufen wollen. Dies ist ein in der Sportphysiologie bekanntes Phänomen.[95]

Hyperventilation während einer Anstrengung Während einer Anstrengung steigt die Atem- und Herzfrequenz entsprechend der Intensität der Aktivität an. So kann das Atemminutenvolumen bei einem sportlich Aktiven 120–175 Liter statt der normalerweise im Ruhezustand geatmeten 5–7 Liter erreichen. Die Atemfrequenz kann von 12 (in Ruhe) auf 40–50 Atemzüge/Minute und das Atemzugvolumen von 0,5 auf 3–3,5 Liter ansteigen. Eine Steigerung der Atmung ist nötig, um für die Anstrengung genügend Sauerstoff bereitzustellen und das durch die Muskeltätigkeit vermehrt gebildete CO_2 abzuatmen.

Wenn man zu schnell ohne ausreichende Aufwärmung in eine Anstrengung hineingeht, findet man eventuell nicht das richtige Maß, schießt über das Ziel hinaus und hyperventiliert während der Belastung. Die plötzlich erhöhte Anforderung führt zudem zu Mundatmung und dies wiederum bewirkt, dass die Atemwege durch Austrocknung und Abkühlung erhöhtem Stress ausgesetzt sind. Beides kann Asthmasymptome und andere Beschwerden auslösen.

Dies wird durch eine Modelluntersuchung an Hunden bestätigt, in der wiederholte Hyperventilation mit kalter, trockener Luft zu einer Entzündung und Hyperreagibilität (Überempfindlichkeit) der Atemwege und den für Asthma typischen Symptomen führte.[96]

Hyperventilation nach einer Anstrengung

Bei einem gesunden Menschen sinken Atemfrequenz und Atemzugvolumen nach Beendigung der Aktivität schnell wieder auf das normale Niveau oder – wenn z. B. der Sport zu besonderer Entspannung führt – sogar darunter. Manche Menschen atmen hingegen auch nach der Anstrengung weiter mit erhöhtem Luftaustausch, obwohl kein Bedarf mehr daran besteht. Folge ist, dass die Blutgasverhältnisse ins Ungleichgewicht fallen und Hyperventilationssymptome ausgelöst oder verstärkt werden können.

Chronische Erschöpfung durch Überanstrengung

Auch durch Überanstrengung kann es zu Überatmung nach dem Sport kommen. Bei Überanstrengung durch körperliche Belastung reicht der durch die Atmung bereitgestellte Sauerstoff nicht aus, um den erforderlichen Energiebedarf auf dem aeroben Weg (Verbrennung mit Sauerstoff) zu decken. Der Betroffene kann nicht schnell und tief genug atmen oder der Gasaustausch und Kreislauf sind zu langsam dafür, den Muskelzellen ausreichend Sauerstoff zuzuführen. In diesem Fall wird vermehrt Energie über den anaeroben Stoffwechselweg (Gärung, ohne Sauerstoff) gewonnen. Dabei entsteht nicht das für einen hyperventilierenden Menschen so wichtige CO_2, sondern Milchsäure (Lactat). Diese Milchsäure kann zwar zu einem gewissen Anteil ebenfalls zur Energiegewinnung genutzt werden. Wie groß dieser Anteil ist, hängt vom Trainingszustand ab: Ein trainierter Mensch kann mehr davon verwerten, ein untrainierter weniger. Man spricht hier von der Lactatschwelle. Wenn diese überschritten ist, das heißt mehr Milchsäure anfällt, als abgebaut werden kann, führt diese zur Übersäuerung. Der Betroffene muss dann über verschiedene Puffersysteme die Säure ausgleichen. Das wichtigste Puffersystem im menschlichen Blutkreislauf ist das Kohlensäure-Bikarbonat-Puffersystem. Es reguliert den Säure-Basen-Haushalt über die Atmung und die Niere. Wenn zu viel Säure anfällt, müssen wir diese über die Atmung loswerden. Eine Übersäuerung führt also zwangsläufig zur Hyperventilation.[97] Wenn dieser Zustand auf Dauer besteht, reichen die Pufferreserven irgendwann nicht mehr aus.

Menschen, die chronisch hyperventilieren, haben oft sowieso schon einen erhöhten Lactatspiegel, wie sich in vielen Untersuchungen herausgestellt hat. Bei ihnen führt der CO_2-Mangel im Alltag durch Gefäßverkrampfung und Bohr-Effekt (Seite 197)[98] bereits zu einem Sauerstoffmangel in den Geweben. Wenn dann noch Überanstrengung durch zu ehrgeizigen Sport hinzukommt, kann dieser Zustand auch nicht mehr durch Ruhephasen bzw. Erholungspausen ausgeglichen werden. Schwäche, schwere Glieder bis hin zu Erschöpfungszuständen können dann die Folge sein. Im Extremfall kann dies zum Chronischen Erschöpfungssyndrom führen (Seite 48).

Vermeidung von Asthmasymptomen und Erschöpfung durch Anstrengung

Mit Nasenatmung stellen Sie sicher, dass Sie sich nicht überanstrengen. Wenn Sie das

Bedürfnis haben, bei sportlichen Aktivitäten auf Mundatmung umzustellen, ist das ein Hinweis darauf, dass die Anstrengung zu groß wird und Ihr Stoffwechsel vermehrt auf den anaeroben Weg (ohne Sauerstoff) umstellt. Fahren Sie dann Ihre Aktivität so weit herunter, dass Sie bei Nasenatmung bleiben können. Auf diese Weise sind Sie vor dieser Form der Überanstrengung sicher. Ein Nebeneffekt ist auch, dass Sie wahrscheinlich keinen Muskelkater mehr bekommen.

Bei Asthma schützt die konsequente Nasenatmung (ein und aus) auch vor einer zusätzlichen Reizung der hyperreagiblen Schleimhäute in den unteren Atemwegen.

Empfehlungen:

- Steigern Sie die Intensität der Anstrengung immer nur so weit, dass Sie noch mit Nasenatmung auskommen. Wenn Ihre Atmung außer Kontrolle gerät und Sie den Mund öffnen müssen, sollten Sie innehalten und so lange warten, bis die Nasenatmung wieder ausreicht.
- In der Umstellungsphase von Mund- auf Nasenatmung muss man seine Leistung zunächst reduzieren und kann sie dann langsam wieder neu steigern. Je nachdem, wie intensiv und ehrgeizig man Sport getrieben hat, kann es einige Wochen Training dauern, ehe man mit Nasenatmung wieder den Leistungsstand erreicht, den man bei Mundatmung hatte. Die deutlich niedrigere Puls- und Atemfrequenz, die dadurch erreicht wird, lässt jedoch Raum für eine weitere Steigerung über die bisherige mit Mundatmung erreichte Leistungsfähigkeit hinaus. In Australien haben daher einige Olympiade-Teilnehmende sehr erfolgreich mit der Buteyko-Methode trainiert.
- Beginnen Sie mit einer ausgedehnten Aufwärmphase, bis sich Ihre Atmung auf einer stabilen Ebene eingependelt hat. Das dauert etwa 15 Minuten. Halten Sie die Intensität der Anstrengung in dieser Phase auf einem Niveau, das Sie noch nicht als anstrengend empfinden. Während der Aufwärmphase beginnen die Muskeln vermehrt CO_2 zu bilden. Begrenzen Sie in dieser Zeit Ihre Atmung auf das gerade notwendige Maß und atmen Sie ausschließlich durch die Nase. So erhöht sich der CO_2-Spiegel und wirkt der Entwicklung von Asthmasymptomen entgegen. Außerdem wird eine Kühlung und Austrocknung der Bronchien vermieden. In der Aufwärmphase sollten Sie nicht über 60 Prozent der maximalen Herzfrequenz gehen (Berechnung unten).
- Wenn Sie den CO_2-Gehalt erhöhen wollen, sollte die Herzfrequenz in der anschließenden Trainingsphase 75 Prozent der maximalen Herzfrequenz nicht übersteigen. Die maximale Herzfrequenz können Sie nach folgender Formel errechnen: 220 minus Alter (plus/minus 10), also z. B. bei einem 40-jährigen Menschen 220–40 = 180 (+/- 10 = 170 bis 190.), davon 75 Prozent = 135 Pulsschläge pro Minute während der sportlichen Betätigung.
- Um zu vermeiden, dass Sie nach einer Anstrengung oder einem Training hyperventilieren, sollten Sie Ihre sportlichen Aktivitäten mit einer ebenfalls ausgedehnten Abkühlphase beenden, bis die Herzfrequenz wieder auf 60 Prozent der maximalen Herzfrequenz gesunken ist (Beispiel oben: 108 Pulsschläge pro Minute). Reduzieren Sie Ihre Atmung dabei so weit, dass Sie einen leichten Lufthunger spüren.

Es ist auch sehr förderlich, wenn man vor der Anstrengung oder dem Sport Atemübungen mit Luftwunsch macht.

Spezielle Bedingungen bei sportlich Aktiven

Viele Sportler und Sportlerinnen, darunter besonders diejenigen, die Ausdauersport betreiben, sind daran gewöhnt, mit sehr voluminösen Atemzügen einzuatmen. Wie ich mehrmals bei Marathonläufern und -läuferinnen unter meiner Klientel beobachten konnte, hat das Training bei ihnen dazu geführt, dass ihr Lungenvolumen erhöht ist. Beim Sport erhöht das ihre Leistungsfähigkeit, da mehr Sauerstoff zugeführt und CO_2 abgeführt werden kann. Zum Problem wird das aber, wenn diese Sportler und Sportlerinnen auch im Alltag, in Ruhe oder bei geringer Anstrengung ihr Lungenvolumen ausnutzen. Bereits bei einer Atemfrequenz von 2–3 Atemzügen pro Minute ist es möglich zu hyperventilieren. Wenn Hyperventilation zur Entwicklung von Asthma beiträgt, ist es daher nicht verwunderlich, dass gerade bei Ausdauersport Treibenden Asthma eher häufiger vorkommt als in der Gesamtbevölkerung. Der Weg für solche Sporttreibende, ihr Asthma zu bessern, liegt also in einer Rückgewöhnung an kleinere Atemzüge im Alltag und einen besser angepassten Gesamtluftaustausch.

Darauf müssen Sporttreibende, die ihr Asthma bessern wollen, achten:

- Nasenatmung im Alltag und während des Trainings.
- Akzeptieren Sie, dass Sie hierfür Ihre Leistung vorübergehend zurückschrauben müssen. Sie werden dafür damit belohnt, dass Sie auf diesem Weg eine neue Stufe der Leistungsfähigkeit erreichen können.
- Verringern Sie Ihr Atemzugvolumen. Reduzieren Sie bei den Buteyko-Übungen Ihre Atmung über das Volumen, nicht über die Frequenz der Atemzüge.
- Atmen Sie den jeweiligen Anforderungen angepasst. Überprüfen Sie im Alltag und besonders auch in Ruhe immer wieder, ob Sie tatsächlich so viel Luft benötigen, wie Sie austauschen, und reduzieren Sie Ihre Atmung bis zu der Grenze, an der Sie wahrnehmen, dass Sie atmen müssen.
- Machen Sie auch Atemübungen in Ruhe, bei denen Sie Ihr Atemzugvolumen verkleinern, um Ihre Kontrollpause zu

So nutzen Sie körperliche Bewegung und Ausdauersport für Ihr Atemtraining

- Atmen Sie ausschließlich durch die Nase ein und aus.
- Atmen Sie eher mit kleinem Volumen ein: Sie müssen alle Luft ausatmen können, ehe Sie wieder neue Luft benötigen. Dadurch vermeiden Sie, dass zu viel Restluft in der Lunge verbleibt und Sie Ihre Lunge überblähen.
- Atmen Sie an den Bedarf angepasst im Rhythmus der Bewegungen länger aus als ein (Sie können dabei z. B. die Schritte zählen, konkrete Übungsvarianten Seite 119).
- Finden Sie einen gleichmäßigen Rhythmus.
- Atmen Sie an der Grenze zum Lufthunger.
- Lassen Sie sich ausreichend Zeit für die Aufwärmphase und für die Abkühlphase. Atmen Sie in beiden Phasen mit Luftwunsch.
- Überanstrengen Sie sich nicht.

verlängern. Je länger die Kontrollpause ist, desto eher können Sie sich auch hin und wieder Mundatmung beim Sport, z. B. im Wettkampf, erlauben.

Ernährung

Ein sehr wichtiger Bereich, der in unmittelbarer Wechselwirkung mit der Atmung steht, ist die Ernährung.

Ernährung und Atmung sind entscheidend für die Erhaltung des Säure-Basen-Gleichgewichts. Eine »saure« Ernährung wird über die Nierenausscheidung und die Atmung ausgeglichen. Um das Blut wieder zu alkalisieren und den erforderlichen pH-Wert zu erhalten, müssen wir vermehrt atmen. Eine saure Ernährung fördert also die Hyperventilation. Säurebildende Nahrungsmittel sind besonders Fleisch, proteinreiche Käse, Süßigkeiten und Weißmehlprodukte, während Gemüse und Obst basenbildend sind. Die Basenbildner liefern auch die notwendigen Mineralstoffe. In vielen Ernährungsbüchern finden sich Listen, aus denen sich ersehen lässt, welche Nahrungsmittel wie stark säure- oder basenbildend sind.

Wie sich die Ernährung auf die Atmung auswirkt, zeigte schon eine alte Untersuchung von Hasselbalch.[99] Dort wurde beobachtet, dass der CO_2-Partialdruck nach einer vegetarischen Mahlzeit nur von 45 auf 43,3 mmHg sank, nach einer Fleischmahlzeit aber auf 38,9 mmHg. Erkennen können Sie solche Effekte eventuell auch selbst anhand der Kontrollpause, die sich normalerweise nach Fleisch entsprechend stärker verkürzt als nach Gemüse.

Individuelle Unverträglichkeiten und Nahrungsmittelallergien

Wenn man sich mit seiner Atmung beschäftigt, wächst die Fähigkeit zur Wahrnehmung dafür, ob man ein Nahrungsmittel verträgt oder nicht. Man nimmt gegebenenfalls nach dem Essen wahr, dass man schwerer atmet. Manche Nahrungsmittel beeinträchtigen die Atmung kaum, andere erschweren sie

Test: Unverträglichkeiten

- Machen Sie vor dem Verzehr eines in Verdacht stehenden Nahrungsmittels eine Kontrollpause und messen Sie den Puls.
- Essen Sie das betreffende Nahrungsmittel.
- Messen Sie nach fünf Minuten wieder die Kontrollpause und den Puls.
- Messen Sie beides nochmals nach ca. einer halben bis dreiviertel Stunde.

Eine Verkürzung der Kontrollpause um mehr als fünf Sekunden nach fünf Minuten weist auf eine Allergie hin.
Bei einer Unverträglichkeit dauert die Reaktion länger. Einen Hinweis darauf gibt die Kontrollpause, wenn sie sich nach einer halben Stunde (oder auch längeren Zeit) um mindestens fünf Sekunden verkürzt. Steigt der Puls sehr deutlich an (z. B. um 15 Sekunden), weist das ebenfalls auf eine Allergie oder Unverträglichkeit hin.

stark. Im Allgemeinen wirken sich fett- und eiweißreiche Mahlzeiten stärker aus als z. B. ein Salat. Aber es gibt auch individuelle Unterschiede. Wenn Sie unter bestimmten Nahrungsmittelallergien oder -unverträglichkeiten leiden, wird sich das auch in Ihrer Atmung niederschlagen.

Puls und Kontrollpause geben Hinweise auf Allergien und Unverträglichkeiten.

Fasten

Fasten kann sehr hilfreich sein, um den Körper zu entlasten bzw. zu entgiften. Es regt auch die Produktion von Kortisol an – dem Kortison, das der Mensch selbst in seinem Körper herstellt. Bei vielen Menschen mit Asthma, aber auch Menschen mit anderen Gesundheitsproblemen nehmen die Beschwerden daher ab, wenn sie fasten, auch wenn es manchmal in der dadurch eingeleiteten Entgiftungsphase vorübergehend zu einer Symptomverschlimmerung kommen kann.

Trinken

Flüssigkeitsmangel kann eine verstopfte Nase und Asthmasymptome sowie viele andere Gesundheitsbeschwerden fördern. Oft führt bereits das Trinken eines Glases Wasser zu einer deutlichen Besserung solcher Beschwerden. Sorgen Sie deshalb für eine ausreichende Flüssigkeitszufuhr.

Mineralstoffe

Hyperventilation erzeugt nicht nur einen Mangel an CO_2, sondern kann auch den Verlust von wichtigen Mineralstoffen zur Folge haben. Im Gegenzug kann ein Mineralstoffmangel auch zu Hyperventilation führen[100], sodass sich ein Teufelskreis schließt.

Um diesen Teufelskreis zu durchbrechen, ist es wichtig, bei der Ernährung auf eine ausreichende Mineralstoffzufuhr zu achten und gegebenenfalls vorübergehend auch Nahrungsergänzungsmittel zu nehmen. Buteyko hat empfohlen, dem Mineralstoffmangel durch Trinken von Meersalzlösung entgegenzuwirken (½ Teelöffel einer gesättigten Vorrats-Meersalzlösung pro Glas Wasser).

Die wichtigsten Grundregeln für die Ernährung

- Essen Sie nur bei Hunger.
- Decken Sie einen möglichst hohen Nahrungsanteil aus unverarbeitetem Gemüse und Obst.
- Nehmen Sie protein- und fettreiche Kost in Maßen zu sich (außer Omega-3-Fettsäure-reiche Öle, Seite 147).
- Meiden Sie insbesondere Milchprodukte sowie Schokolade, Kaffee und Alkohol, da sie die Atmung verstärken.
- Essen Sie mindestens zwei Stunden vor den Übungen nichts.
- Meiden Sie individuell unverträgliche Nahrungsmittel.
- Achten Sie auf ausreichende Flüssigkeitszufuhr.

Diese Maßnahmen können besonders in Zeiten helfen, in denen man Anpassungsreaktionen erlebt. Bei einer guten mineralstoffreichen Ernährung schafft man sich jedoch auch allgemein gute Voraussetzungen für eine gesundere Atmung.

Magnesium Es ist allgemein bekannt, dass Magnesium (Mg) den Muskeltonus reduziert und daher entkrampfend wirkt. Das gilt auch für die glatten Muskeln um die Atemwege. Magnesium kann die Lungenfunktion verbessern und Spasmen und Hyperreagibilität der Lunge mindern. Studien haben gezeigt, dass eine schlechte Magnesiumversorgung mit signifikant erhöhter Hyperreagibilität (übersteigerte Reaktionsbereitschaft) und schlechterer Lungenfunktion einhergeht.[101] 30–40 Prozent der Menschen mit Asthma haben gegenüber Menschen ohne Asthma verringerte Magnesium-Gehalte in ihren Körperdepots.[102] Dies zeigt sich allerdings oft nur in speziellen Tests, da es im Blutserum häufig nicht erkennbar ist.

Ein Mangel an Magnesium kann die Hyperventilation fördern.[103]

Kortison, Stress und Koffein tragen zu Magnesiummangel bei.

In der Praxis haben Studien bei schwerem Asthma positive Effekte einer zusätzlichen Magnesiumzufuhr gezeigt, bei weniger schwerem Asthma war die Wirkung weniger deutlich.

Magnesium kann man sich z. B. gut mit Weizenkleie, Sonnenblumenkernen, Leinsaat, Sesam oder Weizenkeimen zuführen.

Bei Weißmehl ist der größte Teil des Magnesiums (bis 90 Prozent) entfernt. Wenn man Magnesium als Nahrungsergänzungsmittel nimmt, ist zu beachten, dass es mit Kalzium konkurriert. Führt man zu viel davon zu, kann Kalzium in einen Mangel geraten.

Kalium Kalium (K) spielt eine wichtige Rolle für den Säure-Basen-Haushalt.

Asthmamedikamente (Betamimetika, z. B. Salbutamol, Formoterol) können Kaliummangel verursachen. In einer Studie mit 46 Kindern war ein Kaliummangel bei 17 Kindern bereits nach nur dreimaliger Anwendung von Salbutamol-Spray nachweisbar. Die vorhergehende Einnahme von oralem Salbutamol erhöhte die Wahrscheinlichkeit, Kaliummangel zu entwickeln. Kinder mit Hypokaliämie brauchten länger, um sich wieder von einem Asthmaanfall zu erholen.[104] In den Beipackzetteln der entsprechenden Medikamente wird vor dieser Nebenwirkung eindringlich gewarnt, und noch vor einigen Jahren wurde eine regelmäßige Überprüfung des Kaliumspiegels empfohlen. Allerdings wird diese Untersuchung in den seltensten Fällen gezielt durchgeführt.

Größere Kaliumkonzentrationen finden sich z. B. in Kakao, Sojabohnen, Bierhefe, Petersilie, Weizenkleie, Bohnen, Weizenkeimen, getrockneten Pflaumen oder Pistazien.

Kalzium Ein Mangel an Kalzium (Ca) entsteht oft mehr durch die Ernährung mit »Kalziumräubern« als durch eine mangelnde Kalziumzufuhr. Das sind z. B. besonders Fleischprodukte, Schmelzkäse und Cola, die mehr Phosphor als Kalzium enthalten und Nahrungsmittel mit viel Phytin (Getreidekleie) oder Oxalsäure (z. B. Spinat, Rhabarber, Mangold, Cola und Erdnüsse). Kalziumräuber hemmen die Kalziumaufnahme oder binden es so, dass es dem Organismus nicht mehr zur Verfügung steht. Entscheidend ist die Kalziumbilanz eines Lebensmittels.

Der Organismus ist bemüht, ein ausgewogenes Kalzium-Phosphor-Verhältnis im Blut zu erhalten. Wenn mit der Nahrung mehr Phosphat als Kalzium zugeführt wird und der Phosphatgehalt des Blutes ansteigt, wird Kalzium aus den Knochen mobilisiert, um das Missverhältnis auszugleichen. In diesem Fall geht dem Körper mehr Kalzium verloren, als er mit der Aufnahme gewinnt. Durch die heutigen Ernährungsgewohnheiten mit viel Fleisch und Wurst, Fertigprodukten und Erfrischungsgetränken wird sehr häufig mehr Phosphat zugeführt als Kalzium und damit gegebenenfalls Osteoporose gefördert.[105]

Milch wird üblicherweise angepriesen als wichtigster Kalziumspender. Aber gleichzeitig hat sie auch einen relativ hohen Phosphor- bzw. Phosphatgehalt, sodass man daraus einen viel geringeren Kalziumgewinn ziehen kann, als es scheint.

Gute Kalziumlieferanten sind z. B. Sesam, Soja, Nüsse, grünes Gemüse (Grünkohl, Brokkoli, Hülsenfrüchte, Petersilie), Vollkornprodukte, Weizenkeime oder Haferflocken.

Für eine gute Kalziumversorgung ist auch Vitamin D wichtig, da es die Aufnahme und Verwertung von Kalzium steuert. Vitamin D ist sehr oft im Mangel, bei älteren Menschen und/oder wenig Aufenthalten in der Sonne so gut wie immer. Der Vitamin-D-Spiegel sollte also unbedingt untersucht und gegebenenfalls über Nahrungsergänzungsmittel ausgeglichen werden.

Kortison begünstigt einen Kalziummangel. Daher muss besonders bei Asthmabehandlung mit Kortikoiden auf eine ausreichende Kalziumzufuhr geachtet werden. Wenn Kalzium allerdings in hoher Dosierung als Nahrungsergänzungsmittel zugeführt wird, ist zu beachten, dass es mit Magnesium konkurriert und dessen Aufnahme hemmen kann.

Zink Zink (Zn) ist eines der bedeutendsten Spurenelemente und an sehr vielen Stoffwechselvorgängen beteiligt. Hier möchte ich nur die Aspekte erwähnen, die im Zusammenhang mit Gesundheitsbeschwerden Bedeutung haben, die auch durch chronische Hyperventilation gefördert werden. Zink spielt eine wichtige Rolle bei der Bildung bzw. Aktivierung von Immunabwehrzellen und schützt den Körper vor Schäden durch Sauerstoffradikale. Für den Ausgleich des Säure-Basen-Haushalts ist der Körper auf Zink angewiesen. Ohne Zink könnte man kein CO_2 abatmen, da es Bestandteil des Enzyms ist, das Kohlensäure in Wasser und CO_2 spaltet (Carboanhydrase). Zink spielt eine Rolle bei der Arteriolenkonstriktion (Verengung kleiner Blutgefäße) in Lunge und Niere, der Arteriolendilatation (Gefäßerweiterung) in Skelettmuskeln, der Erregung der glatten Muskulatur (fördernd und hemmend) unter anderem in den Bronchien. Es bindet unter anderem Histamin. Mängel tragen möglicherweise zu Allergien bei. Zink hat außerdem eine beruhigende Wirkung auf das zentrale Nervensystem.[106]

Bei Vollwertkost und fleischhaltiger Ernährung scheint die Zinkzufuhr normalerweise ausreichend zu sein. Eine zusätzliche Zufuhr über Nahrungsergänzung kann aber positive Wirkungen, z. B. bei erhöhter Infektanfälligkeit oder in Zeiten erhöhter Infektionsgefahr, haben. Auch zur Stärkung der Immunabwehr gegenüber Krankheitserregern wie den Corona-Viren wird Zink empfohlen, da nach mehreren Studien eine schlechte Zinkversorgung mit einer hohen Anfälligkeit für einen schweren Verlauf einhergeht.[107]

Besonders zinkhaltig sind Weizenkeime, Haferflocken, Weizenkleie, Innereien, Rindfleisch, Käse, Erdnüsse und Weizenvollkornbrot.

Selen Im Zusammenhang mit Asthma und anderen entzündlichen Krankheiten wird oft empfohlen, auf eine ausreichende Selenzufuhr zu achten. Selen (Se) ist Bestandteil eines wichtigen Enzyms (Glutathionperoxidase), das die Bildung freier Radikale unterbindet oder sie zerstört und so die Zellen schützt. Freie Radikale spielen eine Rolle bei Entzündungsprozessen, Herzkrankheiten, Krebs und chronischen Müdigkeitssyndromen, zu denen auch Long Covid gehört. Ihre Bildung wird unter anderem durch Virusinfektionen gefördert. Ein Selenmangel kann die Virusvermehrung und Herzmuskelentzündungen fördern.[108] Dieser Aspekt hat im Zusammenhang mit Covid-19 eine hohe Aktualität bekommen.

Selenmangel ist regional weit verbreitet. Pflanzen von selenarmen Böden können zehnmal weniger Selen aufweisen als jene von an Selen reichen Böden. Eine zusätzliche Zufuhr in der Ernährung kann daher sehr hilfreich sein. Allerdings sollte sie in Maßen dosiert werden, weil die Spanne zwischen einer Unterversorgung, die Mangelerscheinungen erzeugt, und einem toxischen Überangebot gering ist.

In der Ernährung können z. B. folgende Lebensmittel als Selenquellen dienen: Innereien, Fisch, Eier, Leber, Sonnenblumenkerne, Sojabohnen, Leinsamen, Knoblauch, Reis.

Fettsäuren

Die Versorgung mit den »richtigen« Fettsäuren kann sehr zu unserer Gesundung und Gesundheit beitragen, während ihr Fehlen oder das Überwiegen von schädlichen Fetten in der Ernährung die Entwicklung vieler Krankheiten fördern kann. Ein Beispiel unter vielen anderen sind Entzündungen, wie sie Asthma oder rheumatoider Arthritis zugrunde liegen.

Entzündungsfördernden Fettsäuren stehen solche gegenüber, die Entzündungen hemmen, den Blutdruck senken, die Durchblutung fördern, Herzrhythmusstörungen bessern, schädliches Cholesterin senken, Herzinfarkt vorbeugen und Gehirnstoffwechsel und -funktion verbessern können[109], wenn wir sie in ausreichender Menge zu uns nehmen. Sie sind Bestandteil von Zellmembranen und wichtig für deren Funktionsfähigkeit. Sie verbessern deren Flexibilität und Durchlässigkeit und können Bedeutung für die Sauerstoffaufnahme in die Zellen haben. Es sind die Omega-3-Fettsäuren: Alpha-Linolensäure (ALA), Eicosapentaensäure (EPA) und Docosahexaensäure (DHA). Besonders wichtig ist das Verhältnis von Omega-6- zu Omega-3-Fettsäuren in unserer Nahrung. Bei den Urmenschen lag es bei 1:1, während heute auf 10–20 Teile Omega-6 ein Teil Omega-3 kommt.[110] Demgegenüber wird ein Verhältnis von 2:1 bis 5:1 als optimal angesehen[111]. Beide sind essenzielle Fettsäuren, das heißt, wir brauchen sie und müssen sie uns von außen zuführen. Aber mit der bei uns üblichen Ernährung sind wir meistens mit Omega-6 stark überversorgt und mit Omega-3 unterversorgt.

Omega-6-Fettsäure (Linolsäure) kann, wenn sie im Überfluss aufgenommen wird, zu der entzündungsfördernden Arachidonsäure umgebaut werden. Diese kommt außerdem direkt in fettem Fleisch (höchste Gehalte in Schweineschmalz), Eiern und Milchprodukten vor. Arachidonsäure erfüllt zwar bestimmte Aufgaben, ist aber auch ein Ausgangsstoff für die Bildung von Leukotrienen. Bei diesen handelt es sich um Entzündungsstoffe, die bei Asthma und anderen entzündlichen Erkrankungen beteiligt sind. Ihre Bildung muss oder kann dann wieder mit Medikamenten wie dem Leukotrien-Hemmer Montelukast begrenzt werden. Dabei läge es doch so nahe, der übermäßigen Bildung solcher Entzündungsstoffe durch eine bessere Ernährung die Grundlage zu entziehen.

Omega-6-Fettsäure ist in hohen Konzentrationen in Pflanzenölen enthalten, z. B. Sonnenblumenöl (44–70 Prozent), Distelöl (55–72 Prozent), Maiskeimöl (40–68 Prozent).[112] Ihr Anteil in unserer Ernährung sollte somit eher verringert werden, da sie keine oder nur Spuren der so wichtigen Omega-3-Fettsäuren enthalten. Die entzündungshemmende Omega-3-Fettsäure Alpha-Linolensäure (ALA) kann man sich besonders gut mit Leinöl zuführen, in dem sie in hoher Konzentration enthalten ist (40–68 Prozent). Zwei weitere sehr wichtige Omega-3-Fettsäuren, die Eicosapentaensäure (EPA) und die Docosahexaensäure (DHA), können im Körper aus Alpha-Linolensäure hergestellt werden. Inwieweit der Bedarf an EPA und DHA dadurch gedeckt werden kann, ist umstritten. Es scheint große individuelle Unterschiede zu geben und entscheidend von der Zusammensetzung der sonstigen Fette und möglicherweise auch anderen Komponenten in der Ernährung sowie von hormonellen Einflüssen abhängig zu sein. Die Umwandlung scheint besonders gut zu gelingen, wenn nicht gleichzeitig mit dem Leinöl andere konkurrierende Fette im Überfluss zugeführt werden. EPA und DHA kann man sich direkt mit Fischöl und Algenöl zuführen. Da Fischöl aus Meeresfischen in der Regel Schwermetalle enthält, werden inzwischen zunehmend Algenöle angeboten, die unter kontrollierten Bedingungen produziert werden können und somit eine empfehlenswerte Alternative bieten.

Aber auch für Leinöl allein wurde in vielen Studien eine sehr positive Wirkung auf verschiedene Krankheiten nachgewiesen[113], insbesondere wenn man es nach den Empfehlungen von Johanna Budwig[114] anwendet und auf den gleichzeitigen Verzehr konkurrierender Fette verzichtet.

Omega 9-Fettsäuren sind neutral gegenüber Entzündungen (Vorkommen in Olivenöl).

Chronische Infektionen/ Herde beseitigen

Eine häufige Ursache für mangelnden Fortschritt mit der Buteyko-Methode sind sogenannte Herde, die oft unbemerkt im Körper vorhanden sind und das Immunsystem belasten können. Besonders verbreitet sind solche Herde an den Mandeln und im Zahnbereich. Leider können sie manchmal mit den üblichen medizinischen Diagnosemethoden nicht erkannt werden, da es sich nicht immer um akute Entzündungen oder mikrobielle Infektionen handelt. Auch totes Gewebe, wie abgestorbene wurzelgefüllte Zähne oder abgekapselte Bereiche im Mandelgewebe, können toxische Stoffe (Eiweißzerfallsprodukte/Leichengifte) abgeben, die den Stoffwechsel belasten. Da solches Gewebe nicht mehr durchblutet wird, kann das

Immunsystem hier auch nicht mehr wirksam werden, um sich z. B. gegen dort angesiedelte Bakterien zu wehren. Buteyko selbst hat empfohlen, Mandeln und abgestorbene Zähne zu entfernen. Da Mandeloperationen bei Erwachsenen nicht ohne Risiko sind und auch vieles für die Erhaltung der eigenen Zähne spricht, empfehle ich eine sehr sorgfältige Prüfung solcher möglichen Herde und Abwägung der Vor- und Nachteile.

Neben Zähnen und Mandeln können möglicherweise auch z. B. Darminfektionen bzw. Verschiebungen im Gleichgewicht der Darmmikroflora oder nach Buteyko auch Fußpilzinfektionen Ursache für einen mangelnden Erfolg mit den Atemübungen sein.

Psychotherapie

Psychische Ursachen können dazu führen, dass es manchmal nicht gelingt, die Atmung im Alltag zu verändern. Atemübungen, die konzentriert gemacht werden, tragen zwar zur Entspannung bei und können auf diesem Weg auch helfen, psychische Probleme zu lösen. Aber wenn kein Umgang mit den eigentlichen Ursachen gefunden wird, sind die Übungen allein nicht nachhaltig und reichen manchmal nicht aus, um die eingefahrenen Verhaltens- und Reaktionsmuster im Alltag zu ändern. In diesem Fall ist es nötig, sich zusätzlich psycho- bzw. traumatherapeutische Unterstützung zu holen.

Psychische Ursachen führen oft zu einem ungesunden Atemmuster, das so zur Gewohnheit wird, dass es sich selbst dann hartnäckig hält, wenn die ursprüngliche Ursache längst behoben ist. Daher führt auch eine an sich erfolgreiche Psychotherapie nicht unbedingt zu einer Besserung der körperlichen Beschwerden. In solchen Fällen hilft wiederum nur eine bewusste Veränderung des Atemmusters, um auch die körperlichen Symptome loszuwerden. Hier ist also eine Kombination aus Psychotherapie und Buteyko-Übungen besonders effektiv.

Allergenkarenz

Allergien bessern sich mit der Anwendung der Buteyko-Methode in der Regel. Allerdings braucht dies Zeit. Wenn man mit dieser Methode beginnt, aber permanent in hohem Maße seinen Allergenen ausgesetzt ist, fällt es schwer, den Einstieg in die Übungen zu finden. Man erreicht zwar eine gewisse Erleichterung, indem man sich die bronchienerweiternde und nasenschleimhautabschwellende Sofortwirkung der Atemübungen zunutze macht. Aber es ist sehr schwierig, eine grundsätzliche Besserung zu erreichen, weil man ständig gegen die akuten Symptome kämpft, ohne wirklich Boden zu gewinnen. Deshalb ist die Meidung der Allergene, besonders in der Anfangszeit des Übens, besonders wichtig. Hier sei z. B. bei der Hausstaubmilbenallergie auch an die Verwendung von allergendichten Bettüberzügen (Encasings) gedacht.

Rauchen aufhören

Bei vielen rauchenden Personen bessern sich ihre Symptome, wenn sie mit dem Rauchen aufhören. Wenn das Rauchen allerdings in starkem Maße der Stressbewältigung gedient hat, ist es wichtig, dass man andere Entspannungsstrategien entwickelt, die an seine Stelle treten können, sonst kann die Aufgabe des Rauchens auch zu einer Verschlimmerung führen.

Buteyko und Medikamente bei Asthma

Die Buteyko-Methode kann problemlos parallel zur konventionellen Behandlung mit Medikamenten eingesetzt werden. Sie müssen sich also nicht, wie oft bei alternativmedizinischen Verfahren gefordert, entscheiden, entweder das eine oder das andere anzuwenden. Bei Asthma nehmen Sie, wie ärztlich verordnet, die vorbeugenden Medikamente (insbesondere Entzündungshemmer wie Kortison) konsequent weiter. Wenn Sie Beschwerden haben und die Atemübungen nicht sofort wirken, können Sie sich zu jeder Zeit Erleichterung durch Ihre Notfallmedikamente verschaffen.

Es ist aber zu erwarten, dass Ihre Beschwerden mit der Anwendung der Atemübungen abnehmen und Ihr Bedarf an Medikamenten sinkt. Wie schnell dies geschieht, hängt unter anderem von der Dauer und dem Schweregrad Ihres Asthmas ab. Wenn Sie unter leichtem bis mittelgradigem Asthma leiden, besteht die Aussicht, dass Sie schon bald kaum noch Medikamente benötigen, vorausgesetzt, Sie machen konsequent Ihre Atemübungen. Aber auch bei schwerem Asthma kann Ihr Medikamentenbedarf erheblich abnehmen. Wenn Sie nach einiger Zeit den Eindruck haben, dass Sie mit weniger Medikamenten auskommen würden, sprechen Sie mit Ihrem Arzt oder Ihrer Ärztin, ob Sie Ihre Dosis reduzieren oder einzelne Medikamente ganz weglassen können. Insbesondere eine Anpassung der vorbeugenden Medikamente, wie Kortison, dürfen Sie nur in Absprache mit ihr*m vornehmen.

Die bronchienerweiternden Medikamente können, wenn sie regelmäßig und in hoher Dosierung vorbeugend eingenommen werden, jedoch den Erfolg mit der Buteyko-Methode begrenzen oder gar verhindern, während andere Mittel wie die entzündungshemmende Kortikosteroide, in vielen Fällen einen wichtigen Beitrag zum Erfolg leisten können. Um den größtmöglichen Nutzen aus den Atemübungen zu ziehen, sollten Sie sich daher ein paar Kenntnisse über den Wirkungsmechanismus Ihrer Medikamente und die Wechselwirkungen zwischen diesen Mitteln und den Atemübungen aneignen. Sie haben dann die nötige Grundlage, um mit Ihrem Arzt oder Ihrer Ärztin Ihren Medikamentenplan zu besprechen.

Konventionelle Asthmabehandlung

Die meisten Menschen mit Asthma erhalten mehrere Wirkstoffe (einzeln oder als Kombinationen). Sie werden je nach Schweregrad bzw. der Kontrolle ihres Asthmas entsprechend einem allgemein anerkannten Stufenschema ausgewählt und dosiert. Grundlage ist die »Nationale VersorgungsLeitlinie Asthma«.[115] Sie wurde von der Bundesärztekammer, der Kassenärztlichen Bundesvereinigung und der Arbeitsgemeinschaft der wissenschaftlichen Medizinischen Fachgesellschaften erstellt und wird in unregelmäßigen Zeitabständen aktualisiert. In der aktuellen Fassung von 2020, welche Basis für die folgende Zusammenfassung ist, wurden grundlegende Veränderungen in den Behandlungsempfehlungen vorgenommen. Es ist davon auszugehen, dass viele Ärzt*innen, insbesondere die nicht auf Lungenkrankheiten spezialisierten Hausärzt*innen, hier nicht immer auf dem aktuellen Stand sind und ihre Patienten und Patientinnen noch nach den Empfehlungen der vorangegangenen Leitlinienversionen behandeln.

Die Einstellung der Medikamente erfolgt nach der sogenannten Asthma-Kontrolle und nicht oder kaum noch nach dem anfänglichen Schweregrad. Ein Asthma ist gut kontrolliert, wenn der Betroffene im Alltag stabil und weitestgehend ohne Beschwerden ist (das heißt, Symptome oder Bedarfsmedikamente <2-mal pro Woche, kein nächtliches Erwachen durch Asthma, keine Aktivitätseinschränkungen).

Asthmamedikamente

	Wirkstoffgruppen/Einteilung nach Wirkungsmechanismus	**Wirkstoffe**
vorbeugende Medikamente = antientzündliche Basistherapie (Langzeit- oder Dauertherapie)	Kortikosteroide = Kortikoide (inhalativ)	Beclometason
		Budesonid
		Ciclesonid
		Fluticason
		Mometason
	Kortikosteroide = Kortikoide (systemisch, Tabletten oder Injektionen; nach Stufenplan nur noch in begründeten Fällen auf Stufe 5 zusätzlich oder alternativ zu monoklonalen Antikörpern)	Prednisolon
		Methylprednisolon
		Dexamethason
		Cloprednol
	Mastzellenstabilisatoren/Cromone (inhalativ, nur bei allergischem Asthma wirksam) in Fixkombination (s.u.)	Cromoglicinsäure = Dinatriumcromoglycat (DNCG) (nicht mehr in Leitlinie erwähnt, aber noch zugelassen)
	Leukotrien-Rezeptor-Antagonisten = Antileukotriene = Leukotrieninhibitoren = Leukotrienhemmer (systemisch)	Montelukast
	Antihistaminika (Histamin-Rezeptorblocker)	Cetirizin (nicht in der Asthma-Leitlinie enthalten, jedoch manchmal bei allergischem Asthma verschrieben)

	Wirkstoffgruppen/Einteilung nach Wirkungsmechanismus	Wirkstoffe
bronchienerweiternde Dauertherapie	Beta-2-Sympathomimetika = kurz: Betamimetika = Beta-2-Adrenozeptor-Agonisten) (inhalativ) (nur in Kombination mit Kortikoiden zu verwenden)	Formoterol (wirkt 12 Stunden)
		Salmeterol (wirkt 12 Stunden)
		Vilanterol (wirkt 24 Stunden)
Anti-IgE-Injektionsbehandlung	monoklonale Antikörper (systemisch)	Omalizumab
bronchienerweiternde Bedarfstherapie = Bronchodilatoren = Reliever	Beta-2-Sympathomimetika = kurz: Betamimetika (inhalativ)	Fenoterol
		Salbutamol
		Terbutalin
		Reproterol
		Formoterol
	Anticholinergika = Parasympatholytika (inhalativ)	Ipratropium
	Xanthine	Theophyllin
Kombinationen	Betamimetikum + Anticholinergikum	Fenoterol + Ipratropium
	Betamimetikum + Cromon	Reproterol + DNCG
	Betamimetikum + Kortikoid	Formoterol + Beclometason
		Formoterol + Budesonid
		Formoterol + Fluticason
		Salmeterol + Fluticason
		Vilanterol + Fluticason
	Betamimetikum + Kortikoid + Anticholinergikum	Formoterol + Beclometason + Glycopyrronium

(Nach ROTE LISTE[116], Stand November 2021, zugelassen, jedoch nicht in jedem Fall in »Nationale VersorgungsLeitlinie Asthma« 2020[117] bzw. im Stufenplan empfohlen oder erwähnt.)

Anhand dieser Liste können Sie Ihre Medikamente einordnen. Den Wirkstoffnamen können Sie der Verpackungsbeschriftung entnehmen.

Stufenplan für Erwachsene (»Nationale VersorgungsLeitlinie Asthma«, Version 2020[118]):

- Stufe 1: Die Behandlung erfolgt nur bei Bedarf mit einer Fixkombination aus einem entzündungshemmenden niedrigdosierten inhalativen Kortikosteroid und dem bronchienerweiternden Betamimetikum Formoterol (wirkt sofort und 12 Stunden lang) oder alternativ mit einem bronchienerweiternden kurzwirkenden Betamimetikum (wirkt 4–6 Stunden).
- Stufe 2: Eine Dauerbehandlung erfolgt mit einem inhalativen niedrigdosierten Kortikoid plus bei Bedarf mit einem kurzwirkenden Betamimetikum oder alternativ ausschließlich bei Bedarf mit der Fixkombination wie auf Stufe 1.
- Stufe 3: Bei täglichen Symptomen wird zusätzlich zu dem niedrig dosierten inhalativen Kortikosteroid der Stufe 2 ein langwirkendes Betamimetikum verschrieben. Alternativ kann das inhalative Kortikosteroid von Stufe 2 auch höher dosiert (hier mitteldosiert) verwendet werden, wenn es allein gegeben wird. Eine Fixkombination wie auf Stufe 1 oder ein kurzwirkendes Betamimetikum wird zusätzlich als Bedarfsmedikament empfohlen.
- Stufe 4: Die Dauerbehandlung erfolgt mit einem mittel- bis hochdosierten Kortikoid plus einem langwirkenden Betamimetikum. Zusätzlich kann noch ein langwirkendes bronchienerweiterndes Anticholinergikum (anderer Wirkungsmechanismus als die Betamimetika) verschrieben werden (siehe Abb. Seite 155).
- Stufe 5: Bei schwerem Asthma erfolgt eine Dauerbehandlung mit einem inhalativen Kortikoid in Höchstdosis, kombiniert mit einem langwirkenden Betamimetikum und einem langwirkenden Anticholinergikum. Außerdem werden gegebenenfalls monoklonale Antikörper angewendet.

Auf allen Stufen gibt es noch Alternativen für begründete Fälle.

Der Stufenplan für Kinder und Jugendliche ähnelt dem für Erwachsene. Er ist jedoch aus 6 Stufen mit einer etwas anderen Aufteilung aufgebaut. Im Unterschied zum Erwachsenen-Stufenplan gibt es mehr Alternativen auf den einzelnen Stufen und der Leukotrien-Hemmer Montelukast hat seinen festen Platz auf den Stufen 2, 4 und 5.

Bronchienerweiternde Asthmamedikamente dürfen auf Dauer nicht allein ohne Kortikoid genommen werden, da die Entzündung unbehandelt bleiben würde. Die alleinige Bronchienerweiterung würde die Symptome kaschieren. Man merkt in diesem Fall nichts von der Entzündung, die jedoch zu dauerhaften Schäden führen kann. Dies gilt besonders für die langwirkenden Mittel wie Vilanterol (wirkt 24 Stunden), Formoterol und Salmeterol (wirken 12 Stunden), aber auch für die kurzwirkenden, wie z. B. Salbutamol, wenn man sie häufig nimmt. Dies ist der Grund, warum nach der Leitlinie keine ausschließliche Therapie mit diesen Mitteln empfohlen wird.

Aus Buteyko-Sicht kommt hier noch hinzu, dass das Atemzentrum angeregt und die Atemreduktion dadurch erschwert werden kann.

Asthma-Medikamente aus der Sicht Buteykos

Bronchienerweiternde Mittel können bei konsequenter Anwendung der Buteyko-Methode weitgehend überflüssig werden, da man mit den Atemübungen eine entsprechende bronchienerweiternde Wirkung erzielen kann. Entzündungshemmende Kortikosteroide hingegen werden als wichtige unterstützende Komponente auf dem Weg zur Gesundung mit der Buteyko-Methode angesehen.

Bronchienerweiternde Medikamente

Bronchienerweiternde Medikamente (auch als Bronchodilatoren oder Reliever bezeichnet) können im Notfall lebensrettend sein. Alle von Asthma Betroffenen sollten sie deshalb für den Notfall stets bei sich führen, um bei einer akuten Bronchienverengung darauf zurückgreifen zu können.

Menschen, die die Buteyko-Methode anwenden, werden diese Medikamente jedoch immer weniger brauchen. Sie entwickeln eine hohe Sensibilität für ihre Atmung, nehmen aufkommende Symptome viel früher wahr und können sofort gegensteuern, indem sie ihre Atmung beruhigen und reduzieren (Seite 126). Trotzdem kann es Situationen geben, in denen sie ihre Atmung nicht unter Kontrolle bringen können. Für diese Fälle ist es wichtig, Bronchodilatoren bereitzuhalten, auch wenn sie im Normalfall ihre Symptome mit Atemübungen in den Griff bekommen.

Die meisten Bronchodilatoren gehören zu den Beta-2-Sympathomimetika (kurz: Betamimetika). Gemeinsam ist ihnen, dass sie nicht nur die Bronchien erweitern, sondern auch den Sympathikus und das Atemzentrum anregen. Und damit bewirken sie genau das Gegenteil von dem, was man mit der Buteyko-Methode zu erreichen versucht, nämlich mithilfe von Entspannung weniger zu atmen (Seite 31). Diese Mittel können Sie also bei regelmäßiger Anwendung in einen Teufelskreis bringen: Sie erweitern Ihre Bronchien, sodass Sie damit zunächst besser Luft bekommen. Wenn Sie Ihr Atemmuster aber nun nicht der größeren Durchgängigkeit Ihrer Atemwege anpassen und langsamer oder mit kleineren Atemzügen atmen, atmen Sie nun eventuell noch mehr als vorher. Vermehrtes Atmen kann Sie aber in den

Ansatz der bronchienerweiternden Medikamente

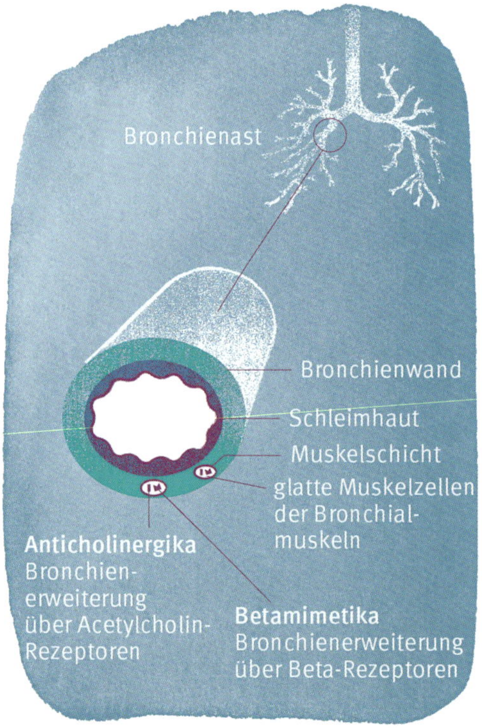

Vorsicht!

Zögern Sie bei einem Asthmaanfall niemals, Ihre Notfallmedikamente zu nehmen, wenn die Atemübungen nicht sofort, das heißt innerhalb von 3–5 Minuten, wirken. Ein Asthmaanfall kann tödlich und diese Medikamente können lebensrettend sein!

nächsten Asthmaanfall hineinführen, sobald die Wirkung des Mittels nachlässt. Um diesen zu stoppen, brauchen Sie den nächsten Hub Ihres Betamimetikums, der wiederum den Nebeneffekt einer Atmungsverstärkung haben kann.

Anticholinergika, die zweite bei Asthma eingesetzte Gruppe von bronchienerweiternden Medikamenten, hemmen den Parasympathikus, also den Teil des vegetativen Nervensystems, der für Entspannung zuständig ist. Damit wirken sie in die gleiche Richtung wie die Betamimetika. Ipratropium wirkt bis maximal acht Stunden und wird auch bei Asthma eingesetzt, Tiotropium nur bei COPD (Spiriva, Braltus, Srivasso; Wirkung bis zu 24 Stunden).

Nachdem Sie ein bronchienerweiterndes Medikament genommen haben, achten Sie daher unbedingt hinterher auf Ihre Atmung. Nutzen Sie die Phase erleichterten Atmens zur Entspannung und begrenzen Sie ihre Atmung so weit, dass Sie einen leichten Luftwunsch spüren.

Wichtig ist es noch zu wissen, dass bronchienerweiternde Mittel allein nur die Symptome bekämpfen. Sie können nicht verhindern, dass Ihre Lunge durch das Asthma bleibenden Schaden nimmt. Hierfür sind die entzündungshemmenden Medikamente wie die Kortikosteroide zuständig. Bronchodilatoren können allerdings die Atemwege frei machen, sodass die Entzündungshemmer besser an ihren Zielort gelangen.

Kurzwirkende bronchienerweiternde Medikamente

Diese Medikamente (Betamimetika oder Anticholinergika) werden normalerweise nicht als Dauermedikation verschrieben, sondern sollen nur bei Bedarf angewendet werden. Ihre Wirkungsdauer beträgt 4–6 Stunden, und sie wirken sofort oder spätestens innerhalb von 3–5 Minuten. Eine vorbeugende Anwendung ist daher überflüssig, weil die Wirkungsgeschwindigkeit auch bei einem akuten Asthmaanfall im Normalfall ausreicht.

Wenn Sie kurzwirkende Bronchodilatoren nur nach Bedarf nehmen, werden Sie diese bei Anwendung der Buteyko-Methode mit hoher Wahrscheinlichkeit künftig seltener benötigen. Der Bedarf an Medikamenten dieser Gruppe verringert sich meistens bereits nach wenigen Tagen. Viele Anwender der Buteyko-Atemübungen benötigen sogar vom ersten Tag der Übungen an keine Bedarfsmedikamente mehr.

Langwirkende bronchienerweiternde Medikamente

Langwirkende bronchienerweiternde Medikamente mit den Inhaltsstoffen Salmeterol oder Formoterol haben eine Wirkungsdauer von zwölf Stunden und werden normalerweise morgens und abends eingesetzt. Bei Vilanterol mit 24 Stunden Wirkungsdauer reicht sogar eine einmalige tägliche Anwendung. Man steht also rund um die Uhr unter der Wirkung dieser Medikamente, egal ob man sie tatsächlich benötigt oder nicht. Die Wirksamkeit ist stark und vergleichbar mit der Wirksamkeit von mehreren Hüben eines kurzwirkenden Betamimetikums. Viele Menschen mit Asthma sind daher zunächst begeistert über ihre Symptomfreiheit, wenn sie diese Mittel anwenden. Haben sie früher mehrmals am Tag wiederkehrende Beschwerden gehabt und mussten ein kurzwirkendes Betamimetikum nehmen, sind sie nun häufig rund um die Uhr symptomfrei und merken gar nichts mehr von ihrem Asthma.

Einige Aspekte sollten jedoch berücksichtigt werden, wenn man gleichzeitig die Buteyko-Methode anwendet:

- Mangelnde Kontrollmöglichkeit des tatsächlichen Bedarfs: Da man ununterbrochen unter der bronchienerweiternden Wirkung dieser Medikamente steht, kann man bei Symptomfreiheit nicht feststellen, ob man das Mittel wirklich durchgehend benötigt.
- Bedeutsamer aber ist, dass auch die lang- wie die kurzwirkenden Betamimetika das Atemzentrum anregen und damit die Hyperventilation fördern können. Wenn Sie sie einsetzen und gleichzeitig Buteyko-Übungen zur Verminderung der Atmung machen, tun Sie also zwei entgegengesetzte Dinge, die sich möglicherweise gegenseitig aufheben. Die Bemühungen, mit den Atemübungen zu einem Erfolg zu kommen, können zunichtegemacht werden, und das nicht nur vorübergehend wie bei den kurzwirkenden Betamimetika, sondern rund um die Uhr.
- Fehlendes Erfolgserlebnis, fehlende Motivation: Wenn Sie durch diese Mittel symptomfrei sind und auf dieser Basis mit den Buteyko-Atemübungen beginnen, entgeht Ihnen das sonst so motivierende Erfolgserlebnis. Da Sie keine Symptome haben, können Sie sie auch nicht »wegatmen«.
- Wirkungsminderung bei regelmäßiger Anwendung: In mehreren Studien wurde nachgewiesen, dass die regelmäßige Anwendung von langwirkenden Betamimetika zu einem erhöhten Bedarf führen kann und sie dann im Notfall weniger wirksam sind.[119]
- Förderung schwerer Asthmaanfälle und etwas vermehrte Todesfälle bei Daueranwendung.[120]

Es sprechen also einige Gründe dafür, die Verwendung dieser Mittel auf das absolut notwendige Maß zu beschränken und sie in ärztlicher Absprache so bald wie möglich zu ersetzen, sei es durch Atemübungen allein oder durch andere Medikamente, die diese Auswirkungen nicht haben. Buteyko hat empfohlen, bei Bedarf lieber vorübergehend die Kortisondosis zu erhöhen (s.u.). Häufig ist dies aber gar nicht nötig, weil die bronchienerweiternde Wirkung der Atemübungen in vielen Fällen ausreicht.

Kombinationsmedikamente

In der modernen Asthmabehandlung sind in den letzten Jahren zunehmend Kombinationspräparate aus einer langwirkenden bronchienerweiternden Komponente und Kortison verschrieben worden (z.B. Viani, Atmadisk, Symbicort). Diese Mittel belasten das Budget der ärztlichen Praxen weniger als zwei getrennte Medikamente, und auch für den Erkrankten verringert sich die Zuzahlung. Als Argument für diese Kombimittel wird außerdem angeführt, dass die Anwendung einfacher und die Compliance (Mitarbeit des Erkrankten) besser sei, da sich die Patient*innen nicht zwischen zwei Medikamenten zurechtfinden müssen. Nach meiner Erfahrung ist es aber auch oft umgekehrt: Sobald eine Besserung eintritt, wird, wie das folgende Beispiel zeigt, das Medikament ganz weggelassen (Seite 157).

Anna L.

» *Seit zwei Jahren hatte Anna konsequent morgens und abends das Kombinationsmittel Symbicort genommen, als sie im Internet auf die Buteyko-Methode stieß. Sie begann sofort mit den Übungen und empfand bereits nach den ersten Versuchen eine enorme Erleichterung ihrer Symptome.*

In den folgenden Tagen vergaß sie hin und wieder, ihr Medikament zu nehmen. Da sie hierdurch keine Verschlechterung spürte, beschloss sie, es ganz wegzulassen. Sie machte die Atemübungen weiter, aber nun fielen sie ihr plötzlich schwerer. Sie empfand sie als anstrengend und unangenehm. Ihre Motivation ließ nach und sie begann ihre Übungen zu vernachlässigen. Anna spürte eine zunehmende Enge im Brustkorb, und als sie es eines Morgens auf dem Weg zur Arbeit besonders eilig hatte, geriet sie in einen Asthmaanfall, wie sie ihn schon lange nicht mehr erlebt hatte.

Viele Autodidakten machen den Fehler, mit dem nicht mehr benötigten bronchienerweiternden Mittel das noch nötige Kortikoid mit wegzulassen, sobald sich ihre Symptome bessern. Damit erschweren sie sich den Einstieg in die Übungen und bringen sich unnötig in Gefahr.

Wenn Ihnen eine solche Fixkombination verschrieben wurde, sollten Sie in jedem Fall um eine getrennte Verschreibung der beiden Komponenten bitten. Denn es ist sehr wichtig, dass Sie die Kortisonkomponente zunächst weiter nehmen, auch wenn Sie sehr guten Erfolg mit den Atemübungen haben. Hingegen gelten für die bronchienerweiternde Komponente die im vorigen Kapitel beschriebenen Probleme, und ihr Einsatz wird sich möglicherweise mit den Atemübungen in kurzer Zeit erübrigen.

Antientzündliche Dauertherapie

Entzündungshemmer (besonders Kortikoide) sollen gemäß konventionellen Behandlungsplänen normalerweise bereits bei leichtem persistierendem (durchgehendem) Asthma oft lebenslänglich zur Vorbeugung angewendet werden. Indem sie die Entzündung bessern, verhindern sie bleibende Schäden und setzen die Überempfindlichkeit (Hyperreagibilität) der Atemwege herab.

Kortikoide Die Aussicht auf eine lebenslange Abhängigkeit von Kortison und die bekannten Nebenwirkungen ängstigen die meisten Menschen mit Asthma. Besonders bei Daueranwendung und hoher Dosierung ist das natürlich nur allzu berechtigt. Mit längerer konsequenter Anwendung der Atemübungen in diesem Buch hat man aber sehr gute Aussichten auf eine Verringerung oder gar ein vollständiges Absetzen des Kortisons. Allerdings nimmt außer bei leichtem Asthma das Kortison auch innerhalb des Buteyko-Systems besonders in der Anfangszeit der Atemumstellung seinen festen Platz ein. Über die Entzündungshemmung wirkt es der Hyperventilation entgegen und erleichtert so den Einstieg in die Atemübungen und die Atmung nach den Buteyko-Prinzipien.

Eine vorübergehende Behandlung mit Kortison oder eine Dosiserhöhung sind dann angezeigt, wenn Sie sich atemlos fühlen, der Pulsschlag erhöht ist, Sie sich nicht entspannen können und sich Ihre Kontrollpause mit den Übungen nicht verlängert. In solchen Fällen hilft das Kortison, den Einstieg in die Übungen zu finden und erste Erfolgserlebnisse zu haben. In der Regel kann es dann nach wenigen Tagen wieder reduziert oder abgesetzt werden.

Langandauernder Stress und chronische Hyperventilation können dazu führen, dass der Körper nicht mehr genug körpereigenes Kortison (Kortisol) bildet. Kortisol ist ein Hormon, das bei Stress ausgeschüttet wird und hilft, diesen zu bewältigen. Bei Kindern mit Asthma wurde ein deutlich niedrigerer Kortisolspiegel festgestellt als bei gesunden Kindern. Man beobachtete zudem, dass die Lungenfunktion umso stärker eingeschränkt war, je größer der Mangel an Kortisol war.[121] Buteyko hat empfohlen, diesen Mangel auszugleichen, bis man sich mit den Atemübungen wieder so weit regeneriert hat, dass auch die Bildung des körpereigenen Kortisols sich wieder normalisiert hat. Bis dahin empfiehlt er die Einnahme von physiologischen Dosen Kortisons, das heißt Kortison auch als Tabletten, aber in einer Dosierung, die nur den vorhandenen Mangel ausgleicht (Anleitung für fachfremde Personen: Novozhilov, 2004[122], Hintergründe und Anleitung für Fachpersonen: Jefferies, 2004[123]). Da eine Kortison-Dosierung nach Bedarf kein üblicher Weg in der hier gängigen Schulmedizin ist, wird man für ein solch individuelles Vorgehen hierzulande wohl nur schwer ärztliche Hilfe finden. Vielleicht kann Ihnen diese Sichtweise aber die Angst vor Kortikoiden nehmen. Denn Sie haben ja nun die Aussicht, dass es sich nur um eine vorübergehende und nicht um eine lebenslängliche Behandlung handelt.

Auch wenn Sie den Spiegel Ihres körpereigenen Kortisols nicht selbst messen können, haben Sie die Möglichkeit, anhand einiger Anzeichen zu erkennen, ob Sie einen Mangel an Kortisol haben könnten.

Solche Anzeichen sind:
- schneller Puls (bei Erwachsenen deutlich >70, bei Kindern um 14 Jahre >85, bei Kindern um 4 Jahre >100)
- Unmöglichkeit, mit den Atemübungen die Kontrollpause zu verlängern
- Kontrollpause unter 20 Sekunden am Morgen
- größere Schwankungen im Tagesverlauf (meist morgens kürzere Kontrollpause als tagsüber)
- Bedarf an einem bronchienerweiternden Mittel trotz Atemübungen mehrfach pro Tag

Stellen Sie diese Anzeichen bei sich fest, gehen Sie zu Ihrem Arzt oder Ihrer Ärztin und besprechen Sie, ob Sie Ihre Kortisondosis vorübergehend erhöhen können. Die meisten werden Sie gern darin unterstützen.

Um die Produktion Ihres körpereigenen Kortisols anzuregen, können Sie neben den Atemübungen noch Folgendes zur Unterstützung tun:
- Fasten, auch intermittierend (z. B. mit der 8-Stunden-Diät oder indem Sie ab und zu eine Mahlzeit auslassen)
- Wechselduschen

Leukotrien-Rezeptor-Antagonisten Diese Mittel mit dem Wirkstoff Montelukast können zur Entzündungshemmung eingesetzt werden und teilweise oder ganz das Kortison ersetzen. Besonders für Kinder werden sie empfohlen. Sie sind aber nur bei einem Teil der Menschen mit Asthma wirksam. Sie wirken, indem sie Leukotriene hemmen, die als Entzündungsstoffe maßgeblich die Verkrampfung der Bronchien und die Steigerung der Schleimsekretion induzieren und bei Asthma und anaphylaktischem Schock eine wichtige Rolle spielen.

Wenn man sich intensiver mit den Fetten in der Ernährung befasst, drängt sich einem die

Änderungen der Asthma-Medikation

Bei Beginn mit den Atemübungen ist nur ein hoher Anteil von bronchienerweiternden Medikamenten in Ihrer Behandlung problematisch. Wenn die Priorität eher aufseiten des entzündungshemmenden Kortikoids liegt und Sie damit gut eingestellt sind, haben Sie gute Voraussetzungen für einen leichten Einstieg in die Übungen. Am günstigsten ist es, wenn Sie hin und wieder noch leichte Symptomanflüge haben, sodass Sie die bronchienerweiternde Wirkung der Übungen noch spüren können. Das kann sehr zur Motivation beitragen. Nehmen Sie Änderungen aber nur nach Absprache mit Ihrem*r Ärzt*in vor.

Bis zur Stufe 2 des Stufenplans können Sie eine Fixkombination mit Formoterol zur Bronchienerweiterung ausschließlich bei Bedarf nehmen. In diesem Fall werden Sie mit den Buteyko-Übungen voraussichtlich weniger und vielleicht schon bald keinen Bedarf mehr haben. Alternativ nehmen Sie auf dieser Stufe vielleicht jedoch dauerhaft ein niedrigdosiertes Kortikoid und nur bei Bedarf ein bronchienerweiterndes Medikament. Auch diese Variante verträgt sich gut mit der Buteyko-Methode. Wenn Sie keinen Bedarf mehr haben und mit dem Kortikoid allein stabil sind, können Sie nach Stufenplan auch das Kortikoid ausschleichen.

Auf Stufe 3 des Stufenplans verträgt sich die Behandlungsvariante mit mitteldosiertem inhalativem Kortikoid als Langzeittherapie besser mit der Buteyko-Methode als die Variante mit einer Fixkombination, in der ein langwirkendes Betamimetikum enthalten ist. In letzterem Fall besprechen Sie mit Ihrer*m Ärzt*in, ob Sie zur ersten Variante wechseln können.

Im Notfall können Sie ein kurzwirkendes Bedarfsmedikament verwenden. Wenn Ihr*e Ärzt*in ein solches nicht für ausreichend hält, kann sie*er Ihnen für diesen Zweck auch ein Kombinationspräparat mit Formoterol als bronchienerweiternder Komponente verschreiben. Eine solche Fixkombination wird in der neuen Leitlinie als Notfallmedikament empfohlen und Sie können sie ebenso wie die kurzwirkenden Betamimetika immer noch nehmen, wenn Sie wirklich Bedarf haben.

Auf den höheren Stufen des Stufenplans sind bronchienerweiternde Mittel immer Teil des Behandlungsplans. Bei hohem Bedarf daran ist es aber besser, vorübergehend die Kortison-Dosierung zu erhöhen, wenn die Höchstdosis noch nicht ausgeschöpft ist. Das erleichtert die Reduktion der bronchienerweiternden Medikamente, schützt vor einer zu starken Anregung des Atemzentrums und erleichtert die Buteyko-Übungen.

folgende Frage auf: Kann man die Bildung von Leukotrienen möglicherweise auch auf natürlichem Weg durch eine gesundere Auswahl der Nahrungsmittel vermindern?

Möglicherweise verursacht unsere an ungesunden Fetten reiche Ernährung die vermehrte Bildung der Entzündungsstoffe, die wir dann anschließend wieder mit Leukotrieninhibitoren hemmen müssen, anstatt ganz einfach auf gesündere Fette in unserer Ernährung zu achten (Seite 147).

Antihistaminika Während die Leukotrienhemmer ihren festen Platz in der Asthma-Leitlinie (2020)[124] und im Stufenplan für Kinder und Jugendliche haben, werden Antihistaminika nicht erwähnt, obwohl viele von allergisch bedingtem Asthma Betroffene sie nehmen. Dies gilt für das frei verkäufliche Cetirizin. Dieser Wirkstoff blockiert den Histamin-Rezeptor (H1-Rezeptor), sodass das bei allergischen Reaktionen ausgeschüttete Histamin nicht andocken kann. Auf diese Weise werden die allergische Reaktion und die damit verbundene Entzündung gelindert.

Spezielle Erfahrungen, wie die Anwendung von Antihistaminika und Leukotrienhemmern in Kombination mit den Atemübungen zu bewerten ist, liegen nicht vor. Da diese Mittel die Entzündung hemmen, ist aber zu vermuten, dass sie ähnlich wie Kortison einen Fortschritt mit der Methode eher unterstützen.

Vorgehen bei Besserung der Beschwerden

Wenn Sie die Buteyko-Methode regelmäßig und konsequent anwenden, werden Sie wahrscheinlich schon bald auf der Treppe der Asthmamedikation umkehren und eine Stufe nach der anderen wieder herabgehen können. Dies geschieht in ärztlicher Absprache nach dem Stufenplan (Seite 153).

Bitten Sie bei Wahlmöglichkeiten darum, so weit wie möglich zuerst die bronchienerweiternden Medikamente zu reduzieren und erst zum Schluss das Kortikoid.

Wenn Sie eine Zeit lang keinerlei Beschwerden und keinen Bedarf an zusätzlichen bronchienerweiternden Medikamenten haben, Ihre Kontrollpause auch morgens über 25–30 Sekunden lang ist und Ihr Puls im Ruhezustand nicht deutlich über 70 liegt, sollten Sie mit Ihrer*m Ärzt*in besprechen, ob auch eine Reduktion Ihrer vorbeugenden entzündungshemmenden Medikamente, besonders Ihres Kortisonpräparats, angezeigt und vertretbar ist.

Führen Sie Ihre Notfallmedikamente auch bei Besserung Ihres Asthmas unbedingt stets bei sich und nutzen Sie sie im Notfall.

Die folgenden Fallbeispiele aus meinen Kursen können Ihnen Anregungen geben, wie Sie vorgehen und was Sie erwarten können, wenn Ihnen bestimmte Medikamente oder Kombinationen von Medikamenten verschrieben wurden.

Felix M.

» *Felix nimmt regelmäßig zweimal pro Tag Viani (Salmeterol + Budesonid, langwirkendes Betamimetikum + Kortikoid) und nach Bedarf noch im Schnitt zweimal täglich Salbutamol (kurzwirkendes Betamimetikum).*

Er beginnt mit den Atemübungen und benötigt schon bald kein Salbutamol mehr. Da er sich gut fühlt und keine Symptome mehr hat, geht er zu seinem Arzt und bespricht mit ihm, ob er seine Medikamenteneinnahme reduzieren kann. Viani enthält Fluticason (Kortison) und Salmeterol (langwirkendes Betamimetikum) in einer Fixkombination. Wichtig ist, dass Felix die Kortison-Komponente weiter einnimmt. Wenn er keine Symptome hat, ist jedoch die langwirkende bronchienerweiternde Komponente möglicherweise überflüssig. Er sollte sich daher ein inhalatives Kortison verschreiben lassen, das er weiterhin regelmäßig nimmt. Wahrscheinlich reicht es aus, wenn Felix sein Salbutamol, wie früher auch, für den Bedarfsfall bereithält.

Karl P.

Karl inhaliert neben Kortison regelmäßig 2- bis 3-mal pro Tag mit dem Pariboy mit einem Zusatz von Salbutamol. Dies wurde ihm vor 15 Jahren von seinem Arzt verschrieben. Er hat sich daran gewöhnt, und es hat ihm seiner Meinung nach so gut geholfen, dass er diese Gewohnheit nicht aufgeben möchte, obwohl ihm die Lungenärzte während einer Kur empfohlen haben, dieses Medikament nur nach Bedarf zu nehmen. Sein Hausarzt ist weiterhin einverstanden und verschreibt das Medikament nach Wunsch zur täglichen Anwendung. Dieses Vorgehen ist falsch und hier decken sich die aktuellen Empfehlungen der konventionellen Medizin mit denen der Vertretenden der Buteyko-Methode. Kurzwirkende Betamimetika sind nur nach Bedarf zu nehmen! Falls dieser hohe Bedarf bei Karl wirklich besteht, müsste seine Kortisondosis so weit erhöht werden, dass er Salbutamol nicht mehr regelmäßig mehrmals pro Tag benötigt.

Emma S.

Emma wurde Flutide (Fluticason, inhalatives Kortikoid) zur regelmäßigen zweimaligen täglichen Anwendung und Berotec (Fenoterol, kurzwirkendes Betamimetikum) zur Einnahme nach Bedarf verschrieben. Aus Angst vor Nebenwirkungen möchte sie so wenig Kortison wie möglich nehmen und wendet Flutide daher nur einmal pro Tag an. Da sie fast ständig an Asthmasymptomen leidet, nimmt sie Berotec hingegen 3- bis 10-mal täglich, obwohl es sie zittrig und unruhig macht und ihren Puls auf um die 110 Schläge erhöht. Unsere Empfehlung ist, dass sie sich bei dem Kortison an die Verschreibung ihres Arztes hält und es zweimal anwendet. Gleichzeitig beginnt sie mit den Atemübungen. Nach sechs Wochen hat sich ihr Bedarf an Berotec auf einmal täglich reduziert. Sie leidet nicht mehr an dessen Nebenwirkungen, hatte keine Asthmaanfälle mehr, ist ruhiger geworden und kann sich besser entspannen. Ihre Kontrollpause liegt zwischen 15 und 20 Sekunden. Das inhalative Kortikoid wird sie weiter in der verschriebenen Dosierung nehmen, bis sie kein Berotec mehr braucht und kontinuierlich symptomfrei ist. Dann wird Emma ärztlich überprüfen lassen, ob sie auch das Kortison reduzieren kann.

Atemtrainingsgeräte und -hilfsmittel

In Physiotherapie und Medizin, inklusive der Komplementärmedizin, werden viele Geräte und Hilfsmittel angeboten, die die Atmung verbessern sollen. Hier soll nur auf diejenigen eingegangen werden, die die Buteyko-Atmung zumindest teilweise fördern können.

Geräte mit Wirkung nach Buteyko-Prinzipien

In Ländern der ehemaligen Sowjetunion wurden mehrere Geräte entwickelt, die teilweise nach Buteyko-Prinzipien wirken. Sie dienen der Erhöhung des CO_2-Partialdruckes, der Verminderung der Sauerstoffzufuhr (Hypoxietraining Seite 199) und dem Training der Zwerchfellatmung. Hierzu zählen der Frolov-Atemtrainer und das Samozdrav-Gerät, die man über das Internet erwerben kann. Sie werden zur allgemeinen Gesundheitsverbesserung und bei den gleichen Indikationen wie die Buteyko-Methode empfohlen. Die Entwicklung wurde von Buteyko inspiriert und die Anbieter der Geräte berufen sich auch auf ihn. Insbesondere das im Folgenden näher vorgestellte Frolov-Gerät wird unter dem Begriff »Buteyko-Atemtrainer« beworben.

Buteyko und seine Nachfolger haben dieses Gerät jedoch als Ersatz für seine Methode abgelehnt. Das Atemmuster, das mit dem Frolov-Gerät eingeübt wird, entspricht in verschiedener Hinsicht nicht der Buteyko-Atmung und birgt möglicherweise Risiken, die bei korrekter Anwendung der Buteyko-Methode nicht auftreten.

Nachteile und Risiken der Geräte:

- Für die meisten Buteyko-Anwendenden ist einer der wichtigsten Schritte zur Atemumstimmung die Umstellung von Mund- auf Nasenatmung im Alltag. Die Atemübungen mit dem Frolov-Gerät sind nur mit Mundatmung möglich.
- Mit der Buteyko-Methode wird eine weniger voluminöse Atmung geübt, bei der im Ruhezustand 6–8 kleine Atemzüge pro Minute für den Alltag als optimal angesehen werden. Mit dem Frolov-Gerät übt man sehr langsames Atmen. Als Ziel wird dort eine Atemzugdauer von 30 Sekunden angestrebt. Nach Buteykos Erfahrungen ist dies ein riskanter Weg, den er abgelehnt hat (Seite 105). Die Gefahr liegt darin, dass die Atemzüge voluminöser werden und eine noch tiefere Atmung eingeübt wird, als sie vorher schon bestand.
- Die Veränderungen in den Blutgasen (Sauerstoff und CO_2) können bei Verwendung der beiden genannten Geräte sehr radikal sein, da man ausgeatmete Luft wieder zurückatmet. Der Mechanismus ähnelt dem der Rückatmung in eine Tüte, die allerdings nur als kurze Notfallmaßnahme gegen akute Hyperventilationsanfälle angewendet wird. Bei der Atmung mit den Geräten sinkt der Sauerstoff- und erhöht

sich der CO_2-Partialdruck in Lunge und Blut stark. Das kann erheblichen Stress verursachen und bei manchen Menschen Panikattacken auslösen, wie ich immer wieder von Klienten und Klientinnen gehört habe, die vor ihrem Wechsel zur Buteyko-Methode solche Geräte ausprobiert haben. Wenn die richtige Dosierung in der Atmung mit den Geräten nicht gefunden wird, kann es in der Folge zu Ausgleichsreaktionen des Körpers kommen, bei denen man am Ende mehr hyperventiliert als vorher.
- Ein großer Nachteil ist, dass man auf ein Gerät angewiesen ist, während man für die Anwendung der Buteyko-Methode keine Hilfsmittel braucht und sie immer und überall anwenden kann.

Das Samozdrav-Gerät ist komplizierter aufgebaut und deutlich sperriger, hat gegenüber dem Frolov-Gerät jedoch zwei Vorteile:
- Es hat neben einem Mundstück auch eine Mund-Nasen-Maske, sodass man die Übungen mit Nasenatmung machen kann.
- Zum Gerät gibt es einen Sack mit Ventil, den man bei entspannter Atmung in Ruhe mit seiner Ausatemluft füllt. Anhand der Zeit, die dafür benötigt wird, kann man sein Atemminutenvolumen ermitteln und die CO_2-Konzentration abschätzen.

Nutzen der Geräte:
- Manche Menschen haben bei der Verwendung der Geräte weniger als bei der Buteyko-Methode mit ihrer Motivation zu kämpfen, weil sie das Gefühl eines konkreteren Übungsrahmens haben. Sie können sich in der Regel an ein starres Schema in der Gebrauchsanweisung halten und es gibt weniger Variationsmöglichkeiten und Unklarheiten über die Anwendung.
- Die Geräte fördern auch gut die Zwerchfellatmung, da man gegen einen Widerstand atmet.

Im Internet wird zum Teil angegeben, dass man mit dem Frolov-Gerät schneller zum Erfolg käme. Dies ist leider eine Illusion, denn korrekt angewendet, wird ein sehr langsames Vorgehen empfohlen. Die ersten merkbaren Erfolge stellen sich eher im Mehrmonatsbereich ein. Zudem ist es auch bei Verwendung von Geräten wichtig, sich intensiv mit seiner Atmung zu beschäftigen, um seine Selbstwahrnehmung zu schulen und Fehler bei den Übungen erkennen zu können. Es war meist ein langer Weg bis zur Entwicklung eines ungesunden Atemmusters und zu einer Verstellung des Atemzentrums. Es braucht daher auch Zeit, diesen Weg zurückzugehen und die Atmung wieder zu normalisieren. Wenn man die Umstellung zu erzwingen versucht, läuft man Gefahr, sich ins Ungleichgewicht zu bringen und sich gegebenenfalls zu schaden.

Optimal ist es, wenn man zunächst die Buteyko-Methode erlernt, die man immer und überall anwenden kann, ohne von einem Gerät abhängig zu sein. Wenn einem die Buteyko-Atemübungen dann nicht reichen, kann man die beiden Verfahren kombinieren. In diesen Fällen rate ich aber dringend dazu, dies unter der Anleitung eines ausgebildeten Buteyko-Lehrenden zu tun.

Hilfsmittel und Geräte zum Biofeedback

Auf dem Markt sind des Weiteren Hilfsmittel und Geräte, die über Atem-Biofeedback dem Stressabbau und der Entspannung dienen. Diese können, wenn sie nur nach den jeweiligen Gebrauchsanweisungen angewendet werden, tiefe voluminöse Atmung fördern und so der Buteyko-Atmung entgegenwirken. Wenn sie aber mit Kenntnissen über die Wirkungsweise der Buteyko-Übungen benutzt werden, können sie einen Erfolg mit diesen auch unterstützen.

Das Gerät Resperate wird besonders zur Blutdrucksenkung empfohlen. Es nimmt das persönliche Atemmuster über einen Brustgurt-Sensor auf und setzt es in Musik um, der man über einen Kopfhörer lauscht. Von diesem Startpunkt aus verändert sich der Rhythmus fast unmerklich. Man atmet mit der Musik mit und verändert sein Atemmuster hin zu sechs Atemzügen pro Minute.

Andere Programme, Smartphone-Apps und Geräte messen die Temperaturerhöhung am Finger, die durch eine verbesserte Atmung erzeugt wird, oder es wird über einen Brustgurt direkt das Atemmuster erfasst. Aus den Messwerten ergeben sich Kurvenverläufe, die auf dem Bildschirm angezeigt werden und die man mit Veränderungen seines Atemmusters optimieren kann.

Weitere Geräte und Verfahren orientieren sich an der Herzratenvariabilität, die sich aus der Veränderung der Herzfrequenz ergibt. Diese wird über einen Sensor am Ohrläppchen oder Finger gemessen oder über eine Oberfläche, die man berühren muss. Dies kann z. B. ein Ball sein, der eine andere Farbe annimmt, wenn sich die Herzratenvariabilität verändert. Das Angebot an Geräten und Apps hierzu ist vielfältig und ändert sich ständig.

Einen Eindruck davon, wie variabel die Herzfrequenz ist, kann man sich auch verschaffen, indem man den Puls mit einem Pulsmessgerät misst: Bei der Einatmung erhöht sich die Pulsfrequenz normalerweise und bei der Ausatmung verringert sie sich. Je größer dieser Unterschied ist, desto höher ist die Herzratenvariabilität. Ist sie hoch, kann man daraus auf eine gute neurovegetative Regulation schließen. Welche Herzratenvariabilität gemessen wird, hängt sehr stark von der Atmung ab. Mit den erwähnten Geräten und Verfahren trainiert man ein Atemmuster, das eine hohe Herzratenvariabilität fördert.

Sie alle führen zu einer regelmäßigen, entspannten und meist langsameren Atmung, wenn man sie richtig anwendet. Aber in den meisten Fällen vertieft sich die Atmung dabei im Sinne einer Volumenvergrößerung. Wenn man diese Verfahren also ohne Buteyko-Kenntnisse verwendet, reduzieren sie die Atmung in der Regel nicht, sondern können sogar zu vermehrtem Luftaustausch führen. Wenn man jedoch die Buteyko-Prinzipien kennt und konsequent im Auge behält, eignen diese Verfahren sich gegebenenfalls als Ergänzung.

Einen Sonderfall stellt das Atmen mit einem Kapnometer (Seite 184) als Biofeedbackgerät dar. Es kann zwar auch zu einer vertieften Atmung führen, aber gleichzeitig gibt es einem eine direkte Rückmeldung über den CO_2-Partialdruck.[125] Damit die Übungen auch zu einer Verringerung der Atmung im Alltag führen, sollte auch hier Hintergrundwissen über die Buteyko-Prinzipien erworben und weniger voluminöses Atmen geübt werden. Bisher waren Kapnometer für den privaten Bereich unerschwinglich, allerdings werden neuerdings günstigere chinesische Importe angeboten. Zu berücksichtigen ist aber, dass der Umgang damit Fachwissen erfordert.

Buteyko und andere Methoden

Oft wird mir die Frage gestellt, wie sich der Einsatz der Buteyko-Methode mit dem von anderen Entspannungs- oder Körpertherapien verträgt und ob man nicht auch direkt Kohlendioxid zuführen könnte. Denn einerseits werden solche Methoden ja für die gleichen Ziele eingesetzt, nämlich Stress- und Spannungsabbau, Wiedererlangung des körperlichen Gleichgewichtes und Vorbeugung und Heilung von körperlichen Beschwerden, andererseits scheinen sie sich zum Teil gravierend zu widersprechen.

Entspannungs- und Körpertherapien

Die meisten Atem- und Entspannungstherapien setzen bei der Selbstbeobachtung an: fühlen, wie der Atem fließt, Atemberuhigung und Loslassen führen zur Entspannung. Eine Atemverminderung kann dabei unbewusst eintreten, aber erfolgt meist erst nach längerer Übungszeit. Spürbare Verbesserungen treten in der Regel nur sehr langsam ein. Bei Asthma hat sich dementsprechend gezeigt, dass im Gegensatz zur Buteyko-Methode übliche Entspannungsmethoden innerhalb einer Zeit von drei Monaten zu keiner signifikanten oder einer geringeren Besserung führten. Das haben die Buteyko-Studien gezeigt, bei denen solche Methoden zum Vergleich herangezogen wurden.[126]

Bei keiner der bei uns bekannten anderen Methoden (mit Ausnahme bestimmter Pranayama-Übungen aus dem Yoga) wird das Augenmerk auf die Atemverminderung gerichtet und so geatmet, dass ein Luftwunsch bzw. Lufthunger entsteht. Hierdurch unterscheidet sich die Buteyko-Methode von allen anderen Methoden und hierin liegt die Erklärung für den meist deutlich schnelleren Erfolg.

Ich möchte hier auf einige besonders bekannte und verbreitet angewendete Methoden eingehen und Ihnen Hinweise geben, was zu beachten ist, wenn Sie diese zusätzlich zur Buteyko-Methode anwenden möchten. Dies sind entweder Atem- und Entspannungsmethoden, die zumindest in Teilen der Buteyko-Methode ähnlich sind oder die konträr zu ihr stehen.

Atemarbeit nach Middendorf

Die Middendorf-Atemarbeit ist ein indirekter Weg, bei dem durch Bewegungsübungen und massageartige Behandlungstechniken der Atem gelenkt und erfahren wird. Anders als bei der Buteyko-Methode wird eine bewusste und gezielte Einflussnahme auf die Atmung abgelehnt.

Dieser Weg kann zwar langfristig sehr wirksam sein, wenn man sich auf diese Form der Körperarbeit einlassen kann. Meist ist er aber sehr langwierig, da einem das Ziel nicht klar ist. Für diejenigen, die Schwierigkeiten haben, sich selbst und ihre Atemgewohnheiten wahrzunehmen, ist es aber ein guter Weg, den ich auch manchen meiner Klienten und Klientinnen zusätzlich zur Buteyko-Methode empfehle.

Wegen der schnellen Erfolge mit der Buteyko-Methode öffnen sich zunehmend auch Middendorf-Lehrende dieser Methode, lassen sich zusätzlich darin ausbilden und bieten die beiden Methoden in Kombination an.

Atemtherapiemethoden, die mit Hyperventilation verbunden sind

Immer wieder hört oder liest man über Heilungen von Asthma mit Atemtechniken, die auf Hyperventilation beruhen. Dies scheint oberflächlich betrachtet angesichts der Erfolge der Buteyko-Methode paradox. Wie kann man ein und dieselbe Krankheit mit zwei vollkommen gegensätzlichen Methoden heilen? Dies ist tatsächlich denkbar, wenn man sich die folgenden Zusammenhänge vor Augen führt.

Bei Methoden wie dem Rebirthing oder Holotropen Atmen wird die akute Hyperventilation im Rahmen einer Therapiesitzung zu psychotherapeutischen Zwecken eingesetzt. Die Buteyko-Methode hingegen wendet sich gegen das dauerhafte Überatmen im Alltag. Und dies ist kein Widerspruch, denn nicht die kurzfristige, bewusst gesteuerte Hyperventilation, sondern die unbewusste chronische Hyperventilation im Alltag führt zu Gesundheitsproblemen.

Warum kann kurzfristige akute Hyperventilation helfen? Häufig ist es psychischer Stress, der zu chronischer Hyperventilation führt. Betroffene sind permanent kontrolliert und angespannt. Ziel des Holotropen Atmens oder Rebirthings ist es, dass die Kontrolle aufgegeben wird. Die akute Hyperventilation ist ein Mittel dazu. Durch den Kontrollverlust können sich Blockaden lösen. Dies kann Betroffenen helfen, endlich loszulassen, und das führt in der Folge zu Entspannung, die wiederum Voraussetzung für eine dem Bedarf angepasste Atmung ist. Der Stress lässt nach und Betroffene hyperventilieren im Alltag weniger. Es handelt sich hier also um eine psychotherapeutische oder Selbsterfahrungstechnik der Körperarbeit, die in manchen Fällen die Ursache des Überatmens beseitigt.

Eine Gefahr ist jedoch, dass Menschen mit Asthma durch die akute Hyperventilation bei diesen Methoden in einen schweren Asthmaanfall oder Menschen mit Herzproblemen in einen Herzanfall geraten. Es ist auch sehr wichtig, sich bewusst zu sein, dass diese Verfahren nur kurzfristig eingesetzt werden dürfen. Problematisch wird es, wenn das tiefe Atmen mit dem ganzen Brustkorb, das bei diesen Methoden angewendet wird, als erstrebenswert für die Atmung im Alltag missverstanden wird. Leider kann man solche Atemmuster immer wieder bei Menschen beobachten, die positive Erfahrungen mit diesen Methoden gemacht und daraus geschlossen haben, dass es sich generell um ein günstiges Atemmuster handelt.

Wim Hof

Auch bei der Wim-Hof-Methode wird hyperventiliert, allerdings gefolgt von langem Luftanhalten und kombiniert mit Kälteanwendungen (Eisbaden oder kaltes Duschen) sowie mentalem Training. Während der Hyperventilation wird sehr viel CO_2 abgeatmet, sodass der Atemantrieb danach bis zu mehreren Minuten aussetzt. Erst wenn sich wieder ausreichend CO_2 angesammelt hat und die im Atemzentrum eingestellte Schwelle erreicht ist, spürt man den Drang, wieder zu atmen. Bei dieser Methode hält man die Luft nach der Hyperventilation so lange wie möglich an und atmet erst bei starkem Drang wieder ein. Die meisten von uns kennen dieses Vorgehen und seine Wirkung vom Tauchen. Wir können sehr viel länger unter Wasser bleiben, wenn wir vorher hyperventiliert haben.

Die Wim-Hof-Methode ist ein extremes Stresstraining, da Hyper- und Hypoventilation und Kälteexposition eine starke Belastung des Organismus bedeuten. Das Immunsystem und die Stressresistenz werden gestärkt, wenn man gesund ist. Wenn man jedoch durch chronische gesundheitliche Einschränkungen belastet ist, ist diese Methode nicht zu empfehlen. Menschen mit Asthma werden wahrscheinlich schon mit dem voluminösen Atmen während der Hyperventilationsphase mit einem Asthmaanfall aussteigen. Für die hypergesunden sogenannten Biohacker ist die Methode jedoch ein geeignetes Verfahren.

Yoga

Yoga, wenn es richtig praktiziert wird, ergänzt die Buteyko-Methode in idealer Weise: Mit Yoga lernt man, sich zu entspannen, der ganze Körper mit allen seinen Muskeln, Gelenken und Organen wird aktiviert und gestärkt. Die Körperübungen lösen Spannungen und sorgen für eine gute Durchblutung aller Muskeln und Organe. Atemübungen und Dehnübungen sorgen für eine Aktivierung aller Bereiche der Lunge. Die langsamen, im Atemrhythmus durchgeführten Bewegungsabfolgen (z. B. beim Sonnengruß) fördern das langsame dem Bedarf angepasste Atmen. Diese Atmung verhindert auch, dass zu viel Luft in der Lunge verbleibt. Die eingeatmete Luft wird vollständig wieder ausgeatmet. Das mit der Zeit durch falsche Atmung oft immer weiter anwachsende Restvolumen, das bei Menschen mit Asthma häufig zu einer Lungenüberblähung führt, verringert sich wieder mit den Yogaübungen. Alle Übungen, bei denen Körperbewegungen langsam im Einklang mit der Atmung gemacht werden, sind also sehr zu empfehlen.

Eine Quelle gefährlicher Missverständnisse sind aber die Atemübungen. Wenn man sie nicht richtig anwendet, kann man genau das Gegenteil davon erreichen, was beabsichtigt ist. Viele Menschen mit Asthma verschlimmern ihre Beschwerden dadurch oder wundern sich, dass ihre Beschwerden zumindest nicht besser werden.

Es gibt einige zentrale Aussagen, die man in Yogastunden oft hört und die im Gedächtnis hängen bleiben, weil man ihnen auch sonst häufig begegnet: »Wir müssen tief atmen, um unsere Sauerstoffversorgung zu verbessern« oder »Tiefes Atmen reinigt unseren Körper von dem Abfallprodukt CO_2.« Mein Yogalehrer hat uns beispielsweise vorgerechnet, um wie viel wir die Sauerstoffaufnahme verbessern könnten, wenn wir nur »tiefer«, das heißt in diesem Fall mit größeren Atemzügen atmen würden. Der Schluss, der normalerweise aus diesen Aussagen gezogen wird, ist, dass auch im Alltag möglichst viel zu atmen gut ist.

Die Atem-Grundübung, die meistens in Yogakursen am Anfang gelehrt wird, ist die

»vollständige Yoga-Atmung«: Man atmet dabei mit möglichst großen Atemzügen. Sinn dieser Übung ist, die ganze Lunge zu nutzen und zu aktivieren. Mit dieser Übung lernen wir die Atemmuskelgruppen einzeln anzusteuern und wir trainieren sie gezielt. Deshalb kann die tiefe Yogaatmung sinnvoll sein. Sie hat aber erhebliche Auswirkungen auf das Atemgleichgewicht: Man kann sich leicht ausrechnen, wie sehr man seine Atmung verlangsamen muss, um mit tiefer Yoga-Atmung nicht zu hyperventilieren. Atmen wir mit drei solchen Atemzügen pro Minute, hyperventilieren wir bereits – mit allen negativen Auswirkungen, die das mit sich bringen kann (Seite 104). Dementsprechend fangen in einer Yogastunde häufig einige Teilnehmende bei diesen Übungen zu husten an oder ihnen wird schwindelig. Dies sind typische Hyperventilationssymptome. Es ist genau umgekehrt, als wir oft hören: Nicht weil für uns der viele Sauerstoff ungewohnt ist, wird uns schwindelig, sondern weil die verstärkte Atmung zu einem Mangel an CO_2 führt und dieser Mangel eine Verengung der Gefäße zum Gehirn und damit eine verschlechterte Sauerstoffversorgung im Gehirn verursacht.

Die tiefe Yoga-Atmung steht bei den Yogis nur als ein Element in einer Reihe anderer Atemübungen, bei denen möglichst wenig geatmet wird. Bei den Atemübungen (Pranayama) für Fortgeschrittene wird sehr langsam geatmet und es werden lange Atempausen gemacht. Wie bei den Buteyko-Übungen erlebt man dabei Luftwunsch oder sogar Lufthunger.

In vielen Yogakursen, wie sie bei uns angeboten werden, gelangt man aber nicht so weit, diese Übungen zu erlernen, während die tiefe Yoga-Atmung immer wieder geübt wird. Und hier liegt die Gefahr, dass die Yoga-Schüler die Bedeutung der tiefen Yoga-Atmung missverstehen und ihr eine zentrale Rolle bei ihren Übungen einräumen.

Machen Sie Yoga, aber machen Sie niemals isolierte Tiefatemübungen, solange Sie hyperventilationsbedingte Beschwerden haben.

Feldenkrais

Die Feldenkrais-Methode hat einen ähnlichen Ansatz wie die Buteyko-Methode. Bei beiden Methoden geht es um die Wiederfindung natürlicher und gesunder Möglichkeiten unseres Körpers, die uns oft verloren gegangen sind. Bei der Feldenkrais-Arbeit stehen die Bewegungen im Mittelpunkt.

Ähnlich wie individuelle Atemmuster werden auch Bewegungsmuster durch die persönliche Geschichte, Gedanken und Gefühle geprägt. Sie werden zur Gewohnheit und wir merken oft nicht, wenn sie nicht mehr passen oder wenn sie sogar zu Problemen führen.

Mit der Feldenkrais-Arbeit wird man in Situationen geführt, in denen ungünstige Haltungs- und Bewegungsmuster sichtbar und fühlbar werden, und es werden Alternativen erprobt. Man experimentiert mit dem ganzen Spektrum an möglichen Bewegungen und ermöglicht dadurch, dass Raum für die Entwicklung günstigerer Alternativen entstehen kann.

Es gibt zwei Wege der Feldenkrais-Arbeit: »Bewusstheit durch Bewegung« in der Gruppe, in der man sich selbst bewegt, oder »funktionale Integration« in Einzelarbeit, bei der man bewegt wird.

Da die Selbstwahrnehmung durch das spielerische Ausprobieren besonders geschult wird und da Bewegungsmuster und Atemmuster zusammenhängen, halte ich die Feldenkrais-Methode für eine ideale Ergänzung zur Buteyko-Methode.

Autogenes Training

Heute wird bei fast allen Krankheiten das Autogene Training empfohlen. Es dient der Entspannung, der Beruhigung des vegetativen Nervensystems, der Durchbrechung des Teufelskreises aus Krankheit, Belastung des vegetativen Nervensystems, An- und Verspannung und Verschlimmerung der Krankheit. Denjenigen, die sich darauf einlassen können, hilft diese Methode meistens sehr. Wenn man das Autogene Training beherrscht, findet man leichter in die Entspannung, die auch Grundlage für die Buteyko-Übungen ist.

Diese beiden Methoden ergänzen sich daher hervorragend und es kann nur jedem empfohlen werden, auch das Autogene Training zu erlernen.

Progressive Muskelentspannung nach Jacobson

Manche Menschen macht es unruhig, wie beim Autogenen Training nur einfach ruhig dazuliegen. Andere haben Schwierigkeiten, ihre Wahrnehmung in den Bereich bestimmter Muskeln zu lenken, um diese zu entspannen. Besonders wenn man sich in einer Daueranspannung befindet, hat man sich oft so an diesen Zustand gewöhnt, dass man seine Fähigkeit verloren hat, Muskelverspannungen oder -verkrampfungen im Körper überhaupt wahrzunehmen. Wenn dies für Sie gilt, ist vielleicht die Progressive Muskelentspannung nach Jacobson eine geeignetere Möglichkeit, zur Entspannung zu finden. Bei dieser Methode spannt man die Muskeln nacheinander einzeln oder in Gruppen zunächst bewusst an und entspannt sie dann wieder. Diese kurzfristig übertriebene Anspannung ermöglicht wieder die Ortung solcher Spannungen. Man sensibilisiert sich und schult seine Wahrnehmung wieder für die selektive Anspannung und Entspannung der einzelnen Muskeln oder Muskelgruppen und kann darüber zu einer tieferen Entspannung finden.

Neben dem Autogenen Training ist diese Methode die in Kliniken, Volkshochschulen und anderen Bildungsstätten am verbreitetsten angebotene Entspannungsmethode und kann sehr gut in Kombination mit der Buteyko-Methode angewendet werden.

Qigong

Qigong ist eine chinesische Meditations-, Konzentrations- und Bewegungsform zur Kultivierung von Körper und Geist. Zur Praxis gehören meditative, fließende Bewegungs- und Konzentrationsübungen in Verbindung mit Atemübungen. Die Übungen sollen der Anreicherung und Harmonisierung des Qi, der Lebensenergie, dienen.

Es gibt sehr viele verschiedene Varianten des Qigong. Die meisten fördern eine gesunde Atmung im Sinne der Buteyko-Methode. Es wird meist kein direkter Einfluss auf die Atmung genommen, sondern sie folgt den Bewegungen. Da diese sehr langsam und meditativ und im Fluss sind, unterstützen und fördern sie auch einen dem Bedarf angepassten Atemfluss.

Es kann aber auch in Qigong-Kursen vorkommen, dass man zum gezielten tiefen Atmen aufgefordert wird. In diesem Fall kann man die entsprechenden Übungen für sich im Sinne der Buteyko-Prinzipien abwandeln oder sich einen Lehrenden suchen, der die Schwerpunkte anders setzt.

Meditation

Alle Meditationstechniken haben als gemeinsames Ziel, zur Ruhe und Entspannung zu finden, indem der Gedankenfluss zum Stillstand gebracht wird. Hierfür können neben dem Sitzen in Stille die unterschiedlichsten Techniken zu Hilfe genommen werden. Dazu zählen etwa Tanz und andere Bewegung, Mantras sprechen, Singen, Zählen und die Beobachtung des eigenen Atems. Wer meditationserfahren ist, dem fällt es meist leicht, auch die Buteyko-Atemübungen zu machen. Umgekehrt kann man Buteyko-Übungen für die Meditation nutzen. Die meisten Teilnehmenden meiner Kurse nehmen ihren Zustand während der Übungen als »meditativ« wahr und viele berichten, dass sie ihn als genussvoll erfahren. Die Atemübungen können demnach den Zugang zur Meditation öffnen.

Sauerstoff- und CO_2-Therapien

Oft werde ich gefragt, wie ich Sauerstofftherapien im Hinblick auf eine Verbesserung der Sauerstoffversorgung einschätze und warum man nicht einfach CO_2 zur Therapie einsetzt.

Sauerstofftherapien

Bei den Sauerstofftherapien müssen wir unterscheiden zwischen einer medizinischen Sauerstofftherapie, wie der Notfallversorgung im Akutfall oder der Sauerstofflangzeittherapie bei fortgeschrittenen Lungenerkrankungen, und Sauerstofftherapien, die zur Gesundheitsverbesserung angeboten werden. Auf Letztere beschränke ich mich.

Die Sauerstoff-Mehrschritt-Therapie nach Ardenne wird eher im Rahmen der Alternativmedizin angeboten. Hier werden zuerst Vitamine und Mineralstoffe gegeben und danach ein Gemisch aus reinem Sauerstoff und Luft inhaliert, zuerst bei Entspannung und zum Schluss bei körperlicher Belastung.

Wenn wir bei einer normalen oder nur gering reduzierten Sauerstoffsättigung im Blut Luft mit einer erhöhten Sauerstoffkonzentration atmen, steigt diese etwas über das normale Niveau, z. B. von 95–97 Prozent auf bis zu 99 Prozent. Ohne eine Extragabe von Sauerstoff könnten wir dies nur durch Hyperventilation erreichen. Dann würden wir aber das so wichtige CO_2 verlieren.
Die Idee der Extrasauerstoffzufuhr ist im Prinzip gut, da wir damit vermeiden, wie im Falle der Hyperventilation die Durchblutung (durch eine Verkrampfung der glatten Muskeln) und die Sauerstoffabgabe an den Verbrauchsorten (Bohr-Effekt) zu verschlechtern.

Aber brauchen wir das? Mit der Buteyko-Atmung erreichen wir über die Anreicherung von CO_2, dass mehr Sauerstoff in den Geweben ankommt, und benötigen dazu keine Hilfsmittel von außen. Eine Sauerstofftherapie ist kein Weg, um ungesunde Atemmuster abzulegen. Sie ist auch ein zweischneidiges Schwert, da eine über den Bedarf hinausgehende Sauerstoffzufuhr die Bildung freier Radikale fördern kann. Diese wiederum spielen bei Entzündungsprozessen und der Krebsentstehung eine Rolle (Seite 61). Erwähnenswert ist an dieser Stelle auch, dass das entgegengesetzte Sauerstoffmangel-Training (Hypoxie- oder Berglufttraining) paradoxerweise ebenfalls zur Verbesserung der Sauerstoffversorgung eingesetzt wird (Seite 199).

CO_2 als Medikament

Wenn CO_2 bronchienerweiternd wirkt, stellt sich die Frage: Warum nutzt man es nicht einfach als Asthmaspray? Tatsächlich gab es im Internet eine Zeit lang einen Anbieter dafür, obwohl es in Deutschland als Medikament gegen Asthma nicht zugelassen ist.

Auch bei anderen Indikationen wurde die Wirksamkeit von CO_2 untersucht und nachgewiesen: z. B. zur Behandlung von Kohlenmonoxidvergiftungen, indem es dem zugeführten Sauerstoff beigefügt wird, um die Atmung anzuregen, zur Vorbeugung gegen Lungenentzündung nach Operationen und gegen Katatonie[127], gegen Makula-Degeneration[128] und Schlafapnoe[129]. Auch gegen Heuschnupfen wurde CO_2 eingesetzt[130] und dadurch die Ausschüttung von Histamin aus den Mastzellen gehemmt[131]. Trotz Nachweis dieser Wirkungen ist zumindest in Deutschland kein entsprechendes Medikament für diese Indikationen auf dem Markt, möglicherweise wegen mangelnder Patentierbarkeit oder Wirtschaftlichkeit. Und man wäre auch mit einem solchen Medikament wieder von einem von außen zuzuführenden Stoff abhängig.

Nun könnte man auf die Idee kommen, wie bei akuten Hyperventilationsattacken auch gegen Asthmasymptome aus einer Tüte CO_2 zurückzuatmen, welches man zuvor hineingeatmet hat. Von meinen Kursteilnehmenden höre ich tatsächlich hin und wieder von positiven Erfahrungen damit. Ein Problem dabei ist allerdings, dass das schwierig zu dosieren ist. Man atmet schnell zu viel davon zurück. Da das Atemzentrum den CO_2-Spiegel ganz genau kontrolliert, gerät man damit sehr leicht über die Schwelle, über der wieder Hyperventilation ausgelöst wird. Der instabile Atemzustand kann dadurch verstärkt werden. Es löst auch nicht das grundlegende Problem einer ungünstigen Atmung im Alltag. Gleiches würde auch für Medikamente auf CO_2-Basis gelten, auch wenn nichts gegen eine kurzfristige Anwendung im Akutfall spricht.

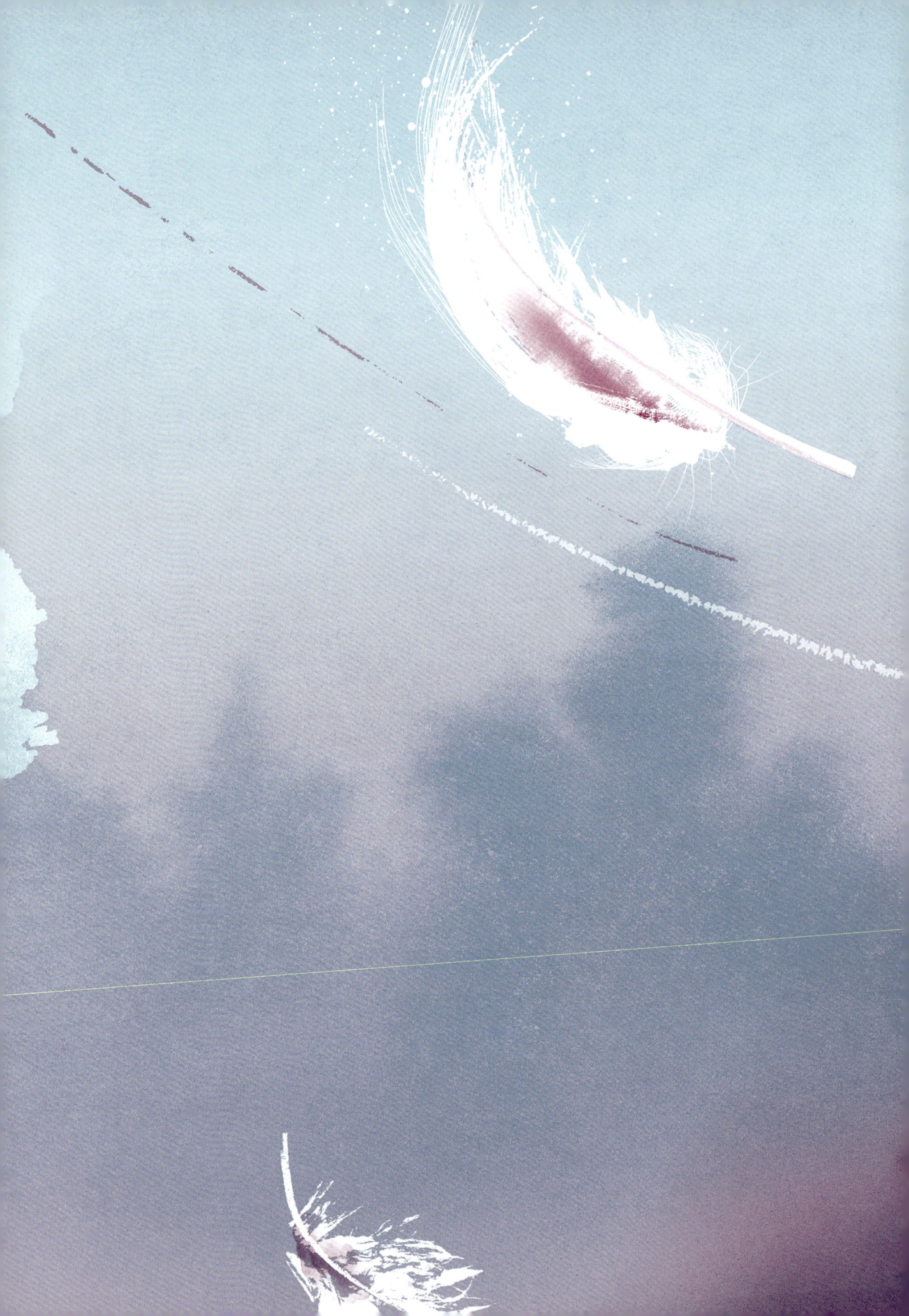

Die Wirkungen der Buteyko-Methode

Welche wissenschaftlichen Studien zur Wirkung gibt es? Wie sieht die Perspektive der Methode im Medizinsystem aus? Was sind die Ursachen und Auswirkungen von Hyperventilation?

Was die Forschung zur Wirksamkeit sagt

Bisher hat sich die Wissenschaft besonders mit der Wirksamkeit der Buteyko-Methode gegen Asthma befasst. Erst in neuester Zeit wird diese Methode in der Forschung in den westlichen Ländern auch für andere Indikationen entdeckt.

Studien zu Asthma

Die Buteyko-Methode ist besonders wirksam bei Asthma. Anwendende mit dieser Gesundheitsstörung haben meist sehr schnell ein Erfolgserlebnis und können oft innerhalb kurzer Zeit einen Großteil ihrer Medikamente einsparen. Fast alle bisher durchgeführten Studien beschäftigen sich daher mit der Wirksamkeit gegenüber dieser Krankheit.

Russische Studien

Buteyko selbst hat seine Forschungstätigkeit über Jahrzehnte dem Atem und der Entwicklung seiner Methode gewidmet (Seite 18). Die Veröffentlichungen sind uns leider aber nur begrenzt zugänglich, da es kaum oder nur unzureichende Übersetzungen aus dem Russischen gibt.

Nur eine Studie an Kindern mit Asthma ist uns in einer Zusammenfassung im Internet zugänglich, die dann auch zur offiziellen Anerkennung in Russland geführt hat.[132] Einige Ergebnisse finden sich in »Buteyko's Book«.[133]

Studien in anderen Ländern

Obwohl der Buteyko-Methode bisher vonseiten der Wissenschaft in den westlichen Ländern immer noch sehr wenig Interesse entgegengebracht wird, wurden doch im Laufe der letzten Jahre einige, wenn auch meist kleinere Studien zu ihrer Wirksamkeit bei Asthma durchgeführt. Die Ergebnisse aller dieser Studien entsprechen einander: Menschen, die diese Methode konsequent anwenden und ihre Atmung umstellen, können dadurch in einem Ausmaß Medikamente einsparen, wie es keine andere Methode zulässt. Sie können ihre Medikamente reduzieren, ohne dadurch ihre Lungenfunktion zu verschlechtern.

Erste australische Studie Die erste Untersuchung zur Wirksamkeit der Buteyko-Methode bei Menschen mit Asthma in einem westlichen Land wurde 1994/95 in Australien durchgeführt.[134]

39 Patient*innen mit einer durchschnittlich 25-jährigen Asthmageschichte wurden nach dem Zufallsprinzip in zwei Gruppen geteilt. Eine dieser Gruppen wurde in der Buteyko-Methode unterrichtet, die andere erhielt eine konventionelle Atem- und Asthmaschulung. Die Vorgabe war, dass bronchienerweiternde Medikamente nur bei Bedarf genommen werden sollten. Die Teilnehmenden führten Tagebuch über ihren Medikamentenverbrauch, ihre Symptome und die Peak-Flow-Messungen.

Bereits nach sechs Wochen war der Bedarf an bronchienerweiternden Medikamenten bei der Gruppe, die die Buteyko-Methode angewendet hatte, um 90 Prozent gesunken. Nach drei Monaten hatten die Teilnehmenden in dieser Gruppe auch die Dosierung der Kortikosteroide um 49 Prozent reduziert, ohne dass eine Verschlechterung der Lungenfunktion eingetreten war. Hingegen konnte die Medikation der Kontrollgruppe mit konventioneller Asthmaschulung nur um 6 Prozent bei den bronchienerweiternden Medikamenten bzw. 0 Prozent bei den Kortikosteroiden vermindert werden. In der Buteyko-Gruppe verringerte sich das Atemminutenvolumen, ein Nachweis dafür, dass die Teilnehmenden tatsächlich weniger geatmet hatten. Ein wichtiger Erfolg war auch eine verbesserte Lebensqualität in der Buteyko-Gruppe.

Dies war die erste wissenschaftliche Studie über die Buteyko-Methode in einem westlichen Land. Inzwischen sind weitere Studien zur Wirksamkeit dazugekommen, die alle zu ähnlichen Ergebnissen gekommen sind.[135] Diese und weitere veröffentlichte Forschungsarbeiten bis 2011 wurden in einer Übersichtsarbeit zusammengestellt und analysiert und mit anderen Methoden verglichen.[136] Auch in dieser Metaanalyse wurde die signifikante Abnahme des Bedarfs an bronchienerweiternden Medikamenten, die Verbesserung der Lebensqualität und die Reduktion von Kortikosteroiden, die mit der Buteyko-Methode erreicht werden konnten, bestätigt.

In den letzten Jahren wurden auch im Bereich der Kinder-Lungenheilkunde einige Studien durchgeführt. So haben Untersuchungen mit 8- bis 14-jährigen Kindern in Ägypten[137] und mit 6- bis 15-jährigen Kindern in Deutschland am ARCIM-Institut in Filderstadt[138] gezeigt, dass sich die Lungenfunktion der Kinder und die Lebensqualität der Sorgeberechtigten mit Anwendung der Buteyko-Methode verbessern. In einer weiteren Studie in Großbritannien zeigten sich bei 2- bis 18-jährigen (im Mittel 10-jährigen) Kindern und Jugendlichen signifikante Verbesserungen in der Asthmakontrolle und bei den Hyperventilationssymptomen.[139]

Studien zu anderen Krankheiten

Buteyko selbst und seine Mitarbeitenden haben die Wirkung der Buteyko-Atemübungen bei Diabetes, chronischen Infektionen, Menstruationsbeschwerden, Endometriose, Myomen, Schilddrüsenunterfunktion und anderen Problemen untersucht. Die Ergebnisse sind in mehreren Artikeln in dem Buch »Buteyko's Book« zusammengefasst, das im Internet zugänglich ist.[140]

1988 gab es zwei große Konferenzen in Moskau und Krasnojarsk in Russland, auf denen positive Erfahrungen mit der Buteyko-Methode von über 20 Kliniken ausgetauscht wurden. Laut Kongressberichten gründeten sich diese Erfahrungen auf die Beobachtungen an mehr als 3000 Erkrankten. Die Mehrzahl von ihnen litten unter Atemwegsbeschwerden oder Herz- und Kreislaufkrankheiten. Aber auch bei Fällen von Arthritis, Osteoporose, Epilepsie, Geschwüren, Magenschleimhautentzündung, Nierensteinen, Hepatitis, Fruchtbarkeitsproblemen, Hautkrankheiten und weiteren Beschwerden wurde über positive Wirkungen bei konsequenter Anwendung der Methode berichtet.[141]

Leider sind diese Studien, wenn sie überhaupt in schriftlicher Form veröffentlicht wurden, nur in russischsprachigen Medien zugänglich, die bei uns kaum erhältlich sind.

Neuere und uns zugängliche Studien wurden jedoch zu Schlafapnoe[142], Dysfunktion der Eustachischen Röhre[143] und zur Vocal Cord Dysfunktion[144] veröffentlicht. Alle weisen auf positive Wirkungen hin.

Perspektiven der Buteyko-Methode im Medizinsystem

Die meisten bisher durchgeführten Studien haben bei Asthma eine überraschend hohe Wirksamkeit der Buteyko-Methode bewiesen, die bronchienerweiternde Medikamente sehr schnell weitgehend überflüssig machen und langfristig auch den Bedarf an Kortikosteroiden erheblich senken kann. Auch das Internet ist voll von begeisterten Erfahrungsberichten von Betroffenen, die sich mit der Buteyko-Methode oftmals weitgehend oder völlig von ihrer Medikamentenabhängigkeit befreien konnten. Es gibt so gut wie keine Berichte über negative Wirkungen, außer kurzfristigen leichten Anpassungsreaktionen. Hingegen freuen sich die meisten Anwendenden auch über eine allgemeine Verbesserung ihrer Gesundheit und Lebensqualität. Meistens ist die einzige Voraussetzung, dass man die Methode tatsächlich konsequent anwendet.

Medikamente mit einer solchen Wirksamkeit würden die Zulassung sofort bekommen, selbst wenn sie erhebliche Nebenwirkungen hätten. Trotzdem geben nicht alle Ärzt*innen Erkrankten Unterstützung, wenn sie die Methode anwenden wollen, sondern raten ihnen manchmal sogar ab. Da die Methode immer noch relativ unbekannt ist, geschieht das oft in Unkenntnis ihrer Wissenschaftlichkeit, Hintergründe und Wirksamkeit.

Umso wichtiger ist es, dass Patient*innen ihre Krankenkassen und Ärzt*innen über ihre Erfolge informieren.

Von 2009 bis 2018 war die Buteyko-Methode in der »Nationalen Versorgungs-Leitlinie« als wirksam aufgeführt, seit 2018 ist sie dort gestrichen. Grundlage für die Nennung waren sechs Studien zur Wirksamkeit bei Asthma.[145] Voraussetzung für die Nennung in der Leitlinie ist heute eine aktuelle Übersichtsarbeit, die die Aussagekraft der Einzelstudien bewertet. Wenn eine solche Metastudie, die sehr hohe wissenschaftliche Anforderungen stellt, die Wirksamkeit bestätigt, kann die Buteyko-Methode wieder in die Leitlinie aufgenommen werden. Dies zeigt, wie dringend notwendig es wäre, weitere größere und grundlegendere Studien durchzuführen und dafür auch öffentliche Gelder bereitzustellen. Ein Protokoll für eine Metastudie wurde immerhin schon veröffentlicht, sodass zu hoffen ist, dass die Buteyko-Methode in naher Zukunft mehr Menschen zugänglich wird.[146]

Wirkungsweise der Übungen

Alle Studien zur Wirksamkeit haben gezeigt, dass die Buteyko-Methode zumindest bei direkten Atemproblemen bei vielen Anwendern zu einer erheblichen Besserung führen kann. Bei manch einem ist sie so effektiv, dass er sich als geheilt betrachtet. Hingegen gibt es bisher so gut wie keine direkte Forschung darüber, auf welche Weise die Buteyko-Übungen konkret wirken. Buteyko selbst hat die Wirkungsweise allerdings sehr klar mit der Anreicherung von CO_2 und Besserung der chronischen Hyperventilation erklärt. Forschungsarbeiten aus anderen Zusammenhängen liefern viele Hinweise auf die Richtigkeit dieser Theorie. Im Folgenden erkläre ich die Grundlagen und Hintergründe dazu tiefergehend. Das Verständnis dieser Zusammenhänge kann sehr hilfreich für die richtige Anwendung der Übungen sein.

Atemsteuerung

Menschen, die hyperventilieren, haben eine leicht erhöhte Sauerstoffsättigung (manchmal 98 bis 99 Prozent) bei gleichzeitigem CO_2-Mangel. Wir würden daher erwarten, dass sie zumindest keine Atemnot verspüren, da sie ja sehr gut mit Sauerstoff versorgt zu sein scheinen. Aber oft ist das Gegenteil der Fall: Trotz des hohen Sauerstoffgehalts in ihrem Blut fühlen sie sich kurzatmig, außer Atem oder erleben sogar regelrechte Atemnot mit Panik- und Erstickungsgefühlen.

Das wirft eine wichtige Frage auf: Was verursacht Lufthunger- oder Atemnotgefühle? Was treibt unsere Atmung überhaupt an? Atmen wir, weil unser Körper merkt, dass er mehr Sauerstoff braucht?

Warum wir nicht ersticken, wenn wir Lufthunger fühlen

Normalerweise gehen wir davon aus, dass wir atmen, weil unser Körper nach Sauerstoff verlangt. Das ist aber nicht der primäre Auslöser für den Atemantrieb und das Lufthungergefühl. Wir haben im Normalfall immer genug Sauerstoff im Blut, um die Versorgung unseres Körpers sicherzustellen. Auch bei Menschen mit Asthma, wenn sie gut mit Medikamenten eingestellt sind und nicht gerade einen akuten Asthmaanfall erleiden, liegt die Sauerstoffsättigung wie bei einem gesunden Menschen zwischen 95 und 98 Prozent. Trotzdem haben sie häufig das Gefühl, nicht genug Luft zu bekommen. Der Grund hierfür liegt nicht beim Sauerstoff, sondern beim CO_2.

Da die Konstanthaltung des CO_2-Spiegels sehr wichtig für den Organismus ist und viel stärker als die Sauerstoffsättigung von der Atmung abhängt, registriert das Atemzentrum in erster Linie, wenn der CO_2-Spiegel über das normale Maß anzusteigen droht. Dann signalisiert es Lufthunger und gibt hiermit das Signal, die Atmung zu verstärken. Wir atmen schneller und mit voluminöseren Atemzügen, um mehr CO_2 loszuwerden.

Erst ein größerer Sauerstoffmangel (im Ruhezustand ein Abfall von im Normalfall ca. 90–100 mmHg auf 60 mmHg) führt dazu, dass unsere Atmung dann in erster Linie durch den Sauerstoffbedarf angetrieben wird. Das entspricht unter Normalbedingungen (z. B. kein Fieber) ungefähr einem Abfall der Sauerstoffsättigung von 95–97 Prozent auf 90 Prozent. Im Ruhezustand kann dies bei Menschen mit Chronisch obstruktiver Lungenerkrankung (COPD), fortgeschrittenem Emphysem oder Herzkrankheiten der Fall sein. Diese Menschen haben aufgrund des schlechten Gasaustausches oder der verminderten Leistungsfähigkeit des Herzens dauerhaft wenig Sauerstoff und manchmal auch viel CO_2 in ihrem Blut. In solchen Fällen wird die Atmung schließlich mehr durch den Sauerstoffmangel als durch den CO_2-Überschuss angetrieben. Wenn Sie meinen, möglicherweise hiervon betroffen zu sein, lesen Sie unbedingt die Kapitel über COPD (Seite 37) und Kontraindikationen (Seite 68).

Bei denjenigen, die »nur« Asthma oder chronischen Schnupfen haben oder unter einer Kurzatmigkeit leiden, die nicht durch Organschäden wie z. B. eine Herzkrankheit erklärbar ist, orientiert sich die Atemregulation wie bei einem gesunden Menschen in erster Linie am CO_2-Partialdruck. Wenn wir also Lufthunger oder Atemnot verspüren, ist im Normalfall nicht ein Sauerstoffmangel schuld, sondern ein vom Atemzentrum als zu hoch empfundener CO_2-Spiegel.

Das Atemzentrum arbeitet wie ein Thermostat

Die Atemregulation ist ein sehr komplexer Vorgang (Abb. Seite 179). Sie sichert die Anpassung der Atmung an die Stoffwechselbedürfnisse unseres Organismus unter den verschiedensten Bedingungen, ob wir uns in Ruhe befinden, schlafen, aktiv sind, uns anstrengen, gestresst sind, Schmerzen haben, sprechen, lachen oder weinen. Das Atemzentrum, das im verlängerten Hirnstamm liegt, steuert dabei unseren Atemrhythmus. Es hat eine direkte Verbindung zu unserem gesamten Nervensystem, registriert ständig die psychische und physische Gesamtsituation und reagiert auf emotionale Einflüsse und kleinste Veränderungen des CO_2-Gehaltes und Säure-Basen-Zustands, der Sauerstoffversorgung, der Muskeltätigkeit und Lungendehnung.

Zusätzlich spielt die Atmung noch zusammen mit den Aktivitäten von Herz und Kreislauf, sodass die Atemsteuerung ständig auch noch mit deren Steuerungsmechanismen abgestimmt werden muss.

Am stärksten wird das Luftvolumen, das pro Zeiteinheit ausgetauscht wird (das Atemzeitvolumen), gesteigert, wenn sich der CO_2-Partialdruck im arteriellen Blut erhöht. Dies führt über ein verstärktes Atembedürfnis zu einer Erhöhung der Atemfrequenz und zu einer Vergrößerung des Atemzugvolumens, also zu einer Beschleunigung und Vertiefung der Atmung.

Wenn der pH-Wert im Blut sinkt, wird die Atmung ebenfalls verstärkt. Wenn aber umgekehrt der pH-Wert steigt, wie es z. B. bei Hyperventilation der Fall ist, hat das wenig Einfluss auf die Atmung. In diesem Fall wird sie nur geringfügig vermindert. Wenn wir also erst einmal hyperventilieren, ist die Rückregulation hin zur normalen Atmung weniger ausgeprägt.

Auch eine Abnahme oder Zunahme der Sauerstoffsättigung im arteriellen Blut hat, wie oben beschrieben, in einem weiten Bereich so gut wie keinen Einfluss auf das Atembedürfnis.

Alle oben erwähnten Faktoren werden bei der Atemsteuerung vom Atemzentrum berücksichtigt, um den Atemantrieb so zu dosieren, dass neben der Sicherung der Sauerstoffversorgung der CO_2-Wert möglichst konstant gehalten wird. Das Atemzentrum reagiert hierzu nicht erst dann, wenn sich der CO_2-Gehalt schon verschoben hat, sondern es arbeitet »vorausschauend«, damit keine größeren Schwankungen im CO_2-Gehalt auftreten.

Es steuert die Atmung so genau, dass der CO_2-Partialdruck normalerweise bei einem Menschen nur um 2 mmHg schwankt, egal ob er sich z. B. im Ruhezustand befindet oder sich anstrengt. Man kann die Regelarbeit des Atemzentrums mit der Temperaturregelung durch einen Thermostat vergleichen. Dementsprechend könnte man das Atemzentrum auch als »Kapnostat« (Kapno= CO_2) bezeichnen. Diesen Begriff findet man manchmal in der Buteyko-Literatur.

Neben dem Atemzentrum sind noch periphere Chemorezeptoren an der Atemsteuerung beteiligt. Sie befinden sich am Ursprung der inneren Halsschlagader im sogenannten Glomus caroticum und überwachen kurzfristig CO_2, Sauerstoff und pH-Wert im Blut. Sie können eine verringerte CO_2-Konzentration (Hypokapnie), eine erhöhte CO_2-Konzentration (Hyperkapnie) und eine verringerte Sauerstoffkonzentration (Hypoxie) sensibel erfassen.

Atemsteuerung (vereinfacht): Vom Atemzentrum im verlängerten Rückenmark wird die Atmung reguliert.

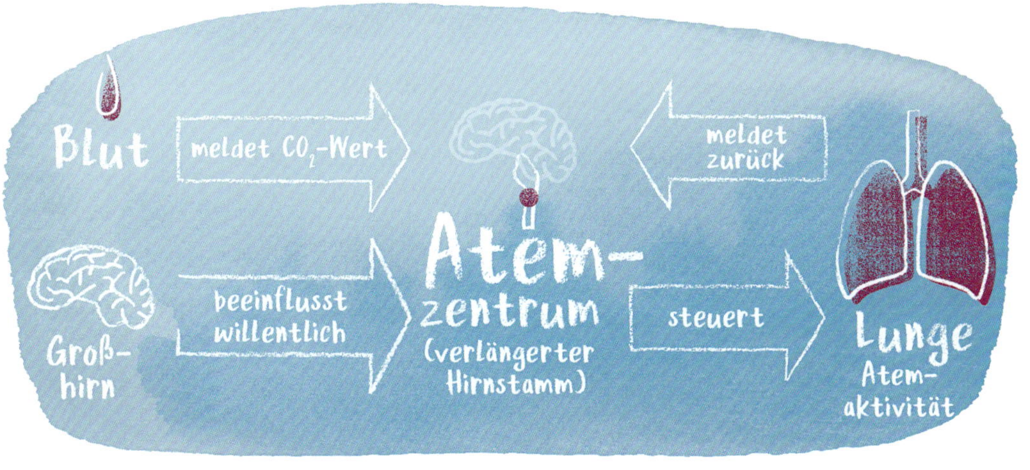

Die Einstellung, Verstellung und Neujustierung des Kapnostaten

Das Atemzentrum steuert die Atmung, indem es uns besonders dann ein Lufthungergefühl vermittelt, wenn der CO_2-Spiegel über eine bestimmte Schwelle zu steigen droht. Diese Schwelle ist bei verschiedenen Menschen unterschiedlich hoch und schwankt individuell nur in einem geringen Rahmen, meist nicht um mehr als die oben schon erwähnten 2 mmHg (Seite 179).

Einige Faktoren beeinflussen diese Schwelle deutlich: Der wichtigste ist Stress. Anspannung und Stress bewirken, dass wir weniger CO_2 tolerieren, als wenn wir entspannt sind. In Entspannung akzeptiert das Atemzentrum höhere CO_2-Partialdrücke, sodass wir weniger atmen können, ohne uns dazu zwingen zu müssen.

Bei Frauen hat auch der hormonelle Zustand einen großen Einfluss auf den tolerierten CO_2-Partialdruck. So ist das Atemzentrum in der zweiten Zyklushälfte auf deutlich niedrigere CO_2-Werte eingestellt als in der ersten Zyklushälfte (nach Jakob et al., 1997[147] und Slatkovska et al., 2006[148] um 3–8 mmHg), sodass Frauen in der Phase nach dem Eisprung eher hyperventilieren. Dies liefert auch die Erklärung, warum Frauen in der zweiten Zyklushälfte vermehrt zu Asthmaanfällen neigen. Hier könnte auch die Erklärung für das prämenstruelle Syndrom liegen, da bei Frauen mit diesem Problem sogar ein Abfall des CO_2-Partialdrucks um 12–18 mmHg (von 40–42 auf 20–28 mmHg) festgestellt wurde.[149]

Wie Stress und andere Faktoren zu einer Verstellung des Atemzentrums führen können und wie man sich die Neujustierung auf das normale gesunde Niveau mit der Buteyko-Atmung vorstellen kann, das wurde bereits im Kapitel »Die Essenz der Buteyko-Methode« beschrieben (Seite 14).

Die Sofortwirkung der Übungen

Wenn der CO_2-Partialdruck infolge zu vielen Atmens sinkt, verkrampfen sich die glatten Muskeln um die Atemwege. Dies führt zu einer Verengung der Bronchien. Wenn wir nun unsere Atmung einschränken, steigt der CO_2-Partialdruck wieder. Dieser erhöhte CO_2-Partialdruck bewirkt eine Entspannung der glatten Muskulatur. Die Atemwege weiten sich wieder.

Bei Asthmasymptomen können wir auf diese Weise eine ähnliche Wirkung erzielen wie mit einem bronchienerweiternden Spray.

Mehrere neuere medizinische Untersuchungen haben gezeigt, dass auch Stickstoffmonoxid (NO), ein anderes Gas in der Atemluft, bronchienerweiternd wirkt. Möglicherweise bewirkt die konsequente Nasenatmung bei Asthma, dass NO in die Lunge hinuntergeatmet wird und auf diese Weise ebenfalls zur Erweiterung der Atemwege beiträgt (Seite 201).

Diagnose der Hyperventilation

Hyperventilation bedeutet Überatmung (hyper = mehr als normal; Ventilation = Luftwechsel).

Um uns immer gleich gut mit Sauerstoff zu versorgen und um den CO_2-Gehalt in unserem Blut konstant zu halten, müssen wir je nach Anforderungen eine unterschiedliche Menge Luft mit der Atmung austauschen. Diese hängt davon ab, ob wir uns gerade im Ruhezustand befinden, ob wir uns bewegen, Sport treiben, verspannt sind, ob wir gegessen haben und verdauen müssen und vielem mehr. Atmen wir über diesen jeweiligen Bedarf hinaus zu viel und führen damit zu viel CO_2 ab und nehmen mehr Sauerstoff auf als nötig, dann sprechen wir von Hyperventilation. Atmen wir zu wenig, das heißt, führen wir nicht genügend CO_2 ab und nehmen nicht ausreichend Sauerstoff auf, sprechen wir von Hypoventilation. Während sehr viele Menschen unerkannt hyperventilieren, kommt Hypoventilation nur selten und dann als Folge bestimmter Krankheiten vor.

Wie kann nun entschieden werden, ob jemand seinem Bedarf entsprechend atmet oder ob er hyper- oder hypoventiliert? Hyper- und Hypoventilation werden immer am CO_2-Gehalt (bzw. CO_2-Partialdruck [pCO_2]) und nicht an der Sauerstoffsättigung gemessen, denn eine falsche Atmung macht sich viel stärker in einer Veränderung des CO_2-Gehaltes als in einer Veränderung der Sauerstoffsättigung bemerkbar. Für den Organismus spielen die Schwankungen im CO_2-Gehalt, die durch Abweichungen der Atmung von der Norm verursacht werden, eine größere Rolle als die Schwankungen in der Sauerstoffeinatmung.

Wie viel CO_2 brauchen wir?

Im Blut und in der Luft in den Lungenbläschen am Ende einer Ausatmung beträgt der pCO_2 bei den meisten Menschen bei Ruheatmung 40 mmHg (entsprechend einem Volumen von 5,6 Prozent).

Da der häufigste Wert bei 40 mmHg liegt, hält die konventionelle Medizin diesen Partialdruck für das Optimum. Dabei wird in älteren Büchern eine Spanne von 38–42 mmHg angegeben[150]. Je neuer die Veröffentlichungen jedoch sind, desto niedriger scheinen auch die als Norm gemessenen Werte zu liegen. So geben viele Bücher heute eine Spanne von 35–45 als Norm an und manchmal wird als untere noch als »normal« angesehene Grenze bereits 32 mmHg angegeben (Frauen 32–43, Männer 35–46 mmHg[151]).

Die meisten Menschen sind aber nicht vollkommen gesund, und chronische Beschwerden und Krankheiten nehmen unter unseren Lebensbedingungen auch schon unter jungen Menschen immer mehr zu. Viele, die in die Berechnung des CO_2-Normwertes eingehen, leiden zumindest zeitweise an irgendwelchen Beschwerden. Daher liegt der Schluss nahe, dass der als normal angesehene Bereich zwar normal, aber vielleicht doch nicht optimal ist.

Wenn Ihr pCO_2 also zwischen 38 und 42 mmHg liegt, wird Ihr*e Ärzt*in bei Ihnen keinen Hinweis auf Hyperventilation sehen. Auch bei einer Senkung auf bis zu 32 mmHg werden die meisten Ärzt*innen die Werte nicht bedenklich finden. Erst unter diesem Wert diagnostiziert meiner Erfahrung nach auch fast jede*r Ärzt*in Hyperventilation, sofern die Blutgaswerte ermittelt werden.

Im Gegensatz zur heutigen Ansicht über »normale« CO_2-Werte hat Buteyko einen pCO_2-Wert von 46 mmHg als optimal betrachtet. Das entspricht in etwa dem Wert in einer historischen Studie von 1912, als die Menschen ihr Leben noch ganz anders geführt haben. In dieser wurde 45 mmHg als Normalwert angegeben.[152]

Dabei weisen tatsächlich auch moderne Studien darauf hin, dass es vorteilhaft sein kann, wenn der pCO_2-Wert deutlich höher ist, als unter Normalbedingungen als optimal angesehen wird. So wurde unter anderem nachgewiesen, dass Notfallpatient*innen eher überleben, wenn bei der Beatmung ein deutlich höherer pCO_2-Wert zugelassen wird (permissive Hyperkapnie bis 150 mmHg), als früher empfohlen wurde. Dies hat inzwischen durch die Behandlung von Covid-19-Erkrankten eine hohe Aktualität bekommen. Auch beim Status asthmaticus hat sich eine permissive Hyperkapnie bewährt.[153]

Sogar bei Neugeborenen hat sich ein erhöhter pCO_2 als vorteilhaft erwiesen.[154] Andere Arbeiten haben gezeigt, dass die Körpergewebe bei höheren pCO_2-Werten wesentlich besser mit Sauerstoff versorgt werden. Auch eine Entzündungshemmung wurde nachgewiesen.

Atmen Menschen mit Asthma zu viel oder zu wenig?

Sie atmen zu viel und haben infolgedessen einen CO_2-Mangel, hat Buteyko beobachtet. Aber stimmt diese Aussage überhaupt? Dem widersprechen manche Ärzt*innen vehement.

Wir müssen unterscheiden, ob sich Betroffene in einer symptomfreien oder symptomarmen Phase oder im akuten Asthmaanfall befinden und wie sich die Verhältnisse in der Lunge und im Blut darstellen.

Ärzt*innen in Notaufnahmen sind häufig mit Erkrankten konfrontiert, die wegen eines akuten Asthmaanfalls eingeliefert werden. Sie messen die Blutgaswerte und stellen fest: Ihr CO_2-Gehalt im Blut ist nicht, wie Buteyko behauptet, erniedrigt, sondern erhöht, und sie leiden unter Sauerstoffmangel. Bereiche der Lunge sind durch die Verengung der Atemwege vom Gasaustausch abgeschnitten, sodass das CO_2 nur noch begrenzt von den Kapillaren (kleine Blutgefäße) in die Lungenbläschen gelangt und von dort weiter über die Bronchiolen in die Bronchien, um ausgeatmet werden zu können, und der Sauerstoff nur noch eingeschränkt aus der Lunge ins Blut übertreten kann. Die verkrampften Muskeln um die Atemwege, die angeschwollenen Schleimhäute, die die Atemwege auskleiden, und die Schleimansammlung verhindern den Austausch. Folge ist, dass Luft in manchen Bereichen der Lunge eingeschlossen bleibt und Betroffene nicht mehr richtig ausatmen können. Die Lunge wird überbläht. Betroffene versuchen nun, den Luftaustausch zu erhöhen, indem sie schneller und voluminöser atmen. Aber da dadurch die Verengung der Atemwege nicht zurückgeht, nützt das nicht viel. Im Gegenteil kann es sogar die Situation noch verschlimmern, denn mit dem vermehrten Atmen sinkt der CO_2-Partialdruck lokal in den noch funktionierenden Bereichen der Lunge weiter, während er im Blut erhöht bleibt. Die Verkrampfung der glatten Muskulatur und die Verengung der Atemwege können sich immer mehr verstärken. Die Patienten befinden sich also in einem Teufelskreis, da der Gasaustausch auf diese Weise immer stärker behindert wird. Es besteht die Gefahr, dass das im Blut verbleibende CO_2 schließlich toxische Konzentrationen erreicht und der Sauerstoffbedarf nicht mehr gedeckt werden kann.

An den Verhältnissen im Blut gemessen, atmen Menschen mit Asthma in dieser Situation zu wenig, aber an den Verhältnissen zumindest in Teilbereichen der Lunge gemessen, atmen sie zu viel, und hier ist die Hilfe der konventionellen Medizin nötig.

Wie sieht es aber bei Menschen mit Asthma in symptomfreien oder symptomarmen Zeiten aus, z. B. wenn sie gut mit Medikamenten eingestellt sind? Sie atmen im Normalfall deutlich mehr als Gesunde. Die erste, in Brisbane (Australien) durchgeführte Studie hat gezeigt, dass die Teilnehmenden durchschnittlich 14 (7–20) Liter Luft pro Minute ein- und ausatmeten (normal 4–6 Liter), und ihr pCO_2 lag bei durchschnittlich 33 (28–38) mmHg[155]. Hier handelte es sich um Menschen mit schwererem Asthma und einer langen Asthmageschichte. Aber eine weitere neuere Untersuchung hat gezeigt, dass auch bereits junge, sonst körperlich fitte Menschen mit leichtem Asthma signifikant erniedrigte CO_2-Konzentrationen aufwiesen. Auch wenn ihr Atmen noch nicht als Hyperventilation klassifiziert werden konnte, weist es doch daraufhin, dass Betroffene, gemessen an ihrem Bedarf, mehr atmeten als Gesunde.[156]

Aber es gibt Ausnahmen: Einige Menschen mit Asthma haben CO_2-Werte im mittleren Normbereich um 40 mmHg und sehr selten auch darüber. Eine mögliche Erklärung, die unter Buteyko-Lehrenden diskutiert wird, ist, dass der Bedarf an CO_2 bei verschiedenen Menschen einfach unterschiedlich ist. Hierfür spricht, dass auch diejenigen mit normalen CO_2-Werten ihre Beschwerden durch die Atemreduktion verbessern können.

Eine weitere Erklärungsmöglichkeit liegt in einem unregelmäßigen Atemmuster (z. B. bei starker Stressanfälligkeit), das starke Schwankungen im CO_2-Partialdruck hervorrufen und auf diesem Wege zu einem erniedrigten CO_2-Partialdruck im Durchschnitt der Zeit und damit zu einem Mangel an Bicarbonat (Seite 191) und einer verringerten Pufferkapazität führen könnte.

Wie wird Hyperventilation gemessen?

Hyperventilation wird anhand des CO_2-Partialdrucks im Blut oder in der ausgeatmeten Luft gemessen. Die Diagnostik anhand der Symptome mit dem Nijmegen-Fragebogen wurde schon beschrieben (Seite 25).

Blutgasanalyse

Für die Blutgasanalyse wird arterielles Blut aus einer Fingerkuppe oder einem zuvor mit einer durchblutungsfördernden Salbe eingeriebenen Ohrläppchen entnommen. Früher war die Blutgasanalyse bei Asthma in Deutschland Standard, während sie in anderen Ländern als nicht aussagefähig angesehen und nur die Sauerstoffsättigung ermittelt wurde. Inzwischen wurde das leider auch in Deutschland so übernommen. Viele Lungenärzt*innen haben noch nicht einmal mehr dafür die Ausstattung, obwohl nur mit der Blutgasanalyse Hyperventilation sicher nachgewiesen werden kann.

Lediglich bei einem schweren Asthmaanfall wird die Blutgasanalyse nach der neuen Asthma-Leitlinie (2020)[157] noch empfohlen und dann oft nur im Krankenhaus durchgeführt. Das ist absolut unverständlich, da nach einer großen aktuellen Studie 40 Prozent der Menschen mit Asthma auch bei gut kontrollierten Symptomen hyperventilieren[158] und mindestens dann Atemtherapie erhalten müssten, obwohl es sicherlich für alle hilfreich wäre. Die Verfassenden dieser Studie empfehlen, die Blutgasanalyse bei asthmatischen Beschwerden verpflichtend zu machen.

Kapnometrie/Kapnografie

Mit einem Kapnometer oder Kapnografen kann man den CO_2-Gehalt und -Partialdruck in der ausgeatmeten Luft messen. Entweder man atmet durch den Mund in einen Tubus, der mit dem Gerät verbunden ist (Hauptstromverfahren), oder es wird mit einem dünnen Schlauch, einer sogenannten Nasenbrille, ein Teil der durch die Nase ausgeatmeten Luft abgesaugt und in das Messgerät geleitet (Nebenstromverfahren).

Nur mit dem Nebenstromverfahren kann man den pCO_2 messen, ohne das Atemmuster zu verändern. Nebenstrom-Kapnografen zeigen auf einem Monitor den Verlauf der pCO_2-Kurve und geben den Zahlenwert am Ende der Ausatmung an, Kapnometer in der Regel nur letzteren. Dieser Wert entspricht bei gesunden Menschen dem pCO_2 im Blut und daher kann im Normalfall aus dem Wert in der ausgeatmeten Luft auf den Blutwert geschlossen werden. Voraussetzung dafür ist, dass der Gasaustausch normal funktioniert. Ist der Gasaustausch wie im Asthmaanfall oder bei COPD jedoch behindert, gleichen sich die Partialdrücke im Blut und in den Alveolen nicht vollständig aneinander an. In solchen Fällen kann das Kapnometer niedrige pCO_2-Werte anzeigen, obwohl der Wert im Blut erhöht ist. Mit einem Kapnometer, das den pCO_2 in der ausgeatmeten Luft misst, lassen sich daher unter solchen Bedingungen keine zuverlässigen Messungen erzielen. Diese Geräte werden deshalb normalerweise in Krankenhäusern und lungenärztlichen Praxen, die meist mit Erkrankten in einer solchen Situation zu tun haben, nicht eingesetzt.

Inzwischen gibt es Geräte, die den pCO_2 zusammen mit der Sauerstoffsättigung mit einem Sensor in einem Klipp am Ohrläppchen transkutan (durch die Haut) messen können. Gegenüber den herkömmlichen Kapnometern haben sie den Vorteil, dass sie den pCO_2 direkt im Blut messen und damit Gültigkeit auch bei eingeschränktem Gasaustausch haben. Und im Gegensatz zur Blutgasanalyse, die nur die Messung zum Zeitpunkt der Blutabnahme erlaubt, ermöglichen sie eine kontinuierliche Messung ohne Eingriff in das Atemmuster. Solche Geräte sind aber sehr teuer und daher bisher auch in ärztlichen Praxen kaum im Einsatz.

Ursachen der Hyperventilation

Es gibt organische Ursachen für Hyperventilation, wie z.B. Enzephalitis (Hirnentzündung) oder Hirntumoren. Hier soll jedoch nur die Rede von Ursachen sein, die in der Lebensführung und in ungünstigen Gewohnheiten liegen.

Stress

Warum hyperventiliert ein so großer Teil der Bevölkerung in den Industrieländern? Die Antwort ist sehr einfach: Die meisten atmen deshalb zu viel, weil sie sich in akutem oder chronischem Stress befinden oder weil sie sich ein Stress-Atemmuster angewöhnt haben. Stressatmung findet im oberen Brustbereich statt, die Bauchdecke ist angespannt und eingezogen, oft heben und senken sich die Schultern bei der Ein- und Ausatmung. Oft ziehen die Betroffenen den Bauch ein, wenn sie einatmen (paradoxe Atmung), anstatt ihn sich entspannt herauswölben zu lassen. Nach einer Untersuchung, die im Ärzteblatt veröffentlicht wurde, atmet man bereits dann zu viel, wenn man nur überwiegend in den oberen Brustkorb atmet.[159]

Sehr häufig beginnen gesundheitliche Probleme wie Asthma in besonderen Stressphasen, z.B. wenn die Betroffenen beruflichen Problemen oder Leistungsdruck ausgesetzt sind, nach einer Krankheit, dem Verlust eines nahen Menschen oder dem Auseinanderbrechen einer Beziehung.

Was ist Stress und wodurch wird er ausgelöst?

Stress ist bei Menschen und Tieren die Alarmreaktion des Organismus auf unspezifische sie schädigende, belastende oder bedrohende Reize wie Infektion, Verletzung, Verbrennung, Strahleneinwirkung, emotionale Belastung und vieles mehr. Egal welcher dieser Stressauslöser auf den Körper oder die Psyche einwirkt, der Organismus antwortet immer mit dem gleichen Reaktionsmuster. Dieses besteht in einer vermehrten Ausschüttung von Stresshormonen, Blutdrucksteigerung, einer Verstärkung der Atmung und weiteren Reaktionen. Menschen und auch Tiere werden hierdurch optimal auf einen Kampf oder eine Flucht vorbereitet. Da unser Körper nicht zwischen verschiedenen Stressauslösern unterscheiden kann, beschleunigt alles, was uns unter Stress setzt, auch unseren Herzschlag und verstärkt unsere Atmung. Stressauslöser können, so wie in der Steinzeit der Angriff eines Tieres, heute psychische Faktoren wie Reizüberflutung, Leistungsdruck, Überforderung, Ängste, Emotionen, fehlende Entspannung oder eine ungesunde Ernährung, Übergewicht, chemische Reize, Gerüche, Rauch, Staub, Pollen, Wetter, elektromagnetische Strahlung, zu warme Kleidung, manche synthetische Kleidung, Überheizung, Lärm und Infektionen sein.

Stress als Ursache für Asthma?

Vergleichen wir diese Liste der Stressursachen mit der Liste der Faktoren, die in der medizinischen Forschung als mögliche Ursachen für Asthma untersucht wurden, so fällt etwas auf: Die beiden Listen decken sich fast vollständig. Alle Faktoren, die Stress auslösen, können auch die Entwicklung von Asthma fördern und wurden als mögliche Ursachen für diese Krankheit genannt und untersucht. Liegt es da nicht nahe, anzunehmen, dass sie auf dem Weg über die Veränderungen, die der Stress im menschlichen Körper erzeugt, die Entstehung von Asthma fördern? Asthma hätte dann nicht die vielen möglichen Einzelursachen, über die wir hin und wieder in der Presse lesen, sondern als wichtigste Ursache den Stress. Wenn Stress sich, wie oben beschrieben, unter anderem in einer beschleunigten und/oder vertieften Atmung (Hyperventilation) zeigt, hat dies einerseits eine erhöhte Belastung der Schleimhäute in den Atemwegen zur Folge, da sie durch Hyperventilation stärker austrocknen als bei normaler, dem Bedarf angepasster Atmung und durch eine größere Menge Schadstoffe, Staub, Allergene und Krankheitserreger gereizt und geschädigt werden können. Zusätzlich muss der Organismus aber auch mit den veränderten Atemgasverhältnissen klarkommen, die sich wiederum auf sämtliche physiologische Abläufe im Körper auswirken. Er kann dies eine Weile kompensieren, aber irgendwann sind die Puffer erschöpft und dann können über die genannten direkten Beeinträchtigungen der Atemwege hinaus, je nach Veranlagung, alle genannten Gesundheitsstörungen ausgelöst werden (Seite 29).

Stressreaktionen des Körpers

Geraten wir in eine Stresssituation, werden zwei Reaktionsketten ausgelöst, die miteinander verknüpft sind und uns zur körperlichen Höchstleistung befähigen.
Über die erste Reaktionskette wird die Nebennierenrinde zu vermehrter Bildung und Ausschüttung des wichtigsten Stresshormons Kortisol (körpereigenes Kortison) angeregt. Kortisol stimuliert die Neubildung von Glukose (Glukoneogenese) aus Nicht-Kohlenhydraten wie Eiweiß und Fetten (Triglyceride). Dies erhöht den Blutzuckerspiegel und ist die Voraussetzung dafür, dass in einer Kampf- oder Fluchtsituation sehr schnell Energie bereitgestellt werden kann.
In der zweiten Reaktionskette wird über den Sympathikus die Ausschüttung von Adrenalin und Noradrenalin aus dem Nebennierenmark stimuliert. Sie wirken auf die glatte Muskulatur der Gefäße und sorgen dafür, dass die Herzfrequenz und -schlagkraft, der Blutdruck und die Muskeldurchblutung steigen und die Atmung sich verstärkt, um den erhöhten Sauerstoffbedarf zu decken. Gleichzeitig werden körperliche Vorgänge, die für die extreme Körperbelastung eines Kampfes oder einer Flucht nicht vorrangig sind, wie die Magen- und Darmperistaltik und die Durchblutung der Haut und der inneren Organe, gedrosselt. Adrenalin und Noradrenalin können diese Wirkungen aber nur in Gegenwart von Kortisol entfalten.[160] Kortisol (unser körpereigenes Kortison) ist also für alle Stressreaktionen wichtig.

Stress als ein Faktor unter vielen wird häufig als Ursache für Asthma diskutiert, und wir ordnen Stress im allgemeinen Verständnis unter den psychischen Faktoren ein.

Aber wie beschrieben, kann Stress durch eine Unzahl psychischer, physikalischer, chemischer und sonstiger Reize ausgelöst werden, die wir nicht in jedem Fall unmittelbar als belastend wahrnehmen. Es sind also nicht in jedem Fall psychische Ursachen mit für unser »Gestresstsein« verantwortlich.

Im Einzelfall kann zwar ein einzelner Stressauslöser, der über lange Zeit auf einen Menschen mit entsprechender Veranlagung einwirkt, Asthma auslösen. Aber wir sind selten nur einem Stressauslöser ausgesetzt. Es ist vielmehr meistens der Dauerstress durch eine Vielzahl verschiedener Stressoren, der das Fass zum Überlaufen bringt und uns dann krank macht.

In diesem Fall ist es nicht einfach die psychische Wirkung von Stress oder die Psyche selbst, die den Stress erzeugt, die, wie allgemein angenommen, auf noch unbekanntem Weg die Entstehung von Asthma und anderen Krankheiten fördert. Vielmehr ist die Atmung der Vermittler, über den jeder Stressor die gleiche krank machende Wirkung ausüben kann.

Merke

Wenn Ärzt*innen also die Theorie, die hinter der Buteyko-Methode steht, ablehnen, handelt es sich meistens um ein Missverständnis. Denn bei dieser, oben beschriebenen Sicht auf die Asthmaursachen steht die Buteyko-Theorie in Einklang mit der konventionellen Medizin, auch wenn dies nicht auf den ersten Blick ersichtlich ist.

Warum sind wir heute mehr Stress als früher ausgesetzt?

Die Stressantwort, wie sie früher (z. B. in der Steinzeit) sinnvoll war, ist nur noch begrenzt geeignet, die Art von Stress zu bewältigen, der wir heute ausgesetzt sind. Von unserer Anlage her sind wir auf die kurzfristige Stressbewältigung einer akuten körperlichen Bedrohung eingerichtet. Eine typische Stresssituation früherer Zeiten war z. B. der Kampf mit einem wilden Tier. Wenn solch ein Kampf vorüber war, hatten die körperlichen Reaktionen ihren Zweck erfüllt. Der Mensch hatte den Kampf entweder gewonnen oder verloren und konnte sich wieder entspannen oder war eben tot.

Wir haben heute aber überwiegend mit Langzeitproblemen zu tun. Es gibt selten Stresssituationen, bei denen wir die höchste körperliche Leistungsfähigkeit brauchen, zu der uns unsere Stressreaktionen bereit machen. Die Stressreaktionen, die in unseren Körpern ausgelöst werden, sind jedoch immer noch dieselben. Aber sie laufen heute überwiegend ins Leere. Unter unseren Lebensbedingungen in der zivilisierten Welt reagieren wir nicht mehr mit Körperaktivität. Wir rennen weder davon noch kämpfen wir körperlich. Wir reagieren uns nicht ab, um uns dann, wenn die Gefahr vorüber ist, wieder zu entspannen, sondern wir verspannen uns und verharren in diesem Zustand. Brustatmung mit chronischer Hyperventilation, ein beschleunigter Puls oder erhöhter Blutdruck können so zum Dauerzustand werden.

Heute verbringen wir unsere Tage überwiegend sitzend, sei es in der Schule, bei der Arbeit am Computer, am Schreibtisch oder in unserer Freizeit beim Fernsehen oder Computerspiel. 80 Prozent der beruflichen Tätigkeiten werden heute im Sitzen ausgeübt, während noch vor 100 Jahren 80 Prozent in körperlicher Arbeit bestanden.

Vielen Stressoren können wir nicht entgehen, aber selbst dem, was vermeidbar wäre, weichen wir kaum aus, weil unsere Gesamtsituation immer mehr von dem wegführt, worauf der menschliche Organismus eingestellt ist. Schließlich haben wir immer größere Schwierigkeiten, in Kontakt mit uns selbst zu bleiben und überhaupt wahrzunehmen, was uns guttut. Erst wenn wir krank sind und erkannt haben, dass selektive Reparaturmaßnahmen von außen, wie die Medizin sie anbietet, uns nicht wirklich helfen können und der Leidensdruck entsprechend groß geworden ist, beginnt sich unsere Wahrnehmung hierfür wieder zu entwickeln.

Möglichkeiten zum Stressabbau

Die meisten von uns befinden sich unter diesen Lebensbedingungen in einem mehr oder weniger permanenten Erregungszustand. Abhilfe könnte es bringen, wenn wir immer nach einer Stresssituation Sport treiben würden. Mit der entsprechenden körperlichen Anstrengung können wir zumindest teilweise die Reaktionen, die der Stress in unserem Körper erzeugt, nutzen und abreagieren. An die Stelle des Kampfes oder der Flucht tritt in diesem Fall die sportliche Betätigung. Sportliche Anstrengung kann uns dazu verhelfen, dass die körperlichen Reaktionen, die der Stress auslöst und die uns auf den Kampf oder die Flucht vorbereiten, trotzdem genutzt und uns so nicht mehr schädlich werden können. So wird z. B. das Stresshormon Adrenalin am schnellsten durch Bewegung abgebaut. Stattdessen benutzen wir aber bereits für die kleinsten Wege das Auto und für immer mehr Tätigkeiten im Haushalt elektrische Geräte und Fernbedienungen.

Es ist somit die Kombination von langandauerndem Stress mit Bewegungsmangel, die uns krank macht.

Erschöpfung der Stressantwort

Die beschriebenen Reaktionen werden in erster Linie in akuten Stresssituationen aktiviert, um sehr rasch Energie bereitzustellen. Wenn nun ein Stressauslöser immer wieder oder über einen langen Zeitraum auf den Menschen einwirkt, wird die Stressantwort immer schwächer. Der Körper reagiert dann darauf nicht mehr mit einer angemessenen Ausschüttung der Stresshormone Kortisol (körpereigenes Kortison) und Adrenalin. Das Zusammenspiel dieser Hormone gerät aus dem Gleichgewicht. Der Mangel an diesen Hormonen oder das Ungleichgewicht im Haushalt der Stresshormone kann dazu führen, dass Betroffene nicht mehr in der Lage sind, mit den alltäglichen Anforderungen und Belastungen fertigzuwerden. Es können sich Krankheiten wie Allergien, Autoimmunkrankheiten, chronische Müdigkeit[161] oder sogar Krebs[162] entwickeln. Da Kortisol unter anderem für die Hemmung von Entzündungsprozessen benötigt wird, werden bei einem Mangel daran auch Entzündungen, wie sie Asthma zugrunde liegen, begünstigt.

Einerseits kann Stress, der wie beschrieben mit Hyperventilation verbunden ist, zu einem Mangel an Kortisol führen, andererseits kann dieser Kortisolmangel über die Förderung der Entzündung wiederum die Hyperventilation begünstigen. Betroffene befinden sich also auch hier in einem Teufelskreis. Um aus diesem ausbrechen zu können und überhaupt eine ruhigere Atmung zu ermöglichen, kann die vorübergehende unterstützende Einnahme von Kortison deshalb sehr hilfreich sein. Buteyko hat für diesen Fall daher eine Kortison-Ersatz-Therapie empfohlen, bei der der Mangel an Kortisol exakt ausgeglichen wird, bis die Betroffenen selbst (bzw. der Körper) mit einer besseren Entspannung und Stressbewältigung und der Umstimmung der Atmung durch die Buteyko-Atemübungen wieder zu einem ausgewogenen Hormonhaushalt zurückgefunden haben.

Andere Hyperventilationsursachen

Neben dem Stress gibt es noch einige andere Ursachen, die Hyperventilation begünstigen.

Ungünstiges Atmen beim Reden ist z. B. häufig eine Ursache für Hyperventilation (Seite 86).

Eine weitere Ursache, die häufig dazu führt, dass Menschen sich angewöhnen zu überatmen, ist der Mythos vom heilenden Effekt des tiefen Atmens (Seite 26).

Auch ein Schönheitsideal kann dafür verantwortlich sein. Besonders Frauen dürfen in den westlichen Industrieländern keinen Bauch haben. Die Folge ist, dass zu enge Hosen und Gürtel getragen werden, die nur mit eingezogenem Bauch zu schließen sind und keine Zwerchfellbewegung zulassen. Dabei ist es heutzutage so einfach, sich z. B. mit Stretchhosen modisch, aber trotzdem nicht einengend zu kleiden.

Bewegungsmangel ist auch hyperventilationsfördernd, da er mit mangelndem Stressabbau verbunden ist. Er fördert aber noch auf andere Weise das Überatmen: Meistens ist Bewegungsmangel mit einseitigen, dauerhaften Muskelanspannungen sowie -verspannungen verbunden, die zu chronischem Überatmen führen.

Sitzende Tätigkeiten führen häufig auch zu Haltungsstörungen, die wiederum die Zwerchfellatmung und damit eine normale Ausbildung der Atemmuskulatur behindern. Auch dieser Faktor begünstigt die Atmung mit dem oberen Brustkorb und fördert die Hyperventilation.

Wenn man in einer belastenden Lebensphase stressbedingt hyperventiliert, kann das entsprechende Atemverhalten schließlich zur Gewohnheit werden, sodass es keiner speziellen Auslöser mehr bedarf und auf Dauer beibehalten wird.

Auswirkungen der Hyperventilation

Um zu verstehen, was Hyperventilation in unserem Körper bewirkt und wie die Buteyko-Atmung nach der Theorie ihres Urhebers funktioniert, ist ein kleiner Exkurs in die Grundlagen der Atmung nötig.

Wozu atmen wir?

Atmung hat zwei Hauptfunktionen: Die eine, die jedem bewusst ist, ist die Versorgung unserer Gewebe mit Sauerstoff, den wir für die Verbrennung der Nährstoffe zur Energiegewinnung brauchen. Die andere ist die Abfuhr von CO_2, das als Endprodukt der aeroben Zerlegung (»Verbrennung« mit Sauerstoff) von Nahrungsstoffen übrigbleibt. CO_2 entsteht ständig in allen aktiven Geweben. Wenn wir entspannt faulenzen, wird weniger davon gebildet, wenn wir Sport treiben und einen erhöhten Energieverbrauch haben, mehr. Den Gaswechsel von Sauerstoff und CO_2 in einem Zellverband nennt man innere Atmung oder Gewebeatmung.

Der Gasaustausch

Mit der äußeren Atmung in die Lunge hinein und hinaus wird der Sauerstoff für die innere Atmung herbeigeschafft und das CO_2 abgeführt.

Sauerstoff wird eingeatmet und gelangt in die Lungenbläschen (Alveolen). Diese sind von feinsten Blutäderchen, den Kapillaren, überzogen. Zwischen Alveolen und Kapillaren findet der Gasaustausch durch Diffusion statt. Die treibende Kraft sind die unterschiedlichen Partialdrücke der Atemgase im Kapillarblut und in der Alveolarluft, der Luft in den Lungenbläschen. Der Transport geht in die Richtung von dem höheren zum niedrigeren Partialdruck. Bei der Diffusion der Gase gleichen sich in der Lunge eines gesunden Menschen ihre Partialdrücke vollständig aneinander an. Das venöse Blut kommt nach der Passage durch den Körper im Mittel mit einem Sauerstoffpartialdruck von 40 mmHg in den Lungenkapillaren an und verlässt sie (als arterielles Blut) nach erneuter Beladung mit Sauerstoff wieder mit einem Partialdruck von 100 mmHg (im Flachland, in den Bergen sind diese Werte wegen des veränderten Luftdrucks anders). CO_2 kommt mit dem venösen Blut in den Lungenkapillaren mit einem Partialdruck von 46 mmHg an und verlässt sie wieder mit 40 mmHg. Dieser Wert ist dann im arteriellen Blut oder in der Luft am Ende einer Ausatmung messbar (Seite 184).

Ein begrenzender Faktor für die Sauerstoffaufnahme ins Blut ist das eingeschränkte Sauerstoffbindungsvermögen des Blutes. Es bedingt, dass wir die Sauerstoffaufnahme ins Blut durch vermehrtes Atmen kaum steigern können. Das Sauerstoffbindungsvermögen des Blutes wird durch die Menge an roten Blutkörperchen bzw. deren Hämoglobingehalt bestimmt. Jedes Hämoglobinmolekül kann bis zu vier Sauerstoffmoleküle binden. Wenn alle Hämoglobinmoleküle mit vier Sauerstoffmolekülen beladen wären, wäre die Sauerstoffsättigung 100 Prozent. Bei einem gesunden Menschen und auch bei einem Menschen mit leichtem oder medikamentös gut eingestelltem Asthma liegt die Sauerstoffsättigung bei 95–97 Prozent (manchmal in der Literatur auch mit 94–98 Prozent angegeben). Darüber steigt sie normalerweise nicht, weil dem arteriellen Blut durch Gefäßverbindungen zwischen dem venösen und dem arteriellen Schenkel des Blutkreislaufs immer ein kleiner Teil venöses Blut (aus dem der Sauerstoff bereits verbraucht ist) beigemischt ist – bei lungengesunden Menschen bis zu 2 Prozent (anatomischer Shunt = Anteil des Blutes, der nicht oxygeniert wird). Außerdem kommt nicht die gesamte Luft in der Lunge gleich gut mit dem Blut, das die Lunge durchfließt, in Kontakt, sodass auch hier die Sauerstoffaufnahme in der Regel unter 100 Prozent liegt.

Wenn die Sauerstoffsättigung z. B. bereits 97 Prozent beträgt, ist keine große Steigerung durch vermehrtes Atmen möglich. Was wir darüber hinaus an Sauerstoff einatmen, wird nur zu einem sehr kleinen Teil im Blutplasma gelöst. Im Ruhezustand wird der größte Teil davon einfach wieder ausgeatmet. Hier ist interessant zu wissen, dass die Luft, die wir ausatmen, immer noch 16–17 % Sauerstoff enthält, gegenüber 21 % in der eingeatmeten Luft.

Wenn man also mehr atmet als eigentlich nötig, nimmt das Blut zwar im günstigsten Fall etwas mehr Sauerstoff auf (1–2 Prozent), aber das ist nicht gleichbedeutend mit einer besseren Sauerstoffversorgung, denn eine höhere Sättigung des Blutes mit Sauerstoff sichert noch nicht, dass dieser auch dorthin gelangt, wo er gebraucht wird. Es kann sogar das Gegenteil erreicht werden: Sobald wir nämlich mehr atmen als unserem Bedarf entspricht, fehlt es an CO_2, das in der Tiefe des Körpers gebraucht wird, damit sich der Sauerstoff gut vom Hämoglobin lösen kann und dort ankommt, wo er gebraucht wird (Seite 197).

Der Gastransport

Während der Gasübertritt zwischen Lungenbläschen und Lungenkapillaren durch Diffusion geschieht, benötigen die zwei Blutgase Sauerstoff und CO_2 für ihren Transport über weitere Strecken im Körper das Blut und das Adersystem.

CO_2 ist gut in Wasser löslich. Für seinen Transport mit dem Blut verbindet es sich in einer chemischen Reaktion mit Wasser, wobei zunächst Kohlensäure (H_2CO_3) entsteht, die sofort in Bikarbonat (HCO_3^-) und Protonen (H^+) zerfällt (dissoziiert).

$$CO_2 + H_2O \rightarrow H_2CO_3 \rightarrow H^+ + HCO_3^-$$

Der größte Anteil des CO_2 wird als Bikarbonat (HCO_3^-) transportiert (70–85 Prozent) und gespeichert. Nur ein kleiner Anteil wird im Blut an Hämoglobin gebunden (10–23 Prozent) und noch weniger wird physikalisch im Blutplasma (ca. 7 Prozent) gelöst.[163]

Bei Sauerstoff sind die Verhältnisse anders: Da er nur sehr schlecht wasserlöslich ist, braucht er Hämoglobin in den roten Blutkörperchen als Transportmolekül, um von der Lunge über die Blutbahnen im Körper verteilt werden zu können. Nur ein sehr kleiner Teil wird in der Blutflüssigkeit gelöst und transportiert.

In den Geweben findet der Gasaustausch zwischen Kapillaren und Zellen dann wieder wie in der Lunge durch Diffusion statt.

Warum dürfen wir nicht zu viel CO_2 ausatmen?

Wie bereits ausführlich beschrieben, ist CO_2 ein sehr wichtiges Gas, das in unserem Körper an praktisch allen Stoffwechselprozessen direkt oder indirekt beteiligt ist.

Es hat drei sehr wichtige Aufgaben in unserem Stoffwechsel, die unsere Sauerstoffversorgung beeinflussen und die bei unseren Zivilisationskrankheiten und sehr unmittelbar bei Asthma und Bluthochdruck eine besondere Rolle spielen:

Wichtige Aufgaben von CO_2:

- Es ist Bestandteil des Puffersystems, das die Säuren und Basen im Gleichgewicht hält.
- Es hat eine entspannende Wirkung auf die glatte Muskulatur um Atemwege und Blutgefäße und damit Einfluss auf die Sauerstoffaufnahme ins Blut und den Transport zu den Geweben.
- Es beeinflusst die Bindungsstärke (Affinität) vom Sauerstoff an das Hämoglobin (Bohr-Effekt) und hierüber die Sauerstoffabgabe ins Gewebe und die Sauerstoffversorgung der Zellen.

Diese wichtigen Aufgaben von CO_2, die alle miteinander verwoben sind, sollen im Folgenden näher erläutert werden.

Atmung und CO_2-Gehalt in Bezug auf das Säure-Basen-Gleichgewicht

Bekannt ist, dass die Ernährung wichtig für die Aufrechterhaltung des Säure-Basen-Gleichgewichts ist. Selten aber wird erwähnt, dass auch unsere Atmung dieses Gleichgewicht beeinflusst. Indem wir mehr oder weniger CO_2 abatmen, steuern wir das Säure-Basen-Gleichgewicht in unserem Blut.

Denn CO_2 ist der entscheidende Bestandteil des Bikarbonatpuffersystems, dem wichtigsten Puffersystem, das den pH-Wert im Blut im normalen Bereich hält.

Der pH-Wert im Blut Der pH-Wert ist das Maß für den Säuregrad (Acidität) bzw. das Säuredefizit (Alkalinität) einer Lösung. Ist die Flüssigkeit oder Substanz neutral, das heißt, halten sich Säuren und Basen die Waage bzw. besteht kein Überschuss oder Defizit an Wasserstoffionen (H^+), dann ist der pH-Wert 7. Liegt er darunter, überwiegen die Säuren, liegt er darüber, besteht ein Defizit an Säuren und die Lösung ist alkalisch (= basisch). Im arteriellen Blutplasma muss der pH-Wert konstant bei etwa 7,40 (7,35–7,45), also im schwach alkalischen Bereich liegen, damit der Stoffwechsel optimal funktionieren kann.

Ein optimaler Säure-Basen-Status ist Voraussetzung dafür, dass alle Enzyme, Vitamine und Hormone ihre Aktivität voll entfalten können. Dieses Gleichgewicht kann aus zwei Gründen besonders gut über die Atmung gesteuert werden. Zum einen kann sich die Atmung besonders schnell und flexibel an unterschiedliche Anforderungen anpassen. Zum anderen steht die Menge an ausgeatmetem CO_2 in direktem Verhältnis (ist proportional) zum Volumen der ausgeatmeten Luft. Wenn wir unsere Atmung verdoppeln, geben wir doppelt so viel CO_2 ab, halbieren wir sie, halbieren wir auch unsere CO_2-Abgabe. Ein optimaler CO_2-Spiegel ist daher über die Atmung direkt aufrechtzuerhalten.

Neben der Atmung ist auch die Niere an der Aufrechterhaltung des Säure-Basen-Gleichgewichts beteiligt. Wenn vermehrt Säuren anfallen, kann sie die Ausscheidung von H^+-Ionen erheblich steigern und so den pH-Wert des Blutes wieder normalisieren. Sie können dies selbst erkennen, wenn Sie mit einem Messstreifen den pH-Wert Ihres Urins messen, der in diesem Fall saurer ist. Aber ein Ausgleich über die Nieren dauert länger als eine Anpassung über die Atmung.

Wie kommt es aber zu Verschiebungen des pH-Wertes im Blut? Hier gibt es zwei Möglichkeiten: Solche Verschiebungen können entweder primär durch Stoffwechselveränderungen oder primär durch die Atmung entstehen. Im ersten Fall entsteht im Stoffwechsel ein Überschuss oder Mangel an Basen und Säuren, im zweiten Fall dadurch, dass wir ungesund atmen oder der Gasaustausch in der Lunge behindert ist.

Stoffwechselstörungen und der pH-Wert

Stoffwechselbedingter Säureüberschuss = metabolische Acidose:

Wenn infolge einer Stoffwechselstörung zu viel Säure (H^+= Wasserstoffionen) ins Blut gelangt, wirkt das als Atemantrieb. Dieser führt zu einer verstärkten Atmung (Hyperventilation). CO_2 wird nach der folgenden Reaktion vermehrt abgeatmet.

$$HCO_3^- + H^+ \rightarrow H_2CO_3 \rightarrow H_2O + CO_2 \rightarrow \text{Abatmung}$$

Der pH-Wert wird auf diese Weise zwar wieder normalisiert, aber es wird vermehrt Bikarbonat (HCO_3^-) verbraucht. Die Alkalireseven werden abgebaut.

Beispiele, bei denen eine metabolische Acidose vorkommt, sind Diabetes, chronische Überanstrengung mit vermehrter Milchsäureproduktion, Durchfall und mangelnde Nierentätigkeit.

Folgendes Beispiel einer meiner Klientinnen zeigt, auf welchem Weg eine Übersäuerung (metabolische Acidose) auch zu Asthmasymptomen führen kann.

Sophie N.

» *Sophie, von Beruf selbst Ärztin, hat Diabetes und immer wieder Schwierigkeiten, das Insulin richtig einzustellen. Mehrfach litt sie unter einer Ketoacidose, einer Übersäuerung durch Ketonkörper. Die Übersäuerung führte dazu, dass ihre Atmung angeregt wurde: Sie hyperventilierte. Mit dem abgeatmeten CO_2 wurde gleichzeitig vermehrt Säure (H^+-Ionen, siehe Gleichung zuvor) abgeführt, um das Säure-Basen-Gleichgewicht wiederherzustellen. Auffällig war aber, dass Sophie jedes Mal nach einem solchen Vorfall einen Asthmaanfall erlitt, da der erniedrigte CO_2-Partialdruck zu einer Spastik der Bronchien führte.*

Stoffwechselbedingter Basenüberschuss = metabolische Alkalose:

Bei dieser Form der stoffwechselbedingten pH-Verschiebung gehen vermehrt Säuren (H^+-Ionen) verloren, Basen bleiben im Überschuss zurück. Hier kann das Gleichgewicht wiederhergestellt werden, indem die Atmung eingeschränkt wird. Da diese Form sehr selten ist (z. B. bei chronischem sauren Erbrechen), soll sie hier nicht näher behandelt werden.

Atembedingte Störungen Wenn einem gestörten Säure-Basen-Gleichgewicht primär eine Störung der Atmung zugrunde liegt, gibt es folgende Möglichkeiten:

Die erste ist die Säure-Basen-Verschiebung durch Hyperventilation, die eine respiratorische Alkalose (atmungsbedingter Basenüberschuss) erzeugt.

Durch verstärktes Abatmen von CO_2 bei Hyperventilation werden H^+-Ionen verbraucht. Das Säure-Basen-Gleichgewicht verschiebt sich durch die nun fehlende Säure in den basischen/alkalischen Bereich. Normalerweise stehen CO_2 und Bikarbonat (HCO_3^-) im Gleichgewicht. Wenn zu viel CO_2 abgeatmet wird, bleibt zu viel Bikarbonat zurück und der pH-Wert steigt an.

Um den pH-Wert wieder in den normalen Bereich zu bringen, greifen nun die Nieren ein, indem sie vermehrt Bikarbonat ausscheiden. Auf diese Weise können sie die negativen Auswirkungen der Hyperventilation bis zu einem gewissen Grad kompensieren. Geschieht das aber auf Dauer, verringern sich die Vorräte an Bikarbonat (Alkalireserve) und die Möglichkeiten zu einem Ausgleich schränken sich immer mehr ein, da die Reserven mit dieser Atmung nicht mehr aufgefüllt werden. Irgendwann reicht die Pufferkapazität nicht mehr aus, um das Säure-Basen-Gleichgewicht im Normbereich zu halten. Atmen wir also über lange Zeit zu viel, ist der Puffer irgendwann erschöpft und unser Stoffwechsel kann nicht mehr optimal funktionieren.

Bikarbonat wird auch für die Pufferung z. B. von überschüssiger Milchsäure verbraucht. Milchsäure entsteht vermehrt bei Überanstrengung (Seite 140).

Mit einer Erschöpfung der Bikarbonatvorräte kann sich eine Übersäuerung auch innerhalb der Zellen entwickeln, weil auch ihnen dann Bikarbonat entzogen wird.

Dies kann von Veränderungen im Mineralstoffhaushalt begleitet sein, denn bei der Kompensation einer respiratorischen Alkalose wird mit der Ausscheidung jedes Bikarbonatmoleküls über die Niere auch ein Mineralstoffkation mitgenommen. Mit chronischer Hyperventilation gehen also auch vermehrt wichtige Mineralstoffe verloren. Menschen, die chronisch zu viel atmen, haben daher eventuell auch einen Mangel an bestimmten Mineralstoffen (Seite 144).

Der zweite mögliche Fall einer atembedingten Störung entsteht durch Hypoventilation (zu wenig CO_2-Abatmung) und führt zu einer respiratorischen Acidose (atmungsbedingter Säureüberschuss).

Im Gegensatz zur Hyperventilation kommt unter normalen Bedingungen eine Hypoventilation nicht vor. Eine starke Schädigung der Lunge, z. B. bei fortgeschrittener COPD, oder ein schwerer Asthmaanfall können jedoch zu einer so starken Behinderung des Gasaustausches führen, dass mit der Atmung nicht mehr genügend CO_2 und Sauerstoff ausgetauscht werden können. In einem solchen Fall wird im Blut ein über der Norm liegender CO_2-Spiegel gemessen. Es kommt zu einem Basenmangel im Blut, das heißt, es entsteht eine respiratorische Acidose. Der Betroffene versucht diesen Zustand durch vermehrte Atemarbeit auszugleichen. Bis zu einer gewissen Grenze funktioniert das. Aber die Gaspartialdrücke in der Lunge und im Kapillarblut können sich nicht mehr vollständig aneinander angleichen.

Kompensierte Störungen im Säure-Basen-Haushalt Wie in den vorangegangenen Ausführungen gezeigt wurde, hat der Organismus Möglichkeiten, Störungen im Säure-Basen-Haushalt auszugleichen. Aber ein solcher Ausgleich hat, wenn er auf Dauer erforderlich ist, Auswirkungen.

Wenn man nur den pH-Wert des Blutes betrachtet, kann man daran nicht ablesen, ob alles in Ordnung ist. Ein normaler pH-Wert besagt nicht, dass keine Störung im Säure-Basen-Haushalt vorliegt, sondern es kann sich um einen Zustand nach Kompensation einer primären Acidose oder Alkalose handeln. Um die Situation beurteilen zu können, muss man also neben dem pH-Wert auch die Basensituation einbeziehen. Wenn in einer lungenärztlichen Praxis die Blutgaswerte untersucht werden (Seite 184), wird daher auch der »BE«, das bedeutet Basenexzess oder Basenüberschuss, bestimmt. Bei einem gesunden Menschen ist dieser Wert null. Ist der Wert negativ, besteht ein Mangel an Basen. Ist er positiv, besteht ein Überschuss an Basen. Nur die Kombination aus pH-Wert, pCO_2 und BE gibt darüber Aufschluss, welche Störung des Säure-Basen-Haushaltes vorliegt. Man braucht also alle drei Werte, um z. B. entscheiden zu können, ob primär eine Stoffwechselstörung vorliegt und man dies durch Hyperventilation kompensiert oder ob man primär hyperventiliert und Veränderungen im Stoffwechsel für einen Ausgleich sorgen.

So sieht eine Blutgasanalyse aus:

gemessene Parameter	Normwerte einer Blutgasanalyse
pH	7,35–7,45
pCO_2	35–45 mm Hg
pO_2	80–100 mmHg
HCO_3^-	21–26 mmol/l
Base Excess (BE)	(−2) – (+2) mmol/l

Hyperventilation verschlechtert unsere Sauerstoffversorgung

Egal, wie viel wir atmen und wie viel Sauerstoff wir mit der Atemluft in die Lunge aufnehmen: Wir können die Sauerstoffsättigung in unserem Blut dadurch nur begrenzt erhöhen. Und so paradox das erscheinen mag, wir können die Sauerstoffversorgung unserer Gewebe sogar verschlechtern, wenn wir mehr atmen als unserem Bedarf entspricht.

Wir müssen nämlich unterscheiden zwischen der Sauerstoffaufnahme in die Lunge und ins Blut und der Sauerstoffversorgung der Zellen, denn der aufgenommene Sauerstoff kann besser oder schlechter genutzt werden. Wie gut er genutzt werden kann, hängt in hohem Maß von unserer Atmung und dem CO_2 ab, das wir im Körper behalten. Warum das so ist und welche Mechanismen hierbei eine Rolle spielen, soll im Folgenden näher erläutert werden.

Beeinträchtigung der äußeren Atmung

Beeinträchtigung über die Weite der Atemwege CO_2 beeinflusst die Weite der Atemwege. Viel CO_2 entspannt die glatten Muskeln in den Wänden der Bronchien und Bronchiolen und erweitert sie so. Ein Mangel an CO_2, wie er durch Hyperventilation verursacht wird, verkrampft und verengt sie. Die Weite der Atemwege ist die erste Hürde für die Sauerstoffaufnahme und -versorgung. Sind sie verengt, gelangt weniger Luft in die Lunge, sodass auch weniger Sauerstoff für die Aufnahme zur Verfügung steht. Meistens wird aber durch die Hyperventilation gleichzeitig mehr Sauerstoff eingeatmet, sodass sich der Effekt nicht gleich bemerkbar macht. Bei Menschen mit einer Anlage für Asthma und eine Hyperreagibilität der Atemwege verkrampfen sich die Bronchien allerdings eventuell so stark, dass eine verringerte Sauerstoffsättigung des Blutes messbar ist. Hier beeinträchtigt die zum CO_2-Verlust führende Hyperventilation also bereits die Sauerstoffaufnahme ins Blut und damit den ersten Schritt in der Atmung, die »äußere Atmung«.

Beeinträchtigung über die Weite der Blutgefäße Genauso wie ein Mangel an CO_2 infolge von Hyperventilation zur Verkrampfung der Atemwege führt, verursacht er auch eine Verkrampfung von glatten Muskeln um die Blutgefäße im großen Körperkreislauf. Auch diese werden verengt und die Durchblutung wird gedrosselt.

Im Gehirn kann sich die Durchblutung dadurch um bis zu 40 Prozent verringern. Wird die Sauerstoffzufuhr zum Gehirn auf diese Weise gedrosselt, wird uns schwindelig, wir können uns nicht konzentrieren oder wir leiden unter Kopfschmerzen. Hyperventilation macht uns also nicht, wie oft behauptet, schwindelig, weil wir nicht an so viel Sauerstoff gewöhnt sind, sondern umgekehrt, weil dieser im Mangel ist. Auch kalte Hände und Füße sind ein sehr häufiges Symptom von Hyperventilation, da sich die Blutgefäße hier ebenfalls zusammenziehen, wenn der CO_2-Gehalt erniedrigt ist. Darüber hinaus wird auch die Durchblutung und damit die Sauerstoffversorgung innerer Organe verschlechtert.

Hingegen kann ein erhöhter CO_2-Partialdruck die Durchblutung so fördern, dass die Sauerstoffversorgung deutlich verbessert wird. Voraussetzung für eine gute Sauerstoffversorgung aller Körperregionen ist also ein optimales Verhältnis der zwei Blutgase Sauerstoff und CO_2.

Beeinträchtigung der inneren Atmung

Nach dem Übertritt des Sauerstoffs aus der eingeatmeten Luft ins Blut (äußere Atmung) wird er mit dem Blut im Körper verteilt. Auf dem Weg durch den Körper entnehmen die Zellen in den Organen und Muskeln den Sauerstoff aus dem Blut. Dort holt das Blut im Gegenzug zur Sauerstoffabgabe das auszuatmende CO_2 ab. Sauerstoff wird gegen CO_2 ausgetauscht. Dies ist die innere Atmung. Ebenso wie für die äußere Atmung spielt auch hier wieder das CO_2 eine große Rolle. Fehlt es an ihm und steigt der pH-Wert, bleibt mehr Sauerstoff unverrichteter Dinge am Hämoglobin gebunden und fließt mit dem Blut wieder zurück zur Lunge. Hierbei spielt der sogenannte Bohr-Effekt eine Rolle, der bei CO_2-Mangel und erhöhtem pH-Wert zu einer schlechteren Sauerstoffversorgung der Gewebe führt.

Dieser Zusammenhang wird grafisch in der O_2-Bindungskurve des Hämoglobins dargestellt (Abb. unten). Sie hat die Form einer S-Kurve und verdeutlicht den Einfluss des Sauerstoffpartialdrucks auf die Sauerstoffsättigung. Die mittlere Kurve zeigt die Verhältnisse unter normalen Bedingungen.

Diese Kurve kann je nach sonstigen Bedingungen nach rechts oder links verschoben sein. Bei einer Linksverschiebung ist die Bindung des Sauerstoffs an Hämoglobin fester. Bei gleichem O_2-Partialdruck wird mehr Sauerstoff gebunden, sodass die Sauerstoffsättigung höher ist. Der Sauerstoff wird schlechter ins Gewebe abgegeben. Trotz höherer Sättigung ist die O_2-Versorgung schlechter. Diesen Zustand finden wir bei CO_2-Mangel und Alkalose (erhöhtem pH-Wert), wenn wir also hyperventilieren, vor. Bei einer Rechtsverschiebung ist es umgekehrt: Hier wird bei einem bestimmten O_2-Partialdruck in der Lunge weniger Sauerstoff an Hämoglobin gebunden. Die Sättigung ist niedriger. Da die Bindung des Sauerstoffs an das Hämoglobin schwächer ist, wird der Sauerstoff leichter ins Gewebe abgegeben. Dieser Effekt tritt bei Hyperkapnie (erhöhter CO_2-Partialdruck) und Acidose (zu viel Säure, erniedrigter pH-Wert) auf. Auch bei Fieber verschiebt sich die Kurve nach rechts.

Mit Buteyko-Übungen machen wir uns diese Wirkung zunutze. Mit der reduzierten Atmung erhöhen wir den CO_2-Partialdruck und machen so die durch Hyperventilation verursachte Linksverschiebung wieder rückgängig. Der Sauerstoff wird leichter ins Gewebe abgegeben.

Der Einfluss von pH-Wert und CO_2-Partialdruck auf die Sauerstoffsättigung des Hämoglobins (Bohr-Effekt)

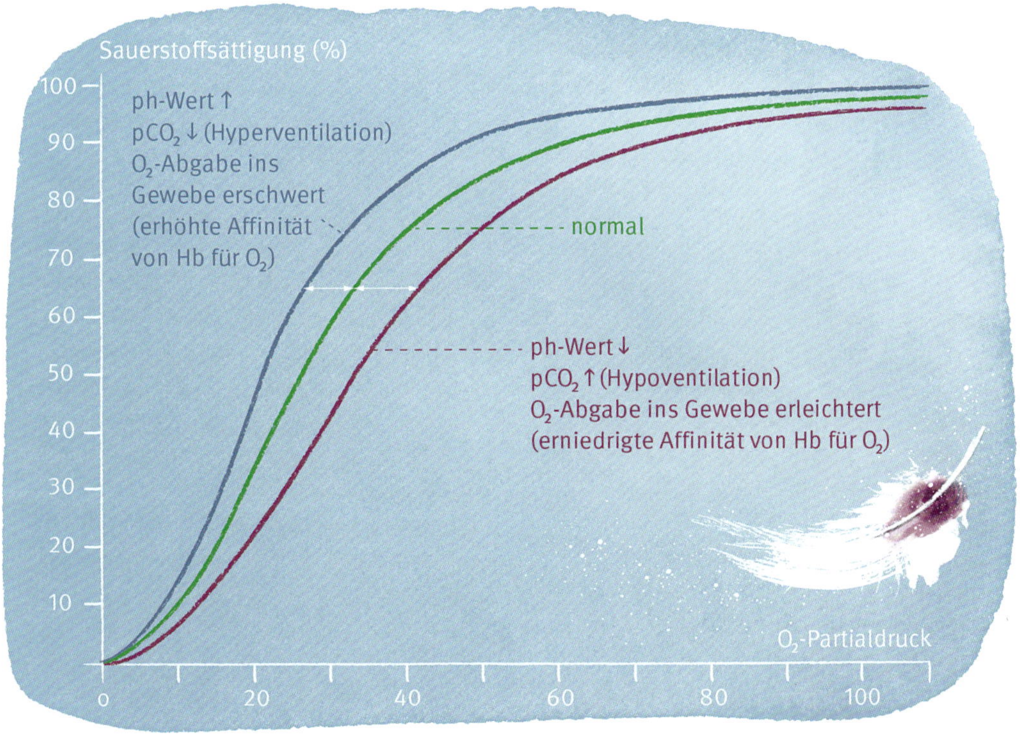

Weitere Wirkungen

In den meisten Fällen scheint das CO_2-Erklärungsmodell Buteykos zumindest bei Asthma zutreffend zu sein. Menschen mit Asthma, die ihre Atmung reduzieren und das auch im Alltag schaffen, haben in der Regel weniger oder kein Asthma mehr.

Aber es gibt seltene Ausnahmen, denen es trotz konsequenten Übens nicht gelingt, ihre Beschwerden zu bessern. Bisher bleibt offen, ob diese Menschen lediglich die Methode nicht richtig anwenden oder ob andere Mechanismen mitspielen und hier einen Erfolg bremsen.

Buteyko hat die Ansicht vertreten, dass alle Menschen mit Asthma hyperventilieren und infolgedessen einen erniedrigten CO_2-Partialdruck haben. Aber die Messungen einiger Buteyko-Lehrenden, die bei ihren Klient*innen den pCO_2-Wert mit einem Kapnometer ermitteln, zeigen nicht immer erniedrigte pCO_2-Partialdrücke. Oft scheint der CO_2-Gehalt trotz Asthmabeschwerden im normalen Bereich zu liegen. Unabhängig davon profitieren auch diese Betroffenen in der Regel von der Anwendung der Methode, wenn sie damit ihre Atmung reduzieren.

Natürlich kann es sein, dass diese Menschen im Durchschnitt der Zeit hyperventilieren, obwohl es in der Messsituation, z. B. in einer Atemstunde, nicht offensichtlich wird. Das kann daran liegen, dass man keine Messungen durchführen kann, ohne dass der Klient oder die Klientin es merkt. Da es ihm*ihr bewusst ist, nimmt er*sie automatisch Einfluss auf die Atmung, auch wenn dies nicht mit Absicht geschieht. Allein die Tatsache, dass er*sie zu einer Atemstunde gekommen ist, kann ihn*sie bereits so gut entspannen und die Atmung so stark beruhigen, dass eine chronische Hyperventilation im Alltag nicht mehr erkennbar ist. Bei extremen Atemmustern (sehr langsame tiefe Atmung, sehr schnelle Atmung, sehr unregelmäßige Atmung) und bei stärkerer Obstruktion (Verengung der Atemwege) ist die Kapnometrie zudem nur begrenzt aussagefähig.

Solange die Atmung also nicht systematisch und mit geeigneteren Methoden gemessen werden kann, ist nicht auszuschließen, dass auch in diesen Fällen die Buteyko-Theorie zutrifft – auch wenn sie eine Vereinfachung der komplexen Vorgänge im menschlichen Organismus darstellt.

Fest steht, dass bei Asthma und anderen relevanten Gesundheitsproblemen neben dem CO_2-Partialdruck auch andere Faktoren verändert sind und durch eine Normalisierung der Atmung beeinflusst werden. In Fällen, in denen die CO_2-Theorie nicht zuzutreffen scheint, lassen sich möglicherweise Erklärungen bei diesen anderen Faktoren finden, die in den folgenden Abschnitten angesprochen werden.

Klimatisierung der Atemluft

Bei Asthma trägt mit Sicherheit ein weiterer Mechanismus entscheidend zur Wirksamkeit der Buteyko-Methode bei. Dieser ist die verbesserte Klimatisierung der Atemluft durch die konsequente Nasenatmung. Die Luft wird in der Nase angewärmt, befeuchtet und gefiltert, bevor sie in die Lunge gelangt.

Da die Buteyko-Methode bei chronischem Schnupfen das Freimachen der Nase ermöglicht, schützt sie die empfindlichen Schleimhäute in den unteren Atemwegen und ermöglicht ihre Regeneration. Weil sich auf diesem Weg die Entzündung bessern kann, reduziert sich auch die Überempfindlichkeit der Atemwege, die mit für die asthmatischen Beschwerden verantwortlich ist.

Hypoxietraining

Da man mit den Buteyko-Übungen an der Grenze zum Lufthunger atmet, verringert man seine Sauerstoffaufnahme. Die Sauerstoffsättigung ist zumindest während der Übungszeiten meistens gegenüber den Zeiten normaler Atmung etwas reduziert, z. B. von 98 Prozent auf 95–96 Prozent oder von 95 Prozent auf 94 Prozent. Bei Maximalpausen sehe ich bei meinen Kursteilnehmenden ebenfalls meistens nur geringfügig gesunkene Werte, in seltenen Fällen jedoch auch kurzfristig Werte bis 90 Prozent. Die Wirkung geht also in Richtung Sauerstoffmangel. Obwohl die Auswirkungen davon bei Anwendung der Buteyko-Methode meiner Kenntnis nach noch nicht untersucht sind, liegt es nahe, dass dadurch ein Mechanismus ausgelöst wird wie beim sogenannten Bergluft-, Höhen- oder Hypoxietraining (Sauerstoffmangeltraining).

Diese Trainingsform basiert auf Folgendem: Von der Menge an roten Blutkörperchen und Hämoglobin ist es abhängig, wie viel Sauerstoff das Blut zu binden und zu transportieren vermag. Wie viele rote Blutkörperchen und wie viel Hämoglobin im Blut enthalten sind, hängt wiederum davon ab, wie viel Sauerstoff in der eingeatmeten Luft enthalten ist. Im Flachland auf Höhe des Meeresspiegels hat ein erwachsener Mensch ca. 4–6 Millionen rote Blutkörperchen pro Mikroliter und 12–17 g/dl Hämoglobin im Venenblut, Männer mehr als Frauen. Fährt man nun in die Berge, wo die Luft aufgrund des geringeren Luftdruckes »dünner« ist, das heißt wo der Sauerstoff einen um 17 mmHg/1000 Höhenmeter verminderten Partialdruck aufweist, fällt auch die Sauerstoffsättigung im Blut ab. Sie liegt nun nicht mehr zwischen 95 Prozent und 97 Prozent, sondern verringert sich mit zunehmender Höhe, in einer Höhe von 2000–2500 m auf ca. 90 Prozent, in größeren Höhen mehr. Zunächst versucht der Körper diesen Mangel durch vermehrtes Atmen auszugleichen und nach 2–5 Tagen beginnt der Organismus mehr rote Blutkörperchen und mehr Hämoglobin zu bilden. Die verringerte Sauerstoffsättigung wird also dadurch kompensiert, dass die Transportkapazität erhöht wird. Die Sättigung der Hämoglobinmoleküle bleibt zwar niedrig, aber dafür sind mehr davon in der gleichen Menge Blut enthalten. Wenn dieser Mensch jetzt wieder ins Flachland zurückkehrt, besitzt er noch die erhöhte Sauerstofftransportkapazität, aber nun erreicht auch die Sauerstoffsättigung wieder ihr normal hohes Niveau. Der Mensch wird leistungsfähiger. Diesen Mechanismus machen sich z. B. Sporttreibende zunutze, wenn sie in den Bergen trainieren, um ihre Leistungsfähigkeit für anschließende Wettkämpfe im Flachland zu steigern.

Da man auch mit Anwendung der Buteyko-Methode, ähnlich wie in den Bergen, die Sauerstoffaufnahme verringert, könnte dieser Mechanismus ebenfalls eine Rolle für die Wirksamkeit der Buteyko-Übungen spielen. Dafür spricht, dass in Russland das Hypoxietraining exakt bei den gleichen Gesundheitsbeschwerden erfolgreich eingesetzt wird wie die Buteyko-Methode. Es wäre daher ein interessantes Forschungsfeld, zu untersuchen, ob diese Methode ebenso wie das Berglufttraining die Transportkapazität des Blutes für Sauerstoff verbessert. Hierzu habe ich jedoch keine Studien gefunden. Nur aus der Tauchmedizin ist bekannt, dass nach Luftanhalten im Rahmen des Tauchens vermehrt Erythrozyten und Hämoglobin gemessen werden können. Dies ist aber ein anderer Effekt. Hier werden kurzfristig in der Milz gespeicherte Erythrozyten aktiviert. Dieser Effekt geht innerhalb von Minuten nach dem Tauchgang wieder verloren. Allerdings könnte dieser Effekt auch bei Maximalpausen im Rahmen der Buteyko-Methode auftreten.

Von Kritisierenden des CO_2-Erklärungsmodells zur Buteyko-Methode wird angeführt, dass der Aufenthalt in der Höhe bei Menschen mit Asthma in der Regel zu einer Besserung ihrer Beschwerden führt. Die Besserung dürfte eigentlich erst nach der Anpassungsphase an die »dünnere Luft« auftreten. Am Anfang, ehe vermehrt Hämoglobin gebildet wird, müssten Menschen mit Asthma in den Bergen mehr Asthmabeschwerden haben. Denn sie hyperventilieren ja vermehrt.

Um ihren Sauerstoffbedarf decken zu können, müssen sie mehr atmen als im Flachland, und die Folge ist, dass ihr CO_2-Partialdruck tiefer sinkt. Nach der Buteyko-Theorie wäre also zu erwarten, dass sich Asthmasymptome verschlimmern. Trotzdem geht es vielen Menschen mit Asthma in der Höhe besser als im Flachland, und das wird oft als Argument gegen die CO_2-Theorie angeführt. Die Erklärung für diesen Effekt liegt aber vermutlich in Folgendem:

Ab 1200 m Höhe gibt es kaum noch Hausstaubmilben, sodass hier ein wichtiger Asthmatrigger wegfällt. Weitere Aspekte könnten die Entspannung und Stressfreiheit in der Urlaubssituation in den Bergen sein, die zu einer Besserung der Atemprobleme führen. Der Aufenthalt in größerer Höhe kann zudem zu einer verstärkten Bildung von Kortisol und weiteren Stresshormonen führen, die vor Asthmasymptomen schützen können.[164] Diskutiert wird auch, ob der Organismus einen erniedrigten CO_2-Partialdruck eher verkraftet, wenn gleichzeitig ein Sauerstoffmangel besteht, oder ob auch NO eine Rolle spielt. Und besonders in größerer Höhe und während der Anpassungsphase geht es manchen Menschen mit Asthma tatsächlich schlechter. In jedem Fall besteht hier noch weiterer Forschungsbedarf.

Weniger freie Radikale

Im Rahmen von Ernährungsempfehlungen hören wir viel über Antioxidantien, die gegen »freie Radikale« eingenommen werden sollen. Freie Radikale erzeugen »oxidativen Stress« (durch reaktive Sauerstoff-Verbindungen) oder als Unterform »nitrosativen Stress« (durch reaktive Stickstoff-Sauerstoff-Verbindungen, z. B. NO). Aber sie sind in gewisser Menge auch nötig, weil sie uns gegen Infektionen schützen. Wenn sie jedoch in zu hoher Konzentration auftreten, sind sie schädlich. Denn sie sind sehr aggressiv und können nicht nur eindringende Mikroorganismen schädigen, sondern auch körpereigene Zellen. Auf diese Weise können sie die Entstehung von Entzündungen oder sogar Krebs fördern. Um sich dagegen zu schützen, nehmen viele Menschen »Radikalfänger« oder »Antioxidantien« als Nahrungsergänzungsmittel ein.

Das Zu-viel-Atmen kann ein Verstärker für oxidativen Stress sein, während entspannte Zwerchfellatmung davor schützt.[165] Durch Einschränkung der übermäßigen Sauerstoffaufnahme können auch die freien Radikale verringert werden. Entzündungsprozessen, die bei Asthma eine große Rolle spielen, könnte so auch auf diese Weise entgegengewirkt werden.

Stickstoffmonoxid

Ein Faktor, der zurzeit sowohl in der medizinischen Asthma-Forschung als auch unter Buteyko-Lehrenden großes Interesse auf sich zieht, ist Stickstoffmonoxid, dessen chemische Formel NO (nitric oxide) ist. NO ist ein sehr wichtiger Botenstoff, der in der Regulation vieler Prozesse eine Rolle spielt. Wie CO_2 muss auch NO in genau passender Konzentration am richtigen Ort vorhanden sein, weil sowohl ein Mangel als auch ein Überschuss schädigend wirken kann. Einige Aspekte, die für die Funktion und Gesundheit der Atemwege bzw. bei Asthma eine Rolle spielen und die möglicherweise den Wirkungsmechanismus der Buteyko-Methode mit erklären könnten, kristallisieren sich aber in der medizinischen Literatur heraus.

NO wird unter anderem in den Atemwegen gebildet. In der höchsten Konzentration ist es in den Nasennebenhöhlen zu finden – bei einem gesunden Menschen ca. zehnmal so viel wie in der Lunge.

Bei allergischem Asthma ist die Konzentration von NO in der Lunge erhöht und wird mit der Stärke der Entzündung in Verbindung gebracht. Daher wurden viele Untersuchungen zur Brauchbarkeit von NO-Messungen als Indikator für den Schweregrad des Asthmas bzw. der zugrunde liegenden Entzündung durchgeführt, und inzwischen bieten viele lungenärztliche Praxen NO-Messungen zur Diagnostik und zur Kontrolle des Behandlungserfolges an.

NO diffundiert sehr leicht durch Zellmembranen, ist sehr reaktiv und dadurch sehr aggressiv. Das hat eine negative und eine positive Seite. Auf der einen Seite führt NO, wie auch andere freie Radikale, zur Schädigung von körpereigenen Zellen, wenn seine Konzentration zu hoch ist, wie dies beim Asthma in der Lunge der Fall sein kann. Auf der anderen Seite kann es Bakterien abtöten und Viren denaturieren und so vor Infekten schützen. Bei Kindern, die durch die Nase atmen, wurde festgestellt, dass sie weniger pathogene Bakterien im Halsbereich aufweisen als Kinder, die durch den Mund atmen. Es liegt nahe, dass das aus den Nebenhöhlen hinuntergeatmete NO diese schützende Wirkung in Hals und Lunge bietet. Die Erfahrung der Buteyko-Anwendenden zeigt ebenfalls, dass die Anfälligkeit für Erkältungen mit den Übungen und konsequenter Nasenatmung sinkt, und auch das spricht für diesen Mechanismus.

NO und CO_2 hemmen beide die weitere NO-Bildung. Denkbar ist daher, dass durch Nasenatmung und verminderte Atmung die NO-Bildung in der Lunge bei Asthma reduziert und damit normalisiert wird, da einerseits NO aus den Nebenhöhlen in die Lunge hinuntergeatmet wird und sich dort gleichzeitig auch mehr CO_2 anreichert. Auch Kortikoide (Kortison) hemmen die Entstehung von NO, indem sie das Enzym hemmen, das für die NO-Bildung notwendig ist.

NO wirkt wie CO_2 bronchienerweiternd und erweitert auch die Blutgefäße in der Lunge, indem es die glatte Muskulatur um Atemwege und Gefäße entspannt. In einer Untersuchung wurde Luft aus der Nase von künstlich durch den Mund beatmeten Patient*innen entnommen und der Beatmungsluft zugesetzt. Bei gleicher Beatmungsrate konnte so der Sauerstoffpartialdruck im Blut um 18 Prozent erhöht werden.[166] Atmet man durch die Nase, hat das hinuntergeatmete NO gefäßerweiternde Wirkung, fördert so die Lungendurchblutung und verbessert gegenüber der Mundatmung die Oxygenierung (Beladung des arteriellen Blutes mit Sauerstoff). Der gleiche Effekt ist auch zu beobachten, wenn bei Mundatmung NO in entsprechender normaler Konzentration zugesetzt wird.

Vieles spricht also dafür, dass NO aus den Nebenhöhlen eine Reihe positiver Wirkungen hat, die es nur bei Nasenatmung entfalten kann. Allein die Nasenatmung, die mit der Buteyko-Methode geübt und häufig erst durch sie ermöglicht wird, kann also erheblichen Einfluss nicht nur über die Veränderung von CO_2, sondern auch von NO haben.

NO spielt nicht nur eine wichtige Rolle in den Atemwegen und bei Asthma, sondern möglicherweise auch bei anderen Krankheiten, wie z. B. dem Chronischen Müdigkeitssyndrom, Fibromyalgie und den Folgen einer Borreliose. Auch bei diesen Krankheiten wurden erhöhte Konzentrationen von NO gefunden.

Im Gesundheitsbereich ist der oxidative Stress durch freie Sauerstoffradikale ein großes Thema. Analog dazu wird bei einem Zuviel an NO und seiner Folgeprodukte wegen ihrer Aggressivität gegenüber körpereigenen Zellen von nitrosativem Stress gesprochen. Dieser kann durch Stress als Reaktion auf Entzündungen und Infektionen oder durch Chemikalienbelastung und Medikamente entstehen. Er kann auch in einen Teufelskreis führen, indem die durch das vermehrte NO erzeugten Reaktionen auch wieder zu einer verstärkten NO-Bildung führen.[167] Ein solcher Mechanismus wird auch bei Long Covid diskutiert und untersucht.

In keiner der mir bekannten medizinischen Arbeiten, die sich mit dem nitrosativen Stress beschäftigen, wird erklärt, welche Mechanismen die NO-Erhöhung bewirken. Es wird zwar von den oben genannten Ursachen gesprochen, und zum Teil sind auch die biochemischen Prozesse bekannt. Aber hierbei handelt es sich um Beobachtungen, es wird jedoch nicht thematisiert, auf welchem Weg diese ausgelöst werden. Könnte es nicht sein, dass die Vermittlung über die Atmung läuft?

Dafür gibt es deutliche Hinweise: Wenn wir mit der Buteyko-Methode unser Atemmuster verändern, nehmen wir auch Einfluss auf das NO in den Atemwegen. Zu den oben beschriebenen Veränderungen durch die Nasenatmung kommen weitere Effekte hinzu. Nach Atempausen und bei langsamerem Ausatmen steigt die NO-Konzentration in Nasennebenhöhlen und Nase.

Auch wenn es für das chronische Hyperventilationssyndrom bisher nicht gezielt untersucht wurde, so liegt es doch nahe, dass hier neben dem CO_2 auch NO im Ungleichgewicht ist, da für viele der typischen Hyperventilations-Symptome eine mögliche Beteiligung von NO belegt ist. Vieles spricht dafür, dass wir mit einer Normalisierung der Atmung nicht nur den CO_2-, sondern auch den NO-Haushalt und darüber hinaus weitere Folgereaktionen normalisieren.

Lungen-Surfactant

Lungen-Surfactant ist ein Film aus einer Art Tensid aus Phospholipiden und Lipoproteinen, der die Lungenbläschen (Alveolen) auskleidet. Er setzt die Oberflächenspannung in den Alveolen herab. Die Alveolen sind extrem klein und würden ohne diesen Film aufgrund der hohen Oberflächenspannung kollabieren. Lungen-Surfactant ermöglicht somit, dass sich die Alveolen überhaupt mit Luft füllen können.

Es gibt Hinweise darauf, dass bei Menschen mit Asthma das Lungen-Surfactant-System gestört ist, und es bleibt zu untersuchen, inwieweit das Atemmuster die Funktionsfähigkeit dieses Systems beeinflusst.

Bessere Belüftung verengter Lungenbereiche

Während bei Gesunden die Belüftung der gesamten Lunge gleichmäßig ist, ist sie bei Asthma in manchen Bereichen gestört. Dies geschieht dadurch, dass manche Bronchiolen stärker verengt oder durch Schleim verlegt sind als andere. Die Belüftung der Alveolen, denen Luft durch solche verengten Bronchiolen zufließt, braucht mehr Zeit als die der Alveolen, die den normal weiten Bronchiolen nachgelagerten sind.

Wenn nun langsamer geatmet wird, ermöglicht dies einen Ausgleich in der Belüftung gesunder und gestörter Lungenbereiche. Auch verengte Bereiche können so vermehrt für den Gasaustausch genutzt werden.

Das CO_2-Modell als Praxishilfe

Selbst wenn der Wirkungsmechanismus der Buteyko-Methode nicht allein auf einer Veränderung des Kohlendioxid-Partialdrucks (pCO_2) beruht, ist es doch sinnvoll, mit diesem Modell zu operieren. Denn mit einer reduzierten Atmung geht zwangsläufig der erwünschte höhere CO_2-Partialdruck einher, ungeachtet dessen, dass sich auch andere Parameter verändern. Der pCO_2 kann als Indikator gesehen werden und ist für die Anwender in der Unterrichtspraxis zum Biofeedback nutzbar. Sie und ihre Buteyko-Lehrerenden können daran erkennen, ob sie die Atmung tatsächlich reduzieren.

Möglicherweise tragen die weiteren oben beschriebenen Mechanismen ebenso zur Wirksamkeit der Buteyko-Methode bei. Die Frage des Wirkungsmechanismus zu klären ist zwar sehr wünschenswert und von wissenschaftlichem Interesse, und ihre Beantwortung kann in den Fällen, in denen die Methode nicht hilft, zusätzliche Möglichkeiten aufzeigen. Aber für die Anwendenden, die ihre Gesundheitsbeschwerden loswerden möchten, ist vor allem die Wirksamkeit entscheidend. Das Bewusstsein der direkten Korrelation zwischen CO_2-Abgabe und Atemvolumen und die Vorstellung, möglichst wenig CO_2 verlieren zu wollen, ist für sie eine große Hilfe bei der Umsetzung der Methode.

Ein Fazit

Auch wenn es vermutlich immer offene Fragen über den Wirkungsmechanismus geben wird, sind zwei Dinge sicher: Gewohnheit spielt eine große Rolle für das Atemmuster eines Menschen, und er kann es bewusst verändern. Schließlich ist die Atmung von der Natur anders angelegt als alle anderen unwillkürlichen Körpervorgänge. Auf die Arbeit unseres Magens oder unserer Nieren können wir keinen bewussten Einfluss nehmen. Bei der Atmung ist es uns aber mitgegeben worden, dass wir sie beeinflussen können. Und wenn auch nicht so leicht wie beim Essen, haben wir es doch in der Hand, es zu übertreiben oder uns die optimale Luftmenge zuzuführen. Warum also sollten wir diese Möglichkeit nicht auch nutzen?

Die Buteyko-Atmung kann, wenn die sonstigen Bedingungen in unserer Lebensführung optimal sind, sehr einfach sein. In diesem Fall muss man sich nur die ungünstigen Atemgewohnheiten bewusst machen und eine Zeit lang Übungen durchführen, um diese Gewohnheiten zu ändern.

In diesem Buch kommt jedoch nicht nur die reine Atemtechnik zur Sprache, sondern es enthält auch viele Hinweise auf Einflussfaktoren, die unsere Atmung mitbestimmen. So ist die Buteyko-Atmung als Technik zwar einfach zu beschreiben, das Buteyko-System ist aber ein ganzheitliches. Wenn zusätzlich die Lebensführung in allen ihren Bereichen mitberücksichtigt wird, kann oft noch sehr viel mehr erreicht werden als allein mit den Atemübungen. Umgekehrt können wir uns mit zunehmender Erfahrung jederzeit unserer Atmung bewusst werden und an ihr erkennen, was uns gerade guttut und was nicht.

Wenn wir uns auf diesen Weg einlassen, können wir gewinnen, uns selbst und unseren Körper besser kennenzulernen, mehr Vertrauen in unsere Selbstheilungskräfte zu fassen, uns weniger ängstlich und ausgeliefert zu fühlen sowie mehr Lebensqualität und Gesundheit zu erleben.

Danksagung

Besonders danke ich meiner Kollegin Cathy Burckhardt, die mich zu Anfang auf meiner Buteyko-Reise begleitet hat, und meiner Lehrerin Rosalba Courtney danke ich für die fundierte Ausbildung.

Die erste Fassung zu diesem Buch ist bereits in den Jahren zwischen 2004 und 2010 entstanden. In dieser Zeit, zu der es in Deutschland außer uns keine Buteyko-Lehrenden und keine -Bücher gab, habe ich sehr von den internationalen Diskussionsgruppen im Internet profitiert. Viele daran beteiligte Menschen haben so zum Gelingen dieses Buches beigetragen. Unter ihnen danke ich besonders Peter Kolb aus Australien für die Moderation und seine klärenden Beiträge.

Ganz besonders danke ich auch den Teilnehmenden meiner Kurse, durch die ich die Erfahrungen sammeln konnte, auf deren Grundlage dieses Buch entstanden ist.

Dankbar bin ich auch meinen Kindern Jannes und Marjam, die meine ständige Warnung »Mund zu« ertragen haben. Meinem langjährigen Mann Jens Unger sowie meinen »Probelesern« Jörg Schiemann, Thomas Röver und Michael Horstkotte danke ich dafür, dass sie das Manuskript kritisch gelesen und mir Anregungen dazu gegeben haben. Dr. Jan Vagedes danke ich für die fachliche Durchsicht und wertvolle Diskussionen sowie Kathleen Rother, Kathrin Hage, Sabine Ilg und Christoph Frick vom TRIAS Verlag sowie meiner Lektorin Gabriele Gaßmann für die angenehme Zusammenarbeit.

Und Dr. Konstantin Buteyko bin ich persönlich unendlich dankbar für diese Methode, die mir selbst ermöglicht hat, all die Teufelskreise zu durchbrechen, die einen Menschen mit Asthma normalerweise immer tiefer in seine Krankheit hineingeraten lassen.

Service

Stichwortregister

Quellenangaben und Übungsprotokoll

Die Quellenangaben (Fußnoten) sowie das Übungsprotokoll (Seite 108) finden Sie unter https://extras.thieme.de/trias.htm zum Downloaden.

Empfehlungen von Dr. Silvia Smolka

Ein Verzeichnis der Buteyko-Lehrenden in Deutschland finden Sie hier: www.buteyko-deutschland.de

Internetseite der Autorin: www.atemweite.de

Bezugsquelle für Buteyko-Gürtel: https://buteykoclinic.com/breathing-belt/ bestellbar (letzter Abruf 28.04.2022)

Selbsttest chronische Hyperventillation: https://www.surveymonkey.de/r/Atemfragebogen (letzter Zugriff 28.02.2022)

Bibliografische Information der Deutschen Nationalbibliothek
Die Deutsche Nationalbibliothek verzeichnet diese Publikation in der Deutschen Nationalbibliografie; detaillierte bibliografische Daten sind im Internet über http://dnb.d-nb.de abrufbar.

Programmplanung: Kathleen Rother
Projektmanagement: Kathrin Hage, Sabine Ilg
Redaktion: Gabriele Gaßmann
Bildredaktion: Christoph Frick
Umschlaggestaltung: © Thieme
Layout: CYCLUS · Visuelle Kommunikation, Stuttgart

Bildnachweis
Umschlagmotiv und Bild S. 3: © Marina Gorskaya/stock.adobe.com
Zeichnungen: Daniela Sonntag, Stuttgart
Autorinnenfoto: Jannes Unger
Fotos: © H. Münch/Thieme
Die abgebildeten Personen haben in keiner Weise etwas mit der Krankheit zu tun.

1. Auflage 2022

TRIAS Verlag in Georg Thieme Verlag KG
Rüdigerstraße 14, 70469 Stuttgart, Germany
www.trias-verlag.de

Printed in Germany

Satz und Repro: Reemerst Publishing Services GmbH, Krefeld
Druck: Westermann Druck Zwickau GmbH, Zwickau

Gedruckt auf chlorfrei gebleichtem Papier

ISBN 978-3-432-11616-7
Auch erhältlich als E-Book:
eISBN (ePub) 978-3-432-11617-4

2 3 4 5 6

Thieme Publikationen streben nach einer fachlich korrekten und unmissverständlichen Sprache. Dabei lehnt Thieme jeden Sprachgebrauch ab, der Menschen beleidigt oder diskriminiert, beispielsweise aufgrund einer Herkunft, Behinderung oder eines Geschlechts. Thieme wendet sich zudem gleichermaßen an Menschen jeder Geschlechtsidentität. Die Thieme Rechtschreibkonvention nennt Autor*innen mittlerweile konkrete Beispiele, wie sie alle Lesenden gleichberechtigt ansprechen können. Die Ansprache aller Menschen ist ausdrücklich auch dort intendiert, wo im Text (etwa aus Gründen der Leseleichtigkeit, des Text-Umfangs oder des situativen Stil-Empfindens) z. B. nur ein generisches Maskulinum verwendet wird.

Datenschutz
Wo datenschutzrechtlich erforderlich, wurden die Namen und weitere Daten von Personen redaktionell verändert (Tarnnamen). Dies ist grundsätzlich der Fall bei Patienten, ihren Angehörigen und Freunden, z. T. auch bei weiteren Personen, die z. B. in die Behandlung von Patienten eingebunden sind.

TRIAS, einer der führenden Ratgeberverlage im Bereich Gesundheit, gehört zur Thieme Gruppe, marktführender Anbieter medizinischer Fachinformationen und Services. Anspruch der Thieme Gruppe ist es, den im Gesundheitswesen tätigen Berufsgruppen sowie allen an Gesundheit Interessierten genau die Informationen und Angebote bereitzustellen, die sie in einer bestimmten Arbeitssituation oder Lebensphase benötigen. Durch die hohe Qualität und zielgruppenspezifische Relevanz der angebotenen Leistungen bereitet Thieme den Weg für eine bessere Medizin und mehr Gesundheit im Leben.

Thieme